Akupunktur bei psychischen Erkrankungen

Doris Krüger

Akupunktur bei psychischen Erkrankungen

Anwendung von chinesischer Medizin
in der Psychiatrie und Psychotherapie

Mit zahlreichen Abbildungen und Tabellen

Springer

Doris Krüger
Berlin, Deutschland

ISBN 978-3-662-53676-6 978-3-662-53677-3 (eBook)
DOI 10.1007/978-3-662-53677-3

Die Deutsche Nationalbibliothek verzeichnet diese Publikation in der Deutschen Nationalbibliografie; detaillierte bibliografische Daten sind im Internet über http://dnb.d-nb.de abrufbar.

Springer

Umschlaggestaltung: deblik Berlin
Fotonachweis Umschlag: © Björn Wylezich/Fotolia.com

Gedruckt auf säurefreiem und chlorfrei gebleichtem Papier

Springer ist Teil von Springer Nature
Die eingetragene Gesellschaft ist Springer-Verlag GmbH Deutschland
Die Anschrift der Gesellschaft ist: Heidelberger Platz 3, 14197 Berlin, Germany

Vorwort

Die Traditionelle Chinesische Medizin (auch TCM genannt) umfasst eine Vielzahl von Techniken und Richtungen, die im asiatischen Raum zur Heilung eingesetzt wurden und noch immer werden. Hierzu gehören neben diätetischen Maßnahmen phytotherapeutische Behandlungen und Beschäftigungen, die den Körper fordern, wie etwa TaiQi und QiGong. Eingebettet in dieses System der TCM ist die Akupunktur. Sie ist inzwischen eine auch in Europa bekannte Technik, die seit einigen tausend Jahren im asiatischen Raum zur Therapie und Prophylaxe von Erkrankungen eingesetzt wird. Es hat bis Mitte des letzten Jahrhunderts gedauert, bis sich auch die westliche Medizin für die Behandlung mit Nadeln interessierte, und es dauerte nochmals mehrere Jahrzehnte, bis die Akupunktur in unseren Breiten als Behandlungsmöglichkeit anerkannt wurde.

Auch wenn es immer noch einige kritische Stimmen gegen die Akupunktur gibt, so wird sie in der Medizin in zunehmendem Maße als Bereicherung betrachtet. Sie bietet eine schnelle, unkomplizierte und im Übrigen recht kostengünstige Erweiterung der therapeutischen Möglichkeiten in den verschiedensten Bereichen unserer bekannten Medizin. Oftmals sind es Orthopäden, Anästhesisten, Allgemeinmediziner und Schmerztherapeuten, welche die Akupunktur neben der klassischen Schulmedizin einsetzen. Selbst die Krankenkassen gestehen der Akupunktur mittlerweile ihre Berechtigung zu und unterstützen diese Art des Behandlungsansatzes in einigen Teilbereichen, indem sie die anfallenden Kosten dafür übernehmen.

Ich habe mich in meinem Studium immer gefreut, wenn ich die Schmerzen bei meinen Patienten mittels einiger Nadeln lindern konnte oder ihnen zu einem besseren Schlaf verhelfen konnte. Während meiner Ausbildung zum Psychiater habe ich mich dann gefragt, warum diese Methode kaum in unserer Fachrichtung angewandt wird, zumal u.a. Schlafstörungen zu einem der häufigsten Symptome psychischer Erkrankungen zählen.

Inzwischen hat die Rolle der Akupunktur in der Psychiatrie zunehmend an Bedeutung gewonnen. In den vergangenen Jahren werden zahlreiche Studien hinsichtlich der Frage unternommen, wie die verschiedensten psychischen Erkrankungen positiv durch Akupunktur beeinflusst werden können. Eine mögliche Wirksamkeit der Akupunktur bei den verschiedenen psychiatrischen Erkrankungen stimuliert in jedem Fall die Erforschung dieser Behandlungsmethode im Bereich der Psychiatrie. So werden Studien zur PTBS und zu Zwangsstörungen durchgeführt sowie zu dem großen Thema der Persönlichkeitsstörungen. Obwohl akute Erkrankungsbilder, wie psychotische Zustände oder eine akute Manie, wenig Raum für die Akupunkturbehandlung lassen, so kann dennoch in einem späteren und weniger akuten Stadium der Krankheit ein positiver Effekt mit Akupunktur erzielt werden. Die bisherigen positiven Ergebnisse der unterschiedlichen Studien ermuntern zur weiteren Erforschung dieses Gebietes. Ein Trend, der mich persönlich neugierig in die Zukunft blicken lässt.

Psychopharmaka sind bei vielen Erkrankungen unerlässlich und richtig angewandt lindern sie unglaubliches Leid, daher soll dieses Buch kein Werk gegen den Einsatz moderner Medikamente sein. Vielmehr ist das Ziel des vorliegenden Buchs, Akupunktur als begleitende bzw. komplementäre Behandlungsmöglichkeit im Kontext moderner Psychiatrie darzustellen. Es soll neugierig auf andere, ergänzende Methoden im Arbeitsalltag der Psychiatrie machen und dem Patienten eventuell auch einige (überflüssige) Medikamente ersparen.

Ein Wort noch zur Nomenklatur: Jeder klassische Akupunkturpunkt ist gemäß der international standardisierten Vorgehensweise folgendermaßen gekennzeichnet: Abkürzung des Meridians, auf dem der Punkt liegt, gefolgt von der Nummer des Punktes. So ist z.B. Ma 36 der 36. Punkt auf dem Magen-Meridian.

Doris Krüger
Berlin

Danksagung

An dieser Stelle möchte ich mich bei allen bedanken, die mir bei der Entstehung zu diesem Buch geholfen haben. Solch ein Buchprojekt schreibt sich nicht über Nacht – auch wenn viele Nächte dafür genutzt wurden. Auch ist es nie ein Werk einer einzelnen Person, sondern entsteht meist durch eine Reihe von interessanten Verknüpfungen und Begegnungen. So wurde der Grundstein schon ziemlich früh gelegt, als ich mit dem Training der asiatischen Kampfsportarten begann. Meine damaligen Lehrer verstanden es gut, neben dem sportlichen Aspekt auch den philosophischen Hintergrund zu vermitteln, was darin mündete, dass ich mich schon im Teenageralter mit der chinesischen Medizin auseinandersetzte.

Später folgte dann im Zuge der Famulaturen eine Reise nach Wuhan (China), wo ich das Erlernte direkt im Krankenhaus weiter vertiefen durfte. Hier sah ich das erste Mal, wie Akupunktur als ganz normaler Bestandteil der Therapie eingesetzt wurde. Für die Freundlichkeit und Geduld, die mir meine damaligen Lehrer entgegengebracht hatten, möchte ich mich sehr bedanken.

So möchte ich an dieser Stelle meinen Lehrern danken, die mir den Zugang zur Akupunktur auch zu einem späteren Zeitpunkt in Deutschland nahegebracht haben und denen ich es zu verdanken habe, eine offizielle Genehmigung zur Ausübung dieser Behandlungstechnik zu besitzen. Allen voran Frau Wuttke von der DäGfA (Deutsche Ärzte-Gesellschaft für Akupunktur). Ihr Elan und ihre Kenntnisse zum Thema Akupunktur machen eine Diskussion mit ihr immer wieder zu einem schönen Erlebnis.

Ebenfalls möchte ich den Kollegen der DäGfA (Deutsche Ärzte-Gesellschaft für Akupunktur) für ihren Einsatz und die wunderbare Gestaltung der Symposien danken.

Auch möchte ich mich bei meiner Kollegin Frau Hope bedanken, ohne sie hätte dieses Buch wohl ohne Illustrationen oder mit nicht so tollen Bildern auskommen müssen.

Wer sich zusammen mit mir noch die eine oder andere Nacht um die Ohren geschlagen hat, auf der Suche nach Fehlern und unlogischen Sätzen, ist meine Mutter – mit lieben Ermutigungen und Ideen war sie die erste Leserin – auch ihr gebührt großer Dank – außerdem ist sie es gewesen, die meine Neugier auf Akupunktur geweckt hatte.

Last but not least möchte ich Frau Eichhorn und Frau Oeller vom Springer-Verlag für ihre immer freundliche und geduldige Zusammenarbeit mit mir besonders danken. Sie nahmen dieses Buch herzlich auf und waren eine große Unterstützung.

Inhaltsverzeichnis

I Einführung und Grundlagen der Akupunktur

Einführung und Grundlagen der Akupunktur

Inhaltsverzeichnis

Allgemeine Grundlagen

Doris Krüger

D. Krüger, *Akupunktur bei psychischen Erkrankungen*
DOI 10.1007/978-3-662-53677-3_1

Das erste Kapitel führt den Leser näher in die traditionelle chinesische Medizin ein. Nach einem kurzen historischen Exkurs und einem vergleichenden Blick auf die Schulmedizin und die TCM werden die Theorien von Qi und Jing erklärt. Auch auf das grundlegende Element von Yin und Yang wird eingegangen. Die einzelnen Phasen der fünf Element-Theorie finden ihren Platz und leiten zu der chinesischen Sicht auf Krankheiten über.

1.1 Lehre vom Qi

Betrachten wir das Qi. Das Konzept vom «Qi» ist im chinesischen Denken ein elementares Prinzip. Nicht nur in der Medizin treffen wir es an, sondern auch in den verschiedensten Lebensbereichen. Wir finden es im gesamten Gesundheitssystem, zudem in der Ernährung und im Sportbereich, etwa im Kampfsport. Vor allem in den «inneren» Kampfkünsten wie TaiQi (oder: TaiChi, TaiJi) und QiGong geht es um die Arbeit mit dem Qi.

Was ist Qi? Qi hat nicht nur *eine* Bedeutung, sondern umfasst die Mehrfachbedeutung von Luft, Einfluss, Gefühl, funktioneller Zustand, leibliche Wahrnehmung usw. Ähnliche, uns vielleicht schon geläufigere Konzepte sind das altgriechische *pneuma* oder das indische *prana*. Qi wird meist mit «Lebensenergie», «Lebenskraft» oder einfach «Energie» übersetzt. Es ist die Lebenskraft, die Vitalität die jedem Lebendigen innewohnt und es durchflutet, aber auch umgibt. Allerdings geht die chinesische Vorstellung dieser Energie weit über unser westliches Verständnis von Energie hinaus. Daher kann das Wort «Lebensenergie» dieses Konzept nur unzureichend beschreiben und wird dem originalen Verständnis nicht gerecht, warum ich bei dem Begriff «Qi» bleibe.

Auch wenn man das Qi nicht sehen kann, so ist es über seine Wirkung erfahrbar. Betrachten wir noch einmal den Sportbereich. Das QiGong ist eine Meditationsmethode, wobei der Schwerpunkt auf Atmung und speziellen Bewegungen liegt. Hier lernt der Übende das Qi wahrzunehmen und zu bewegen. Meist wird es als eine Art Ladung, ein Wärmegefühl oder ein Fließen gespürt. Es ist eine wunderbare Methode zum Wahrnehmen des Qi-Phänomens. Auch zum Anwenden für sich selbst.

Für den Akupunkturanwender wird das Qi nach dem Setzen der Nadel deutlich. Die Patienten berichten von Empfindungen wie Druck, Wärme, Kribbeln oder Schwere, die dann als Ausdruck der Veränderung des Qi angesehen werden können. Dieses auftretende Gefühl wird De-Qi-Sensation genannt (die Nadel hat das Qi erreicht, d.h., die Nadel kann das Qi bewegen). Durch die Manipulation der Nadel kann das De-Qi-Gefühl verstärkt werden.

Das chinesische Medizinsystem entwickelte es sich aus den verschiedensten einzelnen Heilpraktiken. Die Erfahrungen wurden gesammelt und systematisiert. Auch wenn die einzelnen Phänomene wie Qi, Xue, Yin und Yang zu unterschiedlichen Zeiten und durch unterschiedliche Schulen entstanden, können sie miteinander im Sinne der Yin-Yang-Polarität in Beziehung gesetzt werden. So kann Qi als selbstständiges Phänomen definiert werden. Eingebettet in die Yin-Yang-Polarität bekommt es Yang-Charakter. Da Qi für Aktivität und Bewegung steht, steht es in einem polaren Verhältnis zum materiellen Yin, was in diesem Falle unter anderem Blut (Xue) und Essenz (Jing) ist (s. Abb. 1.1).

Auch die psychische Kraft und Aktivität ist ein Ausdruck des Qi und heißt «Shen». Sie besitzt eine übergeordnete Qualität und hat die Funktion die körperlichen Substanzen und Funktionen zu kontrollieren und zu lenken.

1.1.1 Woher kommt das Qi?

Wie eingangs erwähnt, basiert die TCM auf verschiedenen «Säulen». Aus dem Dao entspringt das Qi. Yin und Yang formen sich und bilden den Himmel und die Erde, zwischen denen sich der Mensch befindet. Der Mensch wiederum beinhaltet Qi, Shen, Xue und Jing. Zu den einzelnen Elementen kommen wir später noch. Es geht zuerst um das grundlegende Prinzip.

Wollten wir dies als Schaubild darstellen, dann könnte dies in etwa so wie in ◘ Abb. 1.1 aussehen.

▪ Das Qi des Menschen

Das Qi wird aus seiner Wirkung erfasst und fließt ständig. Jegliche Stagnation bedeutet eine Störung der Lebensvorgänge und vollständiger Stillstand schließlich den Tod. Das kosmische Qi befindet sich überall um uns herum, in der Natur, im Wasser, in der Luft usw. Im menschlichen Körper fließt das Qi in Bahnen (Luo = Verbindung und Jing = durchfließen) und sammelt sich in den Organen. In alter Zeit hat man das System mit dem lebensspendenden Flusssystem verglichen, später wurden die Qi-Kanäle dann mit dem Meridiansystem der Erde verglichen und auch danach benannt. Daher nennt man die Leitbahnen auch Meridiane. Während einer Akupunkturbehandlung können manche Patienten das Fließen des Qi's spüren. Viele berichten von einem Kribbeln oder einem warmen Gefühl entlang des Meridians. Je nachdem, wie der Therapeut bzw. die Therapeutin die Behandlung gestaltet, fühlen sich die Patienten nach einer Behandlung vollkommen entspannt oder aber lebendiger und aktiver als zuvor.

Das Xue – das Blut – und das Qi fließen im Körper zusammen und bilden eine sich ergänzende Polarität. Wenn das Blut nicht richtig fließt, dann stockt auch das Qi und umgekehrt, sodass sich in diesem Zusammenhang auch das polare Prinzip von Yin und Yang wiederfindet. Das Xue wird der Yin-Polarität und das Qi der Yang-Polarität zugeordnet.

Durch das Wirken von Qi werden die unterschiedlichen Funktionen der Organe hervorgebracht. So ist die Atmung als Funktion der Lunge beispielsweise der Ausdruck des Wirkens von Qi dieses Organs. Ist das Qi eines Organs schwach, so ist als direkte Wirkung auch die Funktion dieses Organs nur noch unvollständig oder schwach und äußert sich, z.B. im Falle der Lunge in Kurzatmigkeit. Ist das Qi jedoch zu viel vorhanden (also «in Fülle»), so ist die Funktion des Organs überschießend.

In der Vorstellung der chinesischen Medizin gibt es im Menschen unterschiedliche Arten von Qi:

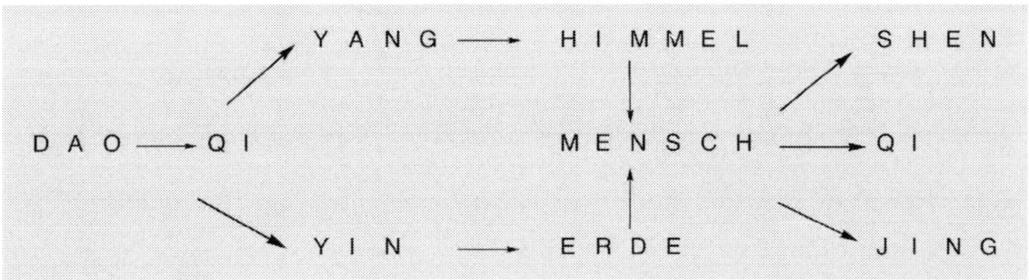

◘ **Abb. 1.1** Dao und Mensch

Yuan-Qi Mit der Zeugung eines neuen Menschen entsteht das Ursprungs-Qi oder pränatale Qi: das Yuan-Qi. Dieser Anteil des Qis ist vom Lebensbeginn an vorhanden und wird einerseits durch das Nahrungs-Qi (Ying-Qi) und andererseits durch das Atmungs-Qi (Zong-Qi) ständig regeneriert. Näher betrachtet, ist es die ursprüngliche lebensfördernde und lebensspendende Antriebskraft des Organismus. Durch das Organ San-jiao wird es im Organismus überall hin verteilt.

Ying-Qi Das ernährende Qi oder auch gedeihliche Qi (Synonym: Rong-Qi). Aus der Nahrung wird durch die Verdauung Ying-Qi. Dieses Qi bewegt sich innerhalb der Gefäße durch den gesamten Körper. Es ernährt – wie der Name schon impliziert – den gesamten Organismus, bildet die Blutflüssigkeiten und wird dem Yin-Aspekt zugeordnet. Bei geschwächten Patienten kann eine ausgeglichene Nahrung die Lebenskraft wieder stärken. Nahrungsmittel werden in warme oder kühlende Speisen eingeteilt, die man in Abhängigkeit des Krankheitsbildes dem Patienten empfehlen kann.

Zong-Qi Das Qi der Atmung. Aus der Atemluft wird in der Lunge das Qi aufgenommen. Es bewegt das Qi und Blut durch alle vom Herz ausgehenden Adern im gesamten Körper und sorgt für einen gleichmäßigen Atemrhythmus.

Zang-Fu-Zhi-Qi Das Qi der Organe (Zang und Fu). Dieses Qi ist die Triebkraft der physiologischen Aktivität und stellt die Gundlage der Transformationsprodukte der inneren Organe dar.

Jing-luo-zhi-Qi Das Qi der Leitbahnen und Gefäße. Dieses Qi stellt die Triebkraft der Bewegungen und Aktivitäten der Leitbahnen und Gefäße, sowie deren spezifische Versorgungsleistung dar.

Wei-Qi Das Abwehr-Qi. Dieses Qi bewegt sich außerhalb der Gefäße durch den gesamten Körper und schützt diesen vor äußeren pathogenen Einflüssen, indem es das Eindringen schädigender Einflüsse abwehrt. Auch nährt es die Körperstrukturen und reguliert die Schweißabgabe. Es wird dem Yang-Aspekt zugeordnet.

Funktion des Qi

Auch wenn man das Qi selbst nicht direkt sehen kann, sondern nur mittels seiner Wirkung wahrnimmt, so wird es in der TCM als reales Phänomen betrachtet. Seine Funktion ist u.a.,

- für eine harmonische Verteilung aller Substanzen zu sorgen,
- Quelle für alle Arten von Bewegung und Wandlung zu sein,
- den Körper vor Angriffen äußerer schädigender Einflüsse zu schützen,
- Quelle für alle im Körper ablaufenden Transformationen zu sein,
- die lebensnotwendige Assimilation von Substanzen aufrechtzuerhalten,
- den Körper zu erwärmen.

Zusammenfassend kann man sagen, dass Qi das Funktionelle ist. Es ist die Quelle aller Veränderungen und Bewegung, aber nicht die Ursache davon. Es umfasst die gesunde Funktion eines Organs bzw. letztlich des gesamten Organismus. Eine Störung des Qi beschreibt demzufolge die allgemeinste Form der Störung: die funktionelle Störung.

Wenn gemäß der acht Leitprinzipien der chinesischen Diagnostik (Ba Gang) nur Leere oder Fülle eines Organs/Funktionskreises, aber keine Störung von Yin oder Yang, Hitze oder Kälte festgestellt werden kann, dann spricht man von einer Herz-Qi-Störung, einer Leber-Qi-Störung, einer Milz-Qi-Störung etc.

Betrachten wir nun etwas näher die Störungen des Qi und der anderen Grundsubstanzen:

Qi-Leere

Dies ist die grundlegende Form der Qi-Störung und bezeichnet eine Funktionsschwäche. Die häufigste Form der Qi-Leere ist die Milz-Qi-Leere.

Die allgemeinen Symptome einer Qi-Leere sind

- vorherrschende Adynamie,
- leerer Puls,
- Kurzatmigkeit,
- Spontanschweiß,
- Palpitation und eine schwache Stimme.

Im Speziellen finden sich bei einer Milz-Qi-Leere

- Appetitlosigkeit,
- Müdigkeit und Abgeschlagenheit,
- Verdauungsprobleme und Durchfallneigung oder breiige Stühle.

Bei einer Nieren-Qi-Leere sind neben allgemeinen Symptomen u.a. auch diese zu finden:

- Schwäche und Schmerz der Lumbalregion
- Kraftlosigkeit
- Tinnitus
- Schwerhörigkeit
- Impotenz
- Inkontinenz

Stagnierendes Qi

Der freie Qi-Fluss ist gestört, es kommt zu einer Stagnation oder Blockade. Jede Blockade einer Leitbahn ist eine Qi-Stagnation.

Leitsymptome der Qi-Stagnation:

- Spannungs-, Schwellungs- und Völlegefühl
- Schmerzen
- Unterdrückte Emotionen, Niedergeschlagenheit, Frustration (Leber)
- Die Qi-Stagnation kann aufgrund von emotionalen oder äußere Faktoren (z.B. Feuchtigkeit, Schleim) auftreten
- Sie kann im Bereich von Leitbahnen und Organ-Funktionskreisen auftreten

Qi-Stagnation der Leitbahn:
- Lokaler, dumpfer Schmerz; meist sind Traumen oder Überanstrengungen sowie das Eindringen äußerer pathogener Faktoren die Auslöser.

Qi-Stagnation des Organs:
- Komplexe Funktionsstörungen, Übelkeit, Kloßgefühl, Reizbarkeit.

▪ Gegenläufiges (rebellisches) Qi

Das Qi wandert in die falsche Richtung, z.B. beim Husten (rebellisches Lungen-Qi) oder beim Erbrechen (rebellisches Magen-Qi).

Leitsymptome des rebellischen Qi:
- Hustenanfälle
- Übelkeit, Erbrechen, Aufstoßen, Singultus
- Blutaustritt aus den oberen Körperöffnungen
- Reizbarkeit
- Betrifft meist die Funktionskreise von Lunge, Leber und Magen
- Kann auf emotionale Faktoren (innere pathogene Faktoren) zurückgehen

▪ Kollabiertes Qi

Das kollabierte Qi ist die extreme Ausprägung der Qi-Leere. Es äußert sich u.a. im Descensus von Uterus, Rektum oder Magen.

Hier einige wichtige Punkte, die auf das Qi einwirken können: Ma 36, Ni 3, KG/Ren 6, Bl 23, Pe 6, Le 3, KG/Ren 17, KG/Ren 12, LG/Du 4, Bl 18.

Mit diesen Punkten haben Sie einige der wichtigen Qi-Punkte schon kennengelernt, allen voran Ma 36, der ein ungemein nützlicher Punkt ist. Die Erklärungen zu den einzelnen Punkten und wo diese auf den Meridianen zu finden sind, erfolgt an späterer Stelle.

▪ Xue (Blut)

Definition: Während es sich bei Qi um ein übergreifendes Konzept bzw. um eine Metapher für alles Lebendige handelt und die chinesischen Organe eigentlich Funktionskreise umschreiben, versteht die TCM unter Blut tatsächlich den uns bekannten Stoff Blut. Zusätzlich beschreibt es allerdings auch dessen Funktion und ist als Yin-Äquivalent von Qi anzusehen (der materielle Gegenpol des Qi). Es schwingt also doch ein wenig mehr mit als nur die rote Flüssigkeit in unseren Gefäßen. Wenn wir sagen «Hr. M. ist ein Vollblutmediziner», dann meinen wir damit die Substanz und das Gewicht, die Bedeutung einer Person bzw. Sache. So ist das Xue ebenso aufzufassen. Eine Blut-Schwäche beinhaltet z.B. nicht nur die Anämie und die Austrocknung von Gewebe, sondern umfasst auch eine psychische «Blässe» – eine gewisse Saftlosigkeit oder auch Unscheinbarkeit.

❯ Die gesunde Funktion von Magen und Milz ist die Vorausetzung für die Bildung von Xue.

Dem Blut selbst werden verschiedene Funktionen zugeordnet. Es «nährt und befeuchtet». Darüber hinaus wird Blut den Funktionskreisen zugeordnet:

Funktionskreis:
- Herz: lässt das Blut zirkulieren
- Milz: leitet das Blut und hält es in den Gefäßen
- Leber: speichert das Blut

Störungen des Blutes:

Blut-Leere Diese Störung kann den gesamten Leib oder auch nur ein Organ/Organgebiet betreffen. Eine lange bestehende Blutleere führt häufig zu begleitender Qi-Leere und umgekehrt.

Leitsymptome:

- Blässe
- Anämie

Blut-Stagnation Leitsymptome:

- Scharfer, stechender Schmerz
- Dagegen: Qi-Stagnation = dumpfer, ausstrahlender Schmerz

Blut-Hitze Leitsymptome:

- schneller Blutfluss, kräftige, rote Blutungen sowie Entzündungen; auch mit emotionaler Übererregbarkeit gekoppelt

Extravasales Blut Blut, das seine Bahn und seinen Zeitpunkt verliert

Beispiel: Blutungen außerhalb der Mens; es kann hinweisend auf eine Störung der Milz sein.

Häufig ergibt die Diagnostik eine Leere von Qi und Blut.

Dies ist z.B. der Fall bei einem antriebsschwachen Menschen mit blasser Gesichtsfarbe, blasser Bindehaut, blasser Zunge (also: Mangel an rotem Blut). Es liegt also ein kombinierter stofflicher (Blut = Yin) und funktioneller (Qi-)Mangel vor.

An dieser Stelle ebenso schon eine kurze Vorstellung von wichtigen Punkten, die Xue beeinflussen: Le 2, Le 8, Mi 4, Mi 6, Ma 36, Bl 17, Mi 10, Bl 20, Bl 18.

Shen (Geist/mentale Stärke)

Das chinesische Zeichen für Shen bedeutet sowohl Übernatürliches, Göttliches und Himmlisches, als auch Geist, Bewusstsein, Verstand, Ratio, Gedächtnis, Kenntnis und Erkenntnis. Im TCM-Denken wird der Sitz des Shen im Herrscherorgan «Herz» angegeben. Shen gewährleistet die Kontrolle über alle Abläufe. Shen ist Bewusstsein. Mit gutem Shen ist man «klar bei Sinnen». Shen hat einen Qi(Yang)-Aspekt und einen struktiven Qi(Yin)-Aspekt. Das Konzept von Shen verdeutlicht, dass das chinesische Denken den strikten Gegensatz von Körper und Geist nicht kennt, sondern Geist und Intellekt in ein Konzept bewusster Leiblichkeit einordnet.

Störungen des Shen Da Shen «im Herzen wohnt», gehen Störungen des Herzens meist auch mit Störungen von Shen einher: Vergesslichkeit, Wortfindungsstörung, (zentrale) Sprachstörung, Gedankenflucht, Schlafstörung, Bewusstlosigkeit, emotionale Beziehungsstörungen, Angst, Depression, Manie. (Auf den Begriff Shen und die einzelnen Erkrankungsbilder gehe ich im zweiten Teil dieses Buches genauer ein.)

Jing

Das Jing kann man mit Essenz oder ererbtem Potenzial bezeichnen. Aus ihm entsteht das sogenannte Mark, wozu sowohl das Gehirn als auch das Rückenmark gezählt werden. Aus Sicht der TCM entsteht die vorgeburtliche Essenz aus der Nierenessenz der Eltern bei der Zeugung und wird dann ebenfalls in den Nieren gespeichert. Jing steht für das angeborene, konstitutionelle Potenzial des Menschen und ist ebenso wie das Qi nur in seiner Wirkung erkennbar. Im Laufe des Lebens nimmt die ererbte Essenz ab. Den vorzeitigen Verbrauch von Jing kann die von Milz und Magen gebildete nachgeburtliche Essenz verhindern.

Jing stellt den materiellen Gegenpol zu dem immateriellen Shen dar. Die Essenz Jing kann nur genügend oder ungenügend vorhanden sein. Ein Störungsbild der Jing-Fülle gibt es nicht. Störungen des Jing können auch als Nieren-Leere bezeichnet werden, da Jing in der Niere gespeichert wird.

Die Störungen des Jings zeigen sich in Störungen der Grundkonstitution, einer angeborenen Schwäche, Entwicklungs- und Reifungsstörungen, einer tiefen Erschöpfung und vorzeitigem Altern. Auch zeigen sich schon früh Zahnerkrankungen im Sinne von Zahnausfall und frühen kariösen Zähnen.

1.2 Yin und Yang

Das Prinzip von Yin und Yang basiert auf den daoistischen Lehren und ist tief im chinesischen Denken verankert. Es gehört neben der Lehre vom Qi zu den wichtigsten Theorien der chinesischen Medizin. Die wahrscheinlich frühste Erwähnung dieser Theorie findet sich im «I Ging» (oder auch Yi Jing), dem «Buch der Wandlungen», welches ungefähr 700 v.Chr. verfasst wurde. Es folgten philosophische Schulen, die die Theorie von Yin und Yang verfeinerten und vervollkommneten. Die ersten Gedanken an eine Yin- und Yang-Wechselbeziehung mag wohl aus der Beobachtung des periodischen Wechsels von Tag und Nacht entstanden sein. Diese Beobachtungen führten zu dem «Entdecken» weiterer zyklischer Pole, wobei Yang dem Mittag, der Sonne etc. (s. Tab. 1.1) und Yin der Nacht usw. zugeordnet werden.

So werden die Entwicklung aller Phänomene als Folge eines Wechselspiels zweier entgegengesetzter Pole erklärt. Der Wandel in der Natur wird also nicht als Wirken eines einzelnen göttlichen Schöpfers angesehen, sondern als Ausdruck der Gesetzmäßigkeit der Natur, welche «Tao» genannt wird. Dieses oberste Naturprinzip wurde auch von Laotse im «Tao Te King» beschrieben und dargestellt. Hierbei erzeugt das Tao als schöpferische Urkraft das polare Spannungsfeld der Kräfte in der Natur zwischen Yin und Yang.

Yin und Yang beschreiben das innewohnende Prinzip der Polarität, welches allen Dingen zu eigen ist, und stellen damit die Eigenschaft und Funktionsweise aller Formen der Existenz dar (s. Abb. 1.2)

Die ursprüngliche Bedeutung von Yang spiegelt sich im alten chinesischen Schriftzeichen wider und symbolisiert die sonnige Seite eines Hügels, während Yin die Schattenseite darstellt. Die Erde ist Yin, der Himmel Yang, weiblich und passiv ist Yin, während männlich und dynamisch Yang ist. Alle Gegensatzpaare in der Natur werden dieser Polarität zugeordnet. In der folgenden Tabelle (◘ Tab. 1.1) sind einige dieser Gegensatzpaare zusammengefasst.

Dabei stehen Yin und Yang in Wechselwirkung zueinander. Wenn das Yin zunimmt, nimmt das Yang ab. Wird in dieser Dynamik der Umschlagpunkt erreicht, so nimmt das Yang zu und das Yin ab (s. Abb. 1.2). Diese Wechselbeziehung schafft die dynamische Stabilität der Dinge. Wichtig ist hierbei, dass Yin und Yang nicht mit moralischen Werten assoziiert werden und nicht Yin oder Yang gut ist, sondern das dynamische Gleichgewicht zwischen diesen beiden. Schlecht oder schädlich hingegen ist das Ungleichgewicht oder die Stagnation. Auch ist es wichtig, zu verstehen, dass Yin und Yang nicht absolut sind, sondern zur Beschreibung des gerade betrachteten Gegenstandes dienen.

Tab. 1.1 Yin-Yang-Polarität

Yin	Yang
Nacht	Tag
Erde	Himmel
Mond	Sonne
Wasser	Feuer
Winter	Sommer
Passiv	Dynamisch
Weiblich	Männlich
Bewahrend	Ausdehend
Kälte	Hitze
Materie	Energie
Ruhe	Aktivität
Parasympathikus	Sympathikus
Befeuchtend	Trocknend
Zang	Fu
Dunkel	Licht

Auch zyklische Abläufe lassen sich als eine Funktion von Yin und Yang darstellen. Auf den Winter (Yin im Yin) folgt der Frühling (Yang im Yin), dann der Sommer (Yang im Yang), darauf der Herbst (Yin im Yang) und anschließend wieder der Winter. Abb. 1.2 zeigt das wohl weltbekannte Symbol von Yin und Yang und stellt das Gleichgewicht der Urkräfte dar.

Jedem Krankheitsbild liegt also ein Ungleichgewicht von Yin und Yang zugrunde. Dem Arzt fällt die Aufgabe zu, diese zugrunde liegende Störung zu erkennen und durch seine Therapie dem Organismus bei der Wiederherstellung der Harmonie zu helfen.

Abb. 1.2 Yin und Yang

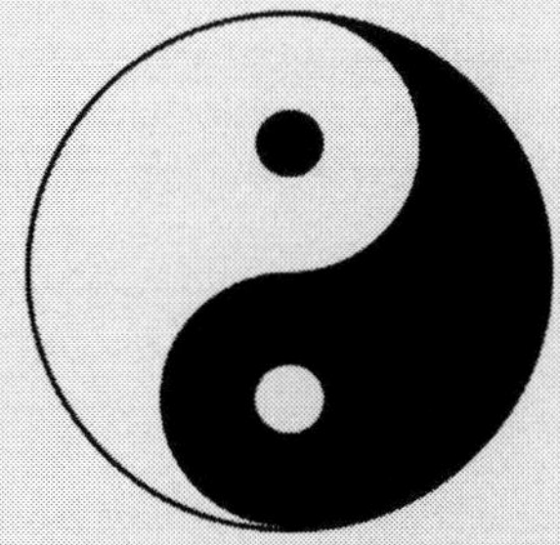

1.3 Fünf Wandlungsphasen

Ein anderer Begriff für die fünf Wandlungsphasen sind die fünf Elemente. Die Theorie der fünf Wandlungsphasen ist ein sehr alter Grundpfeiler der chinesischen Naturphilosophie. Früher lebte der Mensch dicht in der Natur. Hier existieren unterschiedliche Arten von Phänomenen (z.B. Wetter) oder geografischen Gegebenheiten, welche seine Aktivitäten beeinflussen. Es wird gezeigt, dass der Mensch von seiner Umgebung abhängig ist. Es wird aber auch seine Fähigkeit deutlich, sich an diese unterschiedlichsten Umwelteinflüssen anpassen zu können. Von dieser Tatsache ausgehend, verbindet die traditionelle chinesische Medizin die Physiologie und Pathologie der Zang-Fu-Organe mit ihren Umgebungsfaktoren (vgl. Tab. 1.2).

Diese Faktoren sind in fünf Kategorien eingeteilt, basierend auf den fünf Elementen (◘ Abb. 1.3). Somit kann man sagen, dass die fünf Wandlungsphasen eine abstrakte Theorie sind, welche versucht, physische Vorgänge und deren Wechselwirkungen in einem einzigen System darzustellen. Es handelt sich also um ein Entsprechungssystem, in das von der TCM physische Abläufe und alle Naturphänomene den fünf Elementen Holz, Feuer, Erde, Metall und Wasser zugeordnet und deren Beziehungen zueinander definiert werden.

Jede der fünf Wandlungsphasen besitzt charakteristische Qualitäten, die ihr zugeordnet werden und ein Entsprechungssystem bilden. Dies wird in ◘ Tab. 1.2 dargestellt.

Im gesunden Zustand befinden sich die fünf Wandlungsphasen in einem ausgeglichenen Zustand. Der Mensch durchläuft alle Wandlungsphasen. Nach der Geburt ist alles im Wachstum begriffen, der Mensch befindet sich in der Phase Holz – im Frühling des Lebens. In der Jugend schießt die Freude euphorisch über – auch hier herrschen Wachstum und Expansion vor. Die folgenden Jahre sind anders geprägt: Im Spätsommer wird der Mensch sesshafter, und er beginnt, sein Leben zu ordnen und aufzubauen – die Familie wird gegründet. Bei einigen stehen aber nun auch Sorgen und Grübeln im Vordergrund. Die anschließende Phase Metall steht schon im Herbst des Lebens. Der Mensch kann die Früchte seiner vorangegangenen Arbeit ernten. Im Winter des Lebens besinnt er

◘ **Abb. 1.3** Fünf Wandlungsphasen

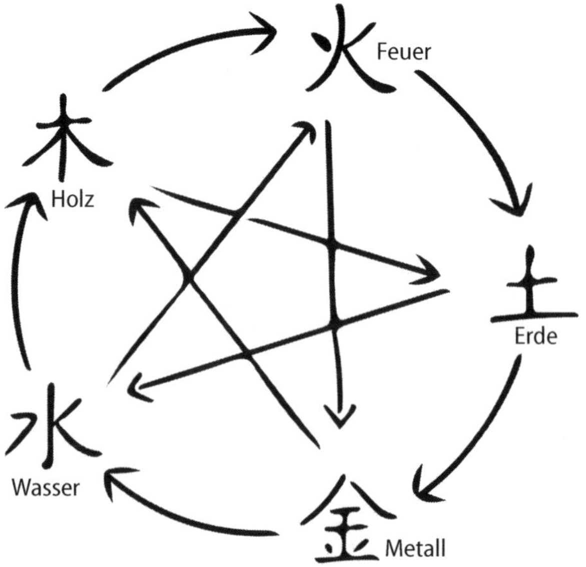

■ Tab. 1.2 Entsprechungssystem der fünf Wandlungsphasen

Wandlungsphase	Holz	Feuer	Erde	Metall	Wasser
Makrokosmos					
Jahreszeit	Frühling	Sommer	Spätsommer	Herbst	Winter
Witterung	Wind	Hitze	Feuchtigkeit	Trockenheit	Kälte
Himmelsrichtung	Osten	Süden	Mitte	Westen	Norden
Entwicklung	Geburt/ Kindheit	Wachstum	Wandlung	Ernte	Ruhe/ Sammlung
Geschmack	Sauer	Bitter	Süß	Scharf	Salzig
Mikrokosmos					
Emotion	Ärger/Zorn	Freude	Sorge	Trauer	Angst
Sinnesorgan	Auge	Zunge	Mund	Nase	Ohr
Zang	Leber	Herz	Milz	Lunge	Niere
Fu	Gallenblase	Dünndarm	Magen	Dickdarm	Blase
Gewebe(art)	Sehnen	Gefäße	Fleisch	Haut (Poren)	Knochen

sich und kommt zur Ruhe. Bei Disharmonien treten hier vermehrt Ängste auf. Danach beginnt der Zyklus mit neuem Leben von vorne.

Bei Störungen kommt es zu einem Ungleichgewicht, es entstehen pathologische Syndrome. Die fünf Wandlungsphasen stehen in wechselseitiger Beziehung der gegenseitigen Förderung, aber auch der Hemmung bzw. der Kontrolle. Sie können sich sowohl in physiologischer als auch in pathologischer Hinsicht beeinflussen.

1.3.1 Hervorbringungszyklus (auch Sheng-Zyklus oder Mutter-Sohn-Zyklus)

Jede einzelne Wandlungsphase erzeugt (ernährt) die nächste Phase und wird zugleich selbst von der vorhergehenden Phase erzeugt. Jede Phase ist somit zugleich Erzeugerin (Mutter) und Erzeugter (Sohn) (■ Abb. 1.4). Die Phase Wasser erzeugt (ernährt) das Holz, welches wiederum das Feuer ernährt. Feuer ernährt (metaphorisch: «düngt») die Erde, welche Metall (man stelle sich hier Erze und die Bodenschätze vor) ernährt und wachsen lässt. Das Metall wiederum ernährt das Wasser (macht es reich an Mineralien), womit sich der Kreis schließt.

Bei Störungen bzw. in pathologischen Zuständen ist entweder die Mutter zu schwach und kann dann den Sohn nicht ausreichend ernähren, oder aber der Sohn ist zu schwach und nimmt der Mutter alles weg und schwächt diese damit.

Neben dem fördernden, hervorbringenden Zyklus gibt es auch einen kontrollierenden Zyklus, der regulierend auf die einzelnen Wandlungsphasen einwirkt (■ Abb. 1.5).

Abb. 1.4 Hervorbringungszyklus

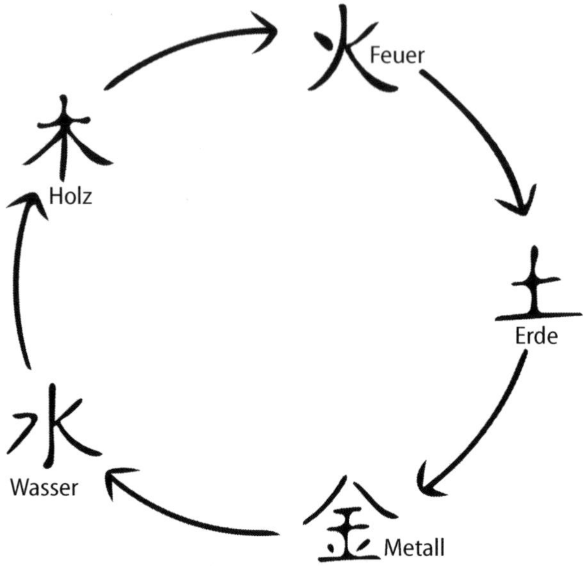

Abb. 1.5 Kontrollzyklus

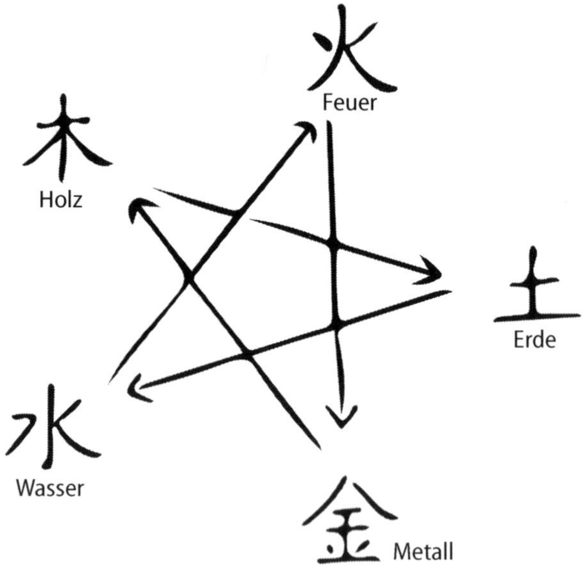

1.3.2 Der kontrollierende Zyklus

Holz kontrolliert die Erde. Diese kontrolliert das Wasser, was wiederum das Feuer kontrolliert. Feuer hemmt das Metall, welches die Erde kontrolliert.

In ihrer Beziehung untereinander sind weder die Hervorbringung noch die Kontrolle entbehrlich. Ohne den Hervorbringungszyklus gäbe es keine Entwicklung und ohne Kontrolle würde das einsetzende unbegrenzte Wachstum Schaden anrichten. Besteht ein Gleichgewicht zwischen den Zyklen, so herrscht Harmonie. Wenn dieses Gleichgewicht in

Disharmonie gerät, so sind aufgrund ihrer wechselseitigen Beziehungen untereinander meist immer mehrere Funktionskreise betroffen. Wenn beispielsweise die Wandlungsphase Holz (Leber/Gallenblase) im Überfluss vorhanden ist, so wird die Erde vermehrt kontrolliert und unterdrückt. Gleichzeitig widersetzt sich das Holz der Kontrolle durch Metall. Klinisch hätte ein solcher Patient die Symptome einer Leberfülle mit Spannungsgefühlen am Rippenbogen, Kopfschmerzen und ggf. Tinnitus. Dazu würden die Zeichen eine Milz(-Qi)-Schwäche kommen und sich in Abgeschlagenheit, Müdigkeit, Durchfall und eventuell Blähungen zeigen.

■ Die einzelnen Phasen

Holz Wir fangen im Frühling an. Die Natur beginnt das Grün auszutreiben. Alles ist in Bewegung. Es wächst und entfaltet sich. Pflanzentriebe schießen mit neuer Kraft hervor und zeigen, welches Potenzial in der vorhergehenden Phase des Wassers gespeichert worden ist. Die Phase Holz entspricht der Freiheit und Harmonie auf körperlicher und seelischer Ebene.

Feuer Im Sommer reifen die jungen Triebe und offenbaren ihre wundervollen Blüten. Die Zeit der Befruchtung und der Freude bricht an. Das Feuer wärmt. Es macht den Intellekt und das Charisma eines Menschen aus («Der hat Feuer ...»).

Erde Die Erntephase beginnt. Erde ist eine Wandlungsphase. Sie empfängt und wandelt um. Das Blühen der Pflanzen geht zu Ende, und es bilden sich nun die Früchte. In dieser Phase herrscht Überfluss. Es ist die Zeit der Ernte. Diese Phase bildet die Mitte des Menschen und stabilisiert ihn.

Metall Nach dem Sommer folgt der Herbst. Früchte und Blätter fallen ab, und nach dem vorhergehenden Überfluss herrscht nun Kahlheit. Die Aktivität des Sommers kommt zur Ruhe, und der Winter wird vorbereitet. Metall klärt, zieht sich zurück, steigt ab, schützt aber auch. Diese Phase entspricht der Körperoberfläche eines Menschen und symbolisiert somit den direkten Kontakt des Menschen zu seiner Umwelt.

Wasser Der Winter. Nach außen hin regt sich nichts, aber unter der gefrorenen Oberfläche liegen die Samen der Pflanzen. Überall findet sich gespeicherte Energie, die sich (noch) nicht entlädt. Sie wartet bis zum Frühling, bis sie mit neuer Kraft ausbrechen kann und das neue Jahr beginnt. Diese Phase stellt die Wurzel des Lebens dar. Sie sorgt erst für das folgende Wachstum («Alles Leben beginnt im Wasser»), was sich dann wieder in der Phase Holz zeigt, womit der Kreislauf geschlossen wird.

Die Theorie der fünf Wandlungsphasen wurde für diagnostische Zwecke verwendet und zeigt die pathogenetischen Verknüpfungen untereinander an. Sie macht die Akupunktur sehr viel anschaulicher (s. Abb. 1.3). So können Ablehnung oder Bevorzugung von Geschmäckern, Jahreszeiten, Farben etc. noch immer Hinweise auf einen Mangel oder eine Fülle in einer Phase sein, auch wenn die fünf Wandlungsphasen für die moderne Diagnostik kaum mehr herangezogen werden.

1.3.3 Krankheiten aus chinesischer Sicht

Woher Krankheiten kommen und wie sie sich entwickeln, beschäftigt die Medizin seit ihrem Ursprung. Wenn man die Ursache kennt, kann man die Krankheit besser verstehen und auch gleichzeitig versuchen, ein Mittel gegen sie zu entwickeln.

Wie in der westlichen Medizin werden in der TCM verschiedene Gruppen als Krankheitsursachen unterschieden. Eine Gruppe umfasst die schädigenden Einflüsse, welche einer ungesunden Lebensweise – falsche und ungesunde Ernährung, Vergiftungen des Körpers (Alkohol, Rauchen) –, einem falschen Lebensrhythmus (Schichtarbeit) oder auch einem ausschweifenden Sexualleben entspringen. Diese Ursachen waren Medizinern schon vor Jahrhunderten bekannt, und sie dürften (ebenso wie wir heute) vor der Herausforderung gestanden haben, ihre Patienten dahingehend aufzuklären und an deren Willen zur Gesundwerdung und zur Erhaltung ihrer Gesundheit zu appellieren.

Der Begriff der Gesundheit und die Vorstellung darüber, was schädlich ist und was nicht, haben sich allerdings zwischen den Epochen und den Kulturen deutlich unterschieden. Trotz dieser Unterschiede und den teilweise direkt gegenläufigen Auffassungen hat die TCM eine Systematik der Krankheitsursachen hervorgebracht, welche die Epochen bis in die heutige Zeit überdauert hat. Wir haben sie bereits kennengelernt: die fünf Wandlungsphasen. Dieses System dient hervorragend dazu, pathogenetische Zusammenhänge zu verdeutlichen und die Akupunktur «greifbarer» und verständlicher zu machen (s. Tab. 1.2). In diesem System sind neben den regulierenden und einander bedingenden Beziehungen der einzelnen Phasen auch die einzelnen krankheitsverursachenden Faktoren eingebettet. Die Krankheitsfaktoren sind, einzeln betrachtet, nicht schädlich. Sie gehören sogar zum alltäglichen Umfeld des Menschen. Nur wenn beim Menschen die Abgrenzungsfähigkeit und/oder die Abwehrkraft reduziert ist, können diese Krankheitsfaktoren seine Gesundheit gefährden.

Die Krankheitsfaktoren werden in zwei Gruppen eingeteilt:

- Äußere Faktoren: Witterungseinflüsse
- Innere Faktoren: Emotionen

Die äußeren pathogenen Faktoren – auch klimatische Faktoren genannt – können nach der chinesischen Medizintheorie durch die Haut, Nase und Mund in den Körper eindringen und dort entsprechende Symptome auslösen. Zu ihnen gehören:

Kälte Die Kälte kann die Oberfläche des Körpers, aber auch das Körperinnere befallen. Symptome wären hierbei: Schnupfen, kalte Hände und Füße, eine Abneigung gegen Kälte oder in der Tiefe empfundene Schmerzen. Neben einer kalten Umgebung wären als Äquivalent die (übermäßige) Einnahme von kalten Getränken oder Rohkost (kalte Speisen) anzusehen.

Hitze Hitze steigt auf. Häufig tritt sie zusammen mit dem pathogenen Faktor Wind auf. Symptome wären: Fieber, Gesichtsrötung, gerötete (entzündete) Augen, Halsschmerzen oder Unruhezustände. Als besondere und stärkere Ausprägung der Hitze findet sich der Faktor Sommer-Hitze. Dieser Faktor tritt auch mit Feuchtigkeit zusammen auf. Hier wären die Symptome: hohes Fieber, Abneigung gegen Hitze, starker Durst, Unruhe und Reizbarkeit.

Wind Dieser Faktor befällt v.a. die Atemwege und die Lunge. Zusammen tritt der Wind meist mit der Kälte auf. Die Symptomatik zeigt sich in einem plötzlichen Beginn, in Gliederschmerzen und/oder Nackensteifigkeit. Wind kann im modernen Zeitalter zusätzlich noch u.a. durch Klimaanlagen, Zugluft oder Reisen mit Klimawechsel auftreten.

Feuchtigkeit Dieser pathogene Faktor hat die Tendenz, abzusteigen, mit dem Schwerpunkt in den unteren Körperteilen. Begünstigend wirken nervliche (Über-)Belastung, Ernährungsfehler, z.B. mit zu viel «Süßem» (Zucker). Die Symptome sind Erschöpfung, Völlegefühl, Schweregefühle in den Beinen und deren Schwellung.

Trockenheit Die Trockenheit wird durch Xue-, also Blut-Mangel oder durch Säfte-Mangel begünstigt. Ihre Symptome sind eine trockene Haut und Schleimhaut, trockener Husten oder Nasenbluten. Rauchen kann übrigens auch diesem Faktor günstig zur Seite stehen.

Zwischen den inneren und äußeren Faktoren gibt es zahlreiche Verbindungen. Sie beeinflussen, fördern und regulieren sich gegenseitig (s. Abb. 1.6). Ihrer Charakteristik entsprechend sind sie paarweise den Wandlungsphasen zugeordnet (vgl. Tab. 1.2). ◘ Abb. 1.6 stellt den Versuch dar, die Verbindung zwischen diesen inneren und äußeren Faktoren darzustellen – basierend auf den fünf Wandlungsphasen.

Dass Emotionen die Gesundheit beeinflussen können, braucht man dem Psychiater nicht mehr zu erklären. Dass dies auch für Witterungen gilt, muten im ersten Moment schon eher etwas befremdlich an. Doch wenn wir beispielsweise an die saisonal bedingten Depressionen denken, wird deutlicher, dass selbst das sonst seichte Gesprächsthema «Wetter» mit einem Mal in einem anderen Licht erscheint. Betrachten wir dies mit vermehrter Aufmerksamkeit, entdecken wir plötzlich, wie sehr uns das Wetter beeinflussen kann bzw. wie sehr unsere Stimmung von der Witterung abhängig ist. Ein verregneter, grauer Herbsttag hat definitiv einen anderen Einfluss auf uns als ein sonniger, warmer Sommertag.

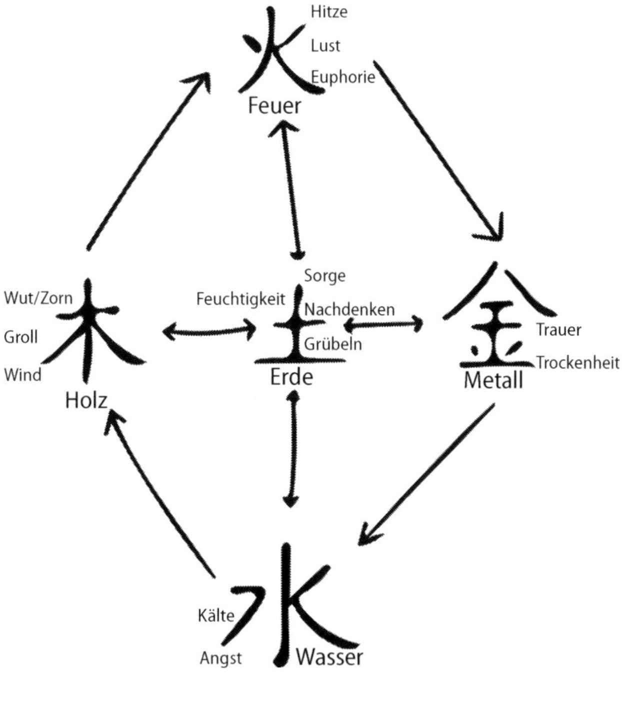

◘ **Abb. 1.6** Krankheitsfaktoren

Das Modell der fünf Wandlungsphasen zeigt auch auf, dass das emotionale Klima und das natürliche Klima sich ständig im Wandel befinden. Bewegungen gehören zum Leben dazu. Eine vollkommen gleichförmige Witterungslage ohne Schwankungen lähmt. Das gilt auch für die emotionale Lage. Wenn es hier keine Höhen oder Tiefen gibt, fehlt das Leben. Beides muss zum «lebendig sein», vorhanden sein. Erst wenn es in die eine oder andere Richtung ausschlägt und in das Extreme gleitet, wird aus einem normalen Faktor ein pathologischer Faktor. So ist beispielsweise die Emotion Freude wichtig in unseren Leben. Steigert sich diese Freude jedoch ins Unermessliche, sehen wir die Manie am Horizont erscheinen – eine Erkrankung, die dem Patienten viel Leid bescheren kann. (Der zweite Teil des Buchs widmet sich ausführlicher den emotionalen Faktoren als pathogene Faktoren im Zusammenhang mit den psychiatrischen Erkrankungen.)

Systematik der Leitbahnen

Doris Krüger

D. Krüger, *Akupunktur bei psychischen Erkrankungen*
DOI 10.1007/978-3-662-53677-3_2

Dieses Kapitel beschäftigt sich mit dem Meridiansystem des Menschen. Es beschreibt die Einteilung der Organe in Zang- und Fu-Organe und geht auf die hierarchische Ordnung des Organsystems ein. Zu den Grundlagen gehören auch die einzelnen Meridianpaare und die Achsen der Meridiane. Es wird zudem auf die psychischen Aspekte eingegangen. Die Meridiane werden übersichtlich und anschaulich mit einigen wichtigen Punkten dargestellt. Ebenfalls wird auf den Begriff «Punkt» eingegangen und erklärt, was darunter eigentlich zu verstehen ist.

2.1 Meridiane

Nach den Lehren der traditionellen chinesischen Medizin existiert ein Netzsystem von Leitbahnen, in denen sich das Qi, das Xue und die Körperflüssigkeiten bewegen. Nach den Vorstellungen dieser Lehre werden die Nährstoffe und das Qi über diese Leitbahnen im gesamten Körper verteilt.

Das Leitbahnsystem setzt sich aus verschiedenen Bestandteilen zusammen:

- die 12 Hauptleitbahnen (Jing Mai),
- die 16 Netzleitbahnen (Luo Mai),
- die 12 divergenten Leitbahnen (Jing Bie),
- die 12 Muskelleitbahnen (Jing Jin),
- die 12 kutanen Regionen (Pibu),
- die 8 außerordentlichen Gefäße (Qijing Ba Mai).

Für uns sind die beiden Erstgenannten vorerst von größerer Prioriät, auf sie werde ich in diesem Buch hauptsächlich eingehen. Die Jing Mai sind die uns namentlich bekannteren Meridiane, wohingegen die Luo Mai, die so genannten Netzgefäße, Kollaterale und Luo-Gefäße beinhalten.

Wie ein Kanalsystem überzieht das Netzsystem den menschlichen Körper, wobei die Leitbahnen polar zur Längsachse des Körpers verlaufen. Wie eingangs erwähnt, wurde dieses System von den Europäern mit dem Meridiansystem der Erde verglichen. Daher stammt auch der Name «Meridiane». In China verglich man dieses System mit den gigantischen Flüssen, welche das lebenswichtige Wasser beinhalteten und das gesamte Land durchzogen.

Durch das Meridiansystem des Körpers fließt die Lebensenergie Qi und reguliert die verschiedenen Körperfunktionen. Auf den Leitbahnen liegen die Akupunkturpunkte. Über diese kann der Therapeut einen direkten Einfluss auf die Körperfunktionen gewinnen. Diejenigen Punkte, die nach Nadelung eine ähnliche Wirkung erzielten, wurden zusammengefasst, sodass das Konzept der funktionsbezogenen (bzw. organbezogenen) Meridiane entstand, wie es heutzutage noch gelehrt wird.

Um ein Verständnis für das Meridiansystem zu erhalten, muss man vorerst einen Blick auf die wichtigsten Organe der chinesischen Medizin werfen, die mit den Meridianen in Wechselbeziehung stehen. Diese Organe werden Zang- und Fu-Organe genannt.

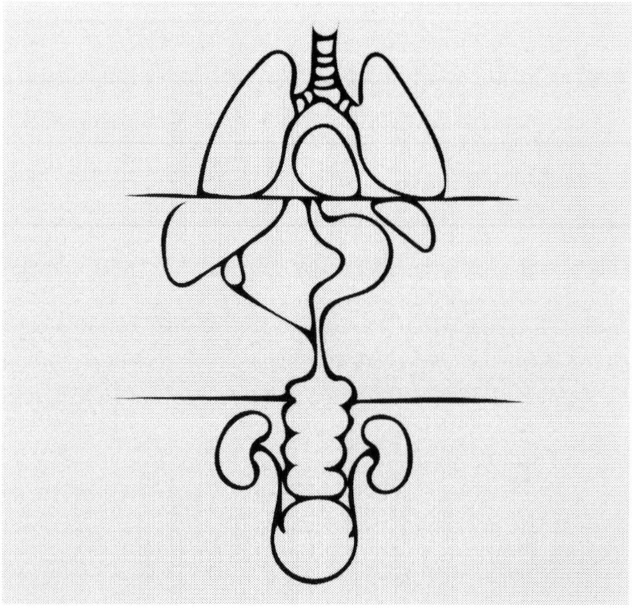

Abb. 2.1
Hierarchie der Organe

2.1.1 Prinzip der Zang-Fu-Organe

Im Gegensatz zur westlichen Medizin, die sich in ihrer Entwicklung auf anatomisch-morphologische Gegebenheiten berief, orientiert sich die TCM vorwiegend an funktionellen Zusammenhängen. Die TCM «denkt» hier in Korrelationen, d.h. in Beziehungen der einzelnen Teile zueinander. Dies bedeutet, dass sich die Vorstellung von einem Organ nicht nur auf den anatomischen Bau beschränkt, vielmehr wird unter «Organ» die Funktion von Organsystemen verstanden, weshalb man dies auch Funktionskreis nennt. Als Beispiel sei hier der Funktionskreis Niere genannt, der nicht nur die Nieren als Organe beinhaltet, sondern die Urogenitalorgane und deren Reproduktionsfunktion mit einschließt.

Die Zang-Fu-Lehre beschreibt eine Landkarte von funktionalen Zusammenhängen, welche im gesunden Zustand ein harmonisches Muster darstellen. Erkrankungen werden zu einem disharmonischen Muster, als Syndrom dieser Landkarte eingeordnet und zueinander in Beziehung gesetzt. Damit ist es dem Untersucher möglich, durch genaue Beobachtung der Zunge, des Pulses, der Körperoberfläche (Farbe etc.) und der Sekrete Rückschlüsse auf den Zustand der inneren Organe zu ziehen und deren Beziehung zueinander aufzudecken.

Die Hierarchie innerhalb der Zang-Fu-Lehre lässt sich aus der chinesischen Historie mit seinem Feudalsystem erklären. In Abb. 2.1 werden diese Hierarchie und der Bezug der einzelnen Organe dargestellt.

Zang-Fu-Einteilung

Im weitesten Sinne stehen die Funktionskreise für Funktionen, die in den Begriffen unserer westlichen Medizin als psychosomatisch beschrieben werden. Jeder der Funktionskreise besteht aus einem Zang- und einem Fu-Organ, also einem Speicher- und einem Palast-Organ.

Die Einteilung der Organe richtet sich nach ihrer Ausrichtung zum Qi.

■ Zang-Organe

Die Speicher-Organe oder Zang-Organe sind eher solide gebaut und verantwortlich für die Bildung, Umwandlung und auch Speicherung von Qi. Darüber hinaus sind sie ebenfalls für die Freisetzung und Regulation von Xue, den Körperflüssigkeiten, Jing und Shen zuständig. Insgesamt gibt es fünf Speicher-Organe: Herz, Leber, Niere, Milz und Lunge. Im Gegensatz zu den Fu-Organen gehören die Zang-Organe zu dem Yin-Aspekt des Körpers.

■ Fu-Organe

Es existieren insgesamt sechs Hohlorgane: Dickdarm, Harnblase, Dünndarm, Magen, Gallenblase und San Jiao (Dreifacher Erwärmer). Sie sind für die Aufnahme und Speicherung von Nahrung und Flüssigkeiten und Ausscheidung von Abfallprodukten zuständig und gehören zu dem Yang-Aspekt des Körpers.

Neben den genannten Organen existieren auch noch außerordentliche Organe, die beide Aspekte von Yin und Yang in sich tragen: Einerseits sind sie hohl (Yang-Aspekte), können aber andererseits auch Essenzen (Yin-Aspekt) speichern. Diese Organe sind: Gehirn, Uterus, Knochen, Marksubstanz, Blutgefäße und Gallenblase.

Der Yin-Yang-Polarität entsprechend, gehört zu jedem Zang-Organ jeweils ein Fu-Organ. Diesem Organpaar wird dann eine bestimmte Funktion zugeordnet. Eingebettet in das System der 5 Wandlungsphasen (s. Abb. 1.3) werden diesem Organpaar darüber hinaus noch jeweils eine Emotion, ein Klimafaktor und ein Körpergewebe (etc.) zugeteilt (s. Tab. 1.2).

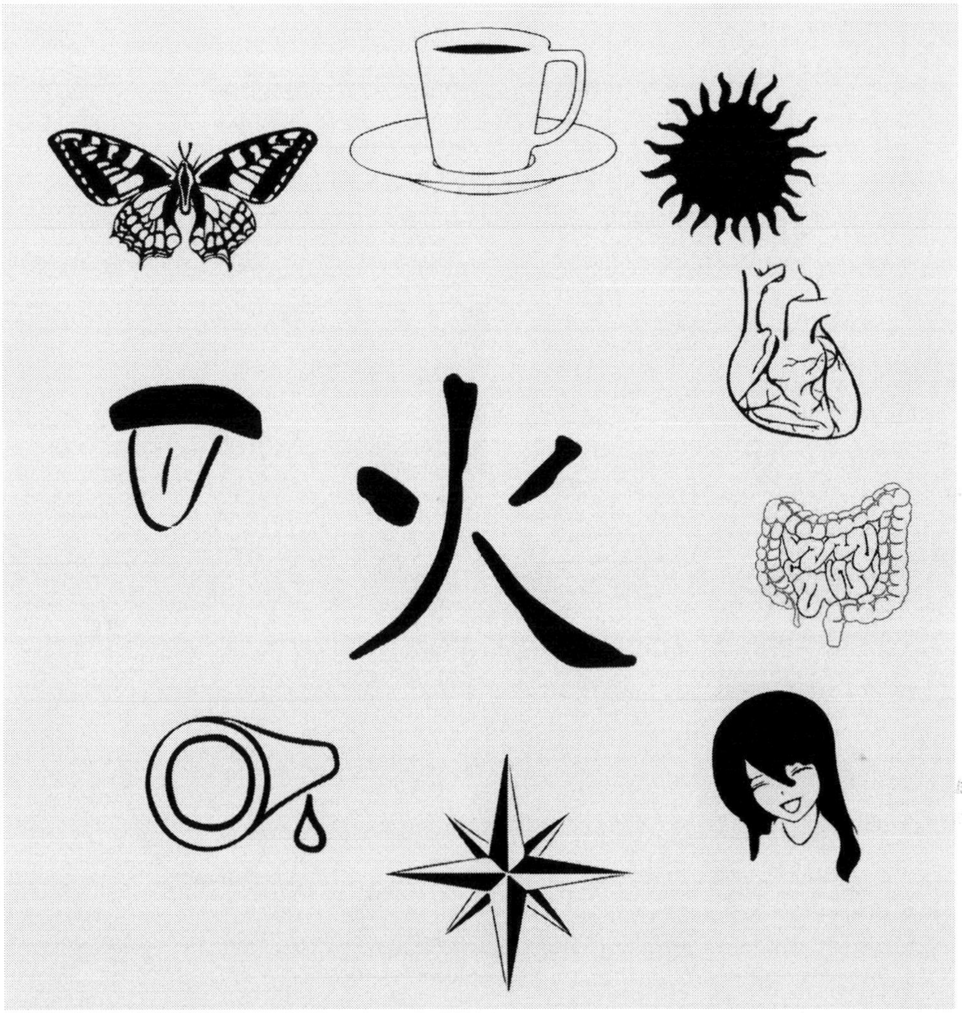

Abb. 2.2 Wandlungsphase Feuer

▪ Wichtige Funktionen der Organpaare

Herz/Dünndarm gehört zur Wandlungsphase Feuer (Abb. 2.2) und

- ist verantwortlich für Blut und Blutgefäße,
- zeigt sich in z.B. guter Beredsamkeit (Zunge),
- ist das Herrscherorgan und beherbergt Shen,
- ist verantwortlich für Denken und Gedächtnis (das Herz).

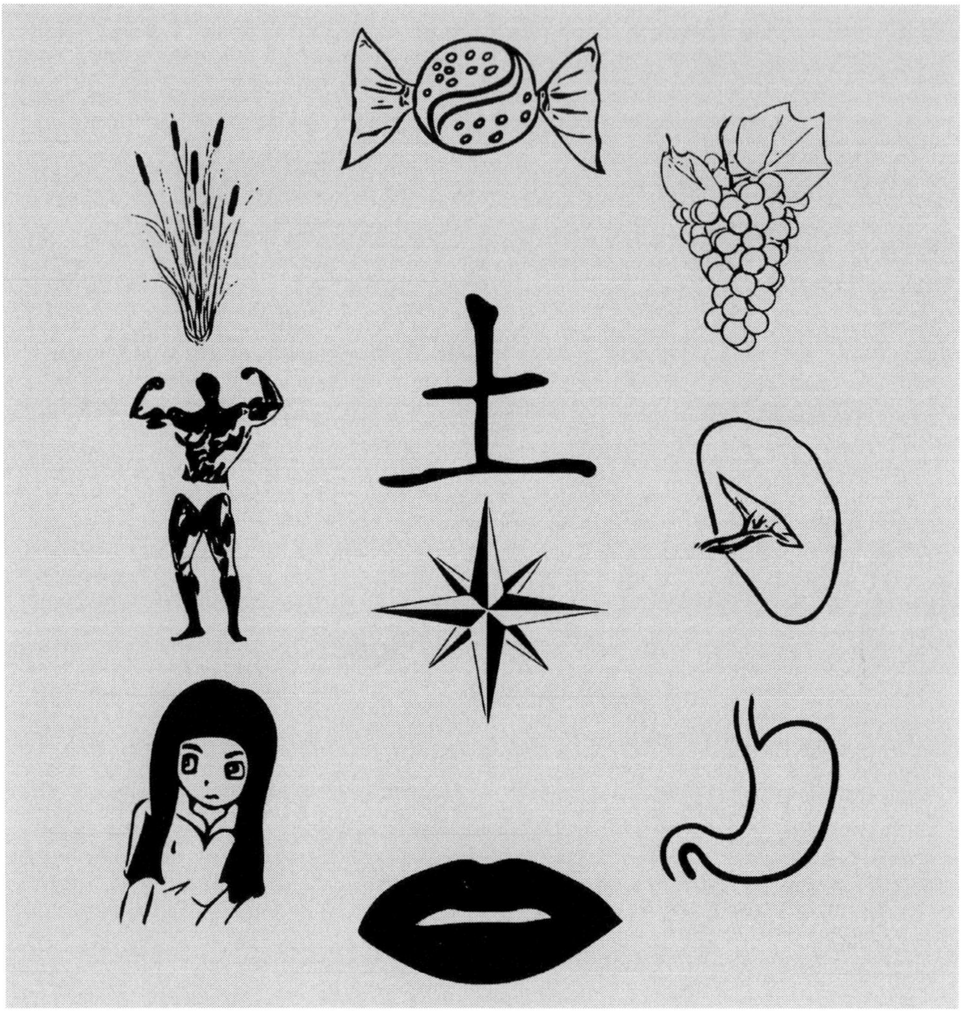

■ **Abb. 2.3** Wandlungsphase Erde

Milz/Magen gehört zur Wandlungsphase Erde (■ Abb. 2.3) und
- ist verantwortlich für Umwandlung und Transport der Nahrung,
- zuständig für «Fleisch» bzw. Muskulatur (v.a. der Extremitäten),
- zeigt sich im Mund (Geschmackswahrnehmung),
- führt das Blut in den Gefäßen,
- gewinnt nachgeburtliches Qi aus der Nahrung,
- liefert die Basis für Qi und Blut.

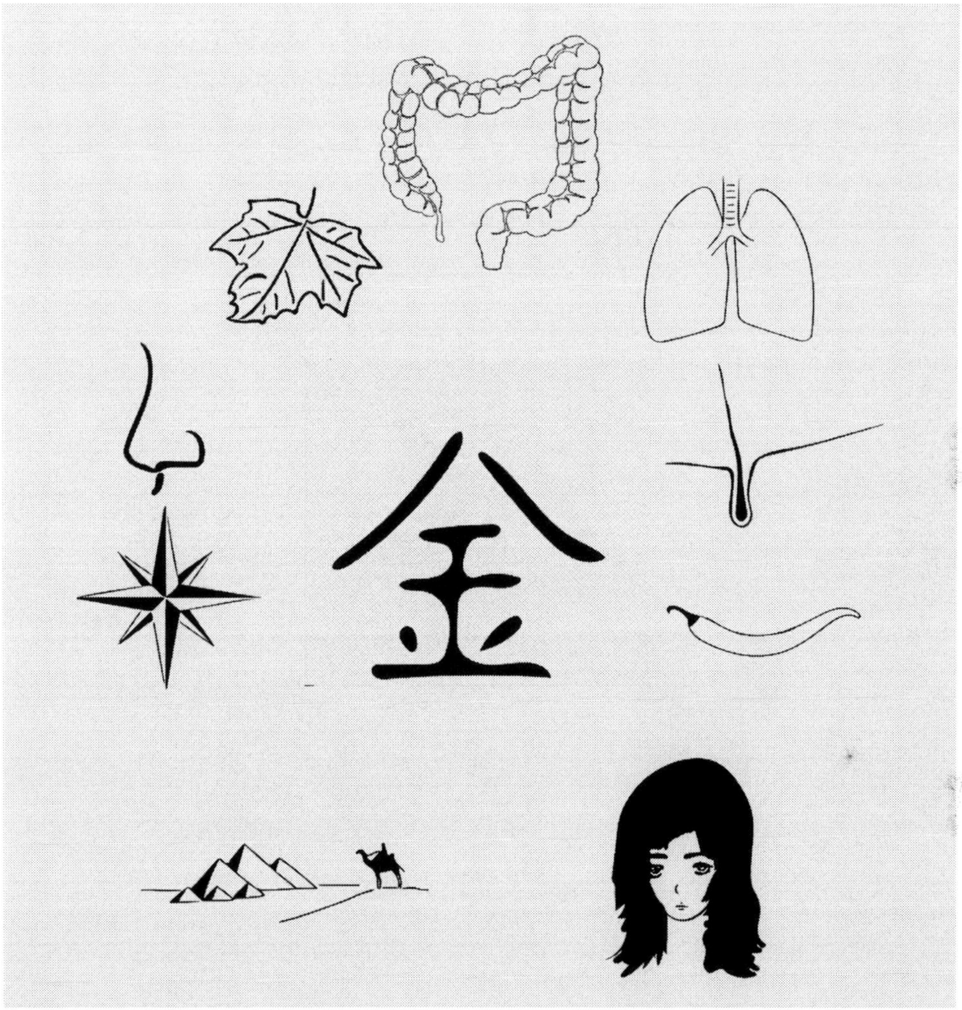

■ **Abb. 2.4** Wandlungsphase Metall

Lunge/Dickdarm gehört zur Wandlungsphase Metall (■ Abb. 2.4) und

- lenkt die Atmung,
- ist zuständig für die Ausbreitung von Qi,
- reguliert das Abwehr-Qi und zeigt sich an der Körperoberfläche (Haut),
- ist verantwortlich für die Regulation des Wasserhaushaltes und das Herabführen des Qi,
- reguliert die Schweißsekretion,
- hat als zuständiges Sinnesorgan die Nase,
- ist selbst zuständig für die Ausscheidung von Verdauungsendprodukten und Flüssigkeitsresorption.

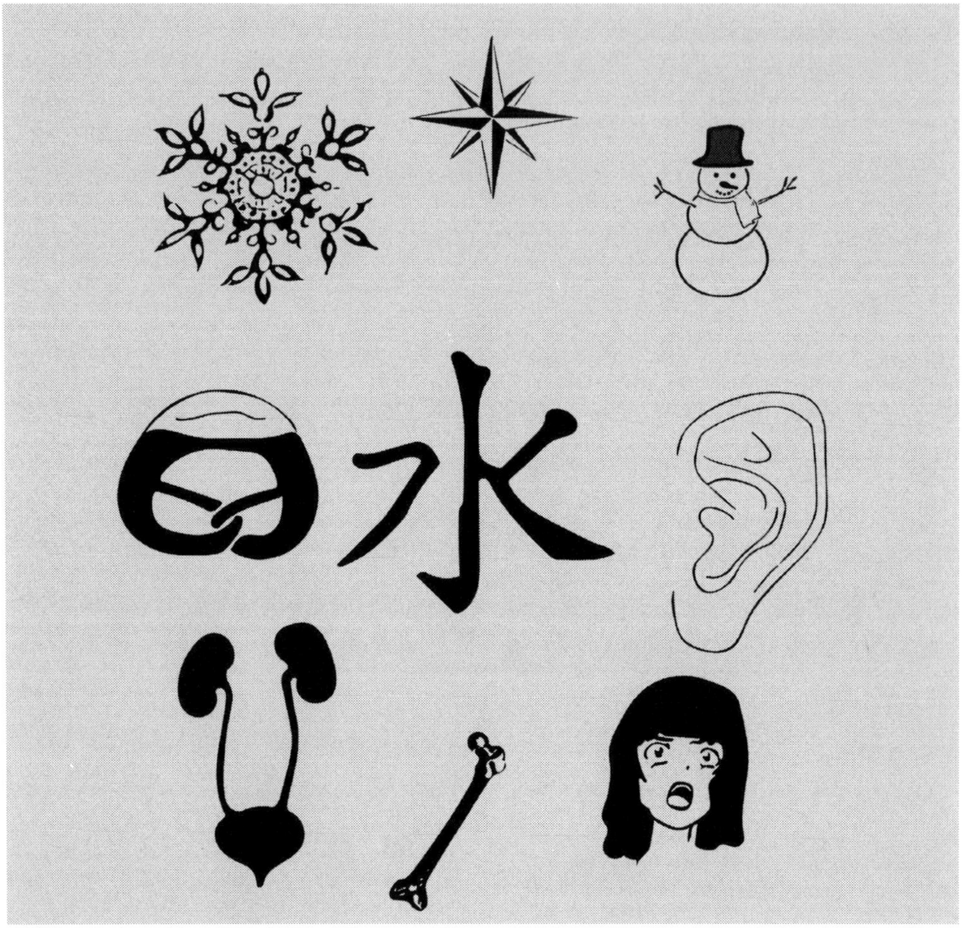

Abb. 2.5 Wandlungsphase Wasser

Niere/Blase gehört zur Wandlungsphase Wasser (Abb. 2.5) und

- ist zuständig für Wachstum und Fortpflanzung,
- speichert Jing (Essenz) und ist verantwortlich für die Aufnahme von Qi und Wasser,
- ist verantwortlich für Knochen, Zähne und Knochenmark,
- hat als zugehöriges Sinnesorgan die Ohren,
- hat neben der Funktion der Reinigung der Körpersäfte die Sexualität und Reproduktionsfunktion als wichtigste Funktion (Niere),
- sorgt für das Gleichgewicht zwischen Yin und Yang,
- bestimmt die psychische Aktivität und den Willen.

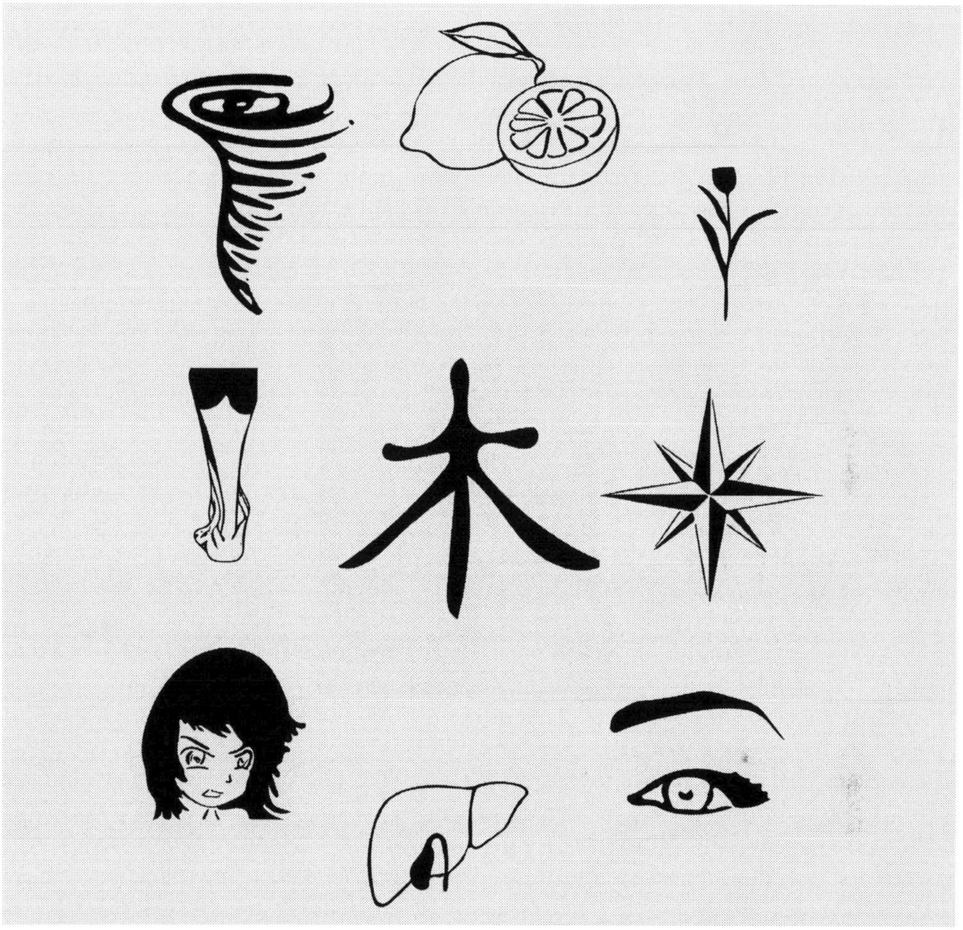

Abb. 2.6 Wandlungsphase Holz

Leber/Gallenblase gehört zur Wandlungsphase Holz (Abb. 2.6) und

- ist zuständig für den freien, harmonischen Fluss des Qi,
- speichert Blut,
- ist verantwortlich für Sehnen,
- hat als zugehöriges Sinnesorgan das Auge,
- ist zuständig für Wachstum und Bewegung.

Perikard/Dreifach-Erwärmer (Sanjiao)

- reguliert den Wasserhaushalt,
- verteilt das Qi,
- hat im Gegensatz zu den anderen Funktionskreisen keinen direkten Organbezug,
- schützt das Herz vor Schädigungen (Perikard),
- ähnelt funktionell dem Herzen.

Die Perikardleitbahn hat dieselbe Funktion wie die Herzleitbahn, und mit Pe 6 kann man am besten die Herzfrequenz beeinflussen.

2

2.1.2 Aufbau des Meridiansystems

Wie wir bei den Wandlungsphasen gesehen haben, ist jeder einzelnen Wandlungsphase ein Yin- und ein Yang-Meridian zugeordnet, welche den inneren Zang-Fu-Organen entsprechen. Milz- und Magenmeridian gehören somit zur Wandlungsphase Erde, Lungen- und Dickdarmmeridian zur Wandlungsphase Metall. Zur Wandlungsphase Wasser gehören der Nieren- und der Blasenmeridian, zur Phase Wind der Leber- und der Gallenblasenmeridian und zum Feuer die Meridiane Herz, Dünndarm, Perikard und Sanjiao.

Dabei bilden die jeweiligen Yin- und Yang-Meridiane ein gekoppeltes Paar. Sie stellen den jeweiligen Yin- bzw. Yang-Aspekt ihrer Wandlungsphase dar. Die Zang-Fu-Organe sind über die Meridiane mit der Körperoberfläche verbunden und umgekehrt. Das bedeutet, dass Störungen der inneren Organe (z.B. durch emotionale Disharmonie) sich auf dem entsprechenden Meridian auf der Oberfläche manifestieren und dort zu Leitbahnstörungen führen können. Umgekehrt lassen sich über die Meridiane mit ihren Punkten, Dysbalancen der Zang-Fu-Organe und den daraus entstehenden emotionalen Störungen beeinflussen.

Das Qi der Organe fließt hierbei nicht unkontrolliert durch den Körper. Zunächst läuft es über innere Leitbahnen im Körperinneren und kommt dann an die Körperoberfläche, um in den Meridianen weiter zu fließen (s. Abb. 2.8). Dabei versorgt das Qi das gesamte umgebende Gewebe. Entsprechend den Umläufen durchläuft das Qi in 24 Stunden alle Meridiane und Organe (■ Abb. 2.7). Beständig kreist es vom Inneren des Körpers an die Oberfläche und wieder zurück. Neben dem Qi zirkuliert nach TCM-Vorstellung auch Xue (Blut). Das Zirkulieren von Qi wird oftmals mittels der «Organuhr» bildlich dargestellt. Die folgende Darstellung zeigt diese Organuhr:

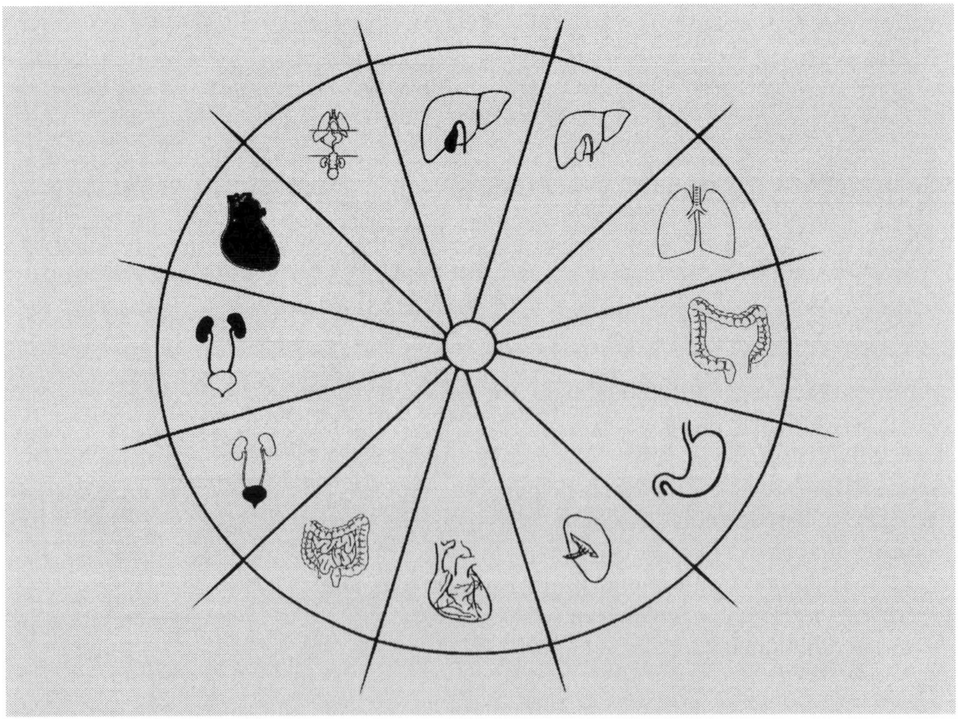

■ **Abb. 2.7** Organuhr

Xue ist nicht mit unserem Begriff von Blut zu verwechseln, sondern ist funktionell-energetisch zu verstehen – so wie Qi.

Qi als Yang-Aspekt besitzt eine schützende, wärmende und bewegende Qualität, wobei Xue als Yin-Aspekt eine nährende und befeuchtende Qualität besitzt.

Nach chinesischer Auffassung zirkuliert das Qi auch nicht «einfach so» durch den Körper, sondern befolgt dabei einen Tagesablauf. Dies bedeutet, dass der Qi-Zyklus in den zwölf Hauptmeridianen mit der Reihenfolge des Qi-Flusses innerhalb von 24 Stunden zusammenhängt. Dementsprechend wird jeder Leitbahn eine zweistündige Episode zugeordnet, in der das Qi hauptsächlich durch sie hindurchfließt.

Leitbahnen und ihre Episoden

- Lungen-Meridian: 3–5 Uhr
- Dickdarm-Meridian: 5–7 Uhr
- Magen-Meridian: 7–9 Uhr
- Milz-Meridian: 9–11 Uhr
- Herz-Meridian: 11–13 Uhr
- Dünndarm-Meridian: 13–15 Uhr
- Blasen-Meridian: 15–17 Uhr
- Nieren-Meridian: 17–19 Uhr
- Perikard-Meridian: 19–21 Uhr
- Sanjiao: 21–23 Uhr
- Gallenblasen-Meridian: 23–1 Uhr
- Leber-Meridian: 1–3 Uhr

2.2 Einteilung der Meridiane

Wenn wir uns nochmal das Bild des Wasserlaufs vor Augen führen, so stellen die Meridiane u.a. den Fluss von Qi dar. Jeder Meridian (jede Leitbahn) hat einen oberflächlichen Verlauf, auf dem die Akupunkturpunkte zu finden sind, und einen tiefen Verlauf im Thorax und der Abdominal-Region inmitten der inneren Organe (◘ Abb. 2.8). So zeigt sich beispielsweise beim Punkt Lu 1 der Beginn des Lungen-Meridians in seinem oberflächlichen Verlauf. Tatsächlich aber beginnt der Verlauf schon in der Bauchhöhle, steigt mit einigen Umwegen in Richtung Thorax auf und tritt dann erst als Lu 1 an die Oberfläche.

Schlussfolgernd sind die zwölf Hauptmeridiane in ihrem tiefen Verlauf mit den Organen und in ihrem oberflächlichen Verlauf mit den Extremitäten und den Gelenken verbunden. Qi zirkuliert hierbei durch den gesamten menschlichen Körper. Es startet vom Thorax aus, zirkuliert zum Kopf über die Hände und dann über die Füße zurück zum Brustkorb.

Im «Normalzustand» bewegt sich der Qi-Fluss in einem ununterbrochenen Zyklus, der mit dem Lungen-Meridian beginnt und mit dem Leber-Meridian endet. Er folgt hierbei dieser Reihenfolge: Lunge, Dickdarm, Magen, Milz, Herz, Dünndarm, Blase, Niere, Perikard, Sanjiao, Gallenblase, Leber. Diese Zirkulation wird in drei Umläufen mit jeweils vier Meridianen eingeteilt (◘ Abb. 2.9). Jeweils zwei dieser Meridiane verlaufen dabei auf der Yin-Seite (Innen-Seite) und zwei auf der Yang-Seite (Außen-Seite) der Oberfläche des Körpers.

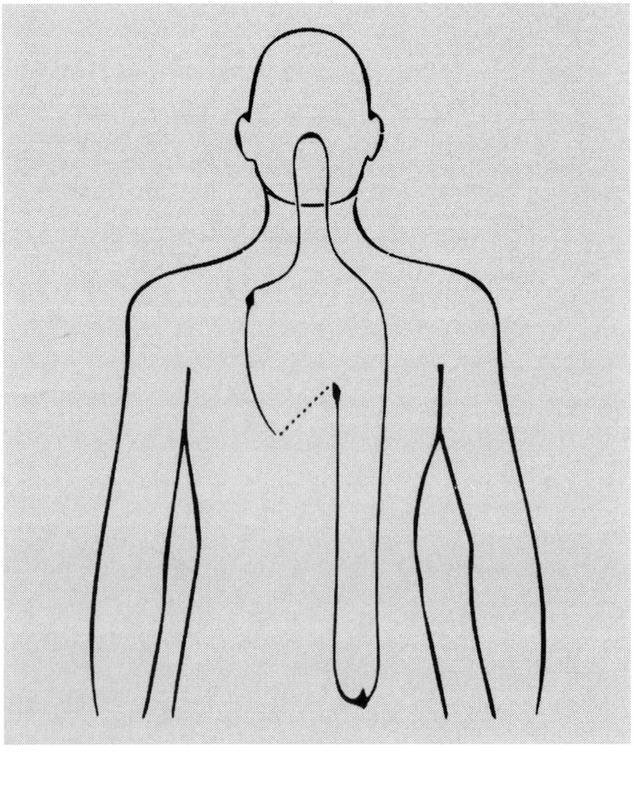

◘ **Abb. 2.8** Qi-Zirkulation

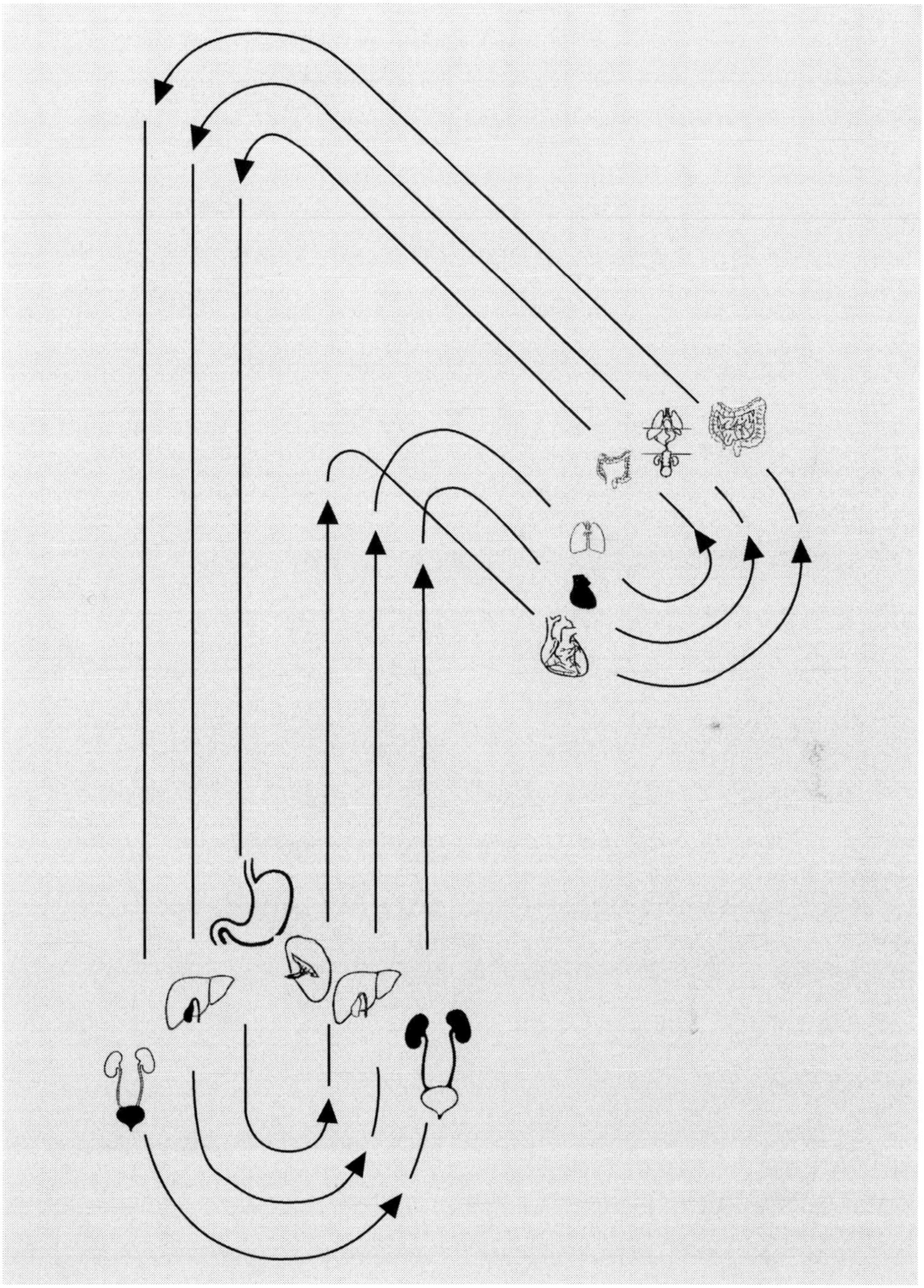

Abb. 2.9 Meridian-Umläufe

Die drei Umläufe sind folgende:

- Umlauf (vorderer): Lunge – Dickdarm – Magen – Milz (Abb. 2.10)
- Umlauf (hinterer): Herz – Dünndarm – Blase – Niere (Abb. 2.11)
- Umlauf (seitlicher): Perikard – Sanjiao – Gallenblase – Leber (Abb. 2.12)

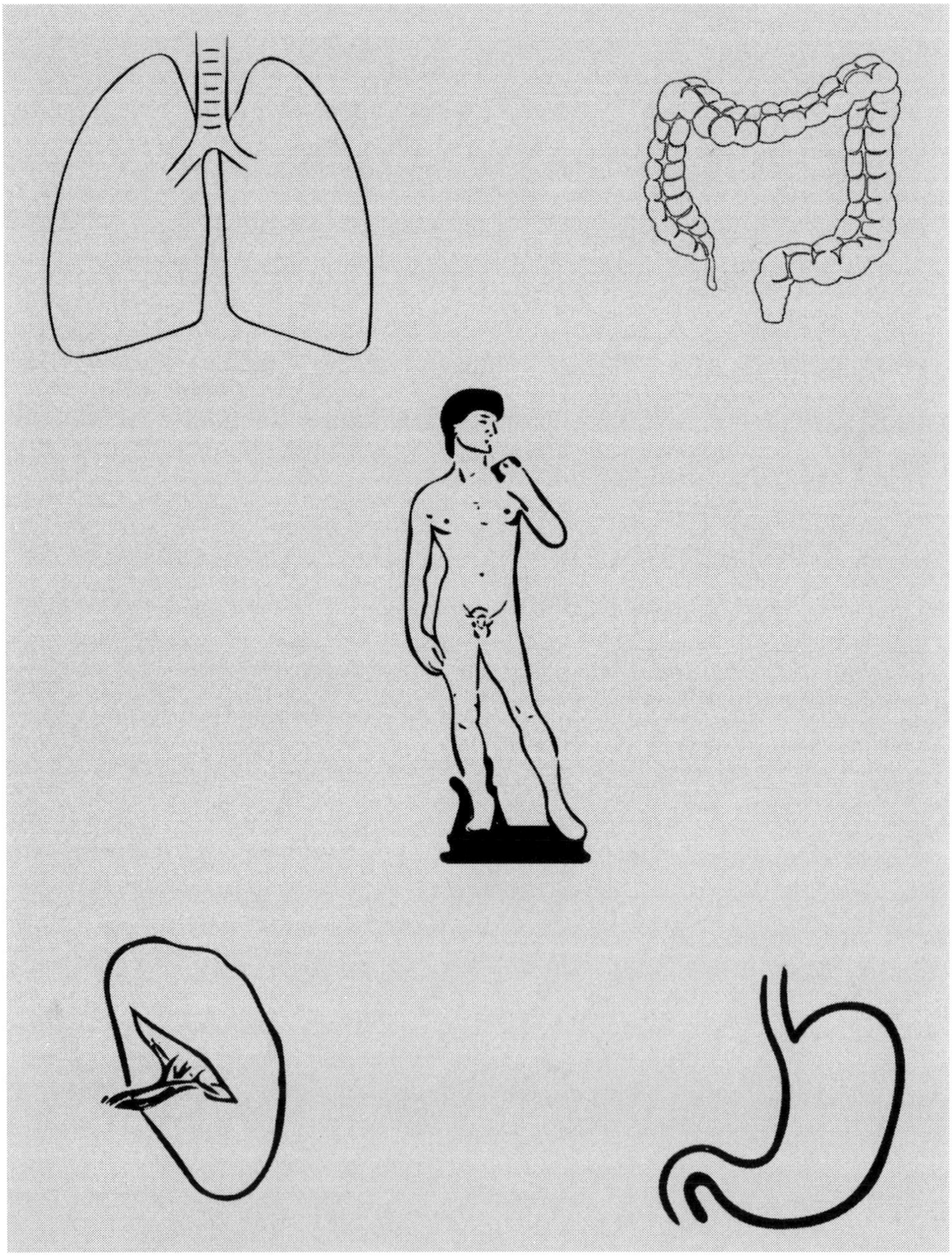

Abb. 2.10 Erster Umlauf

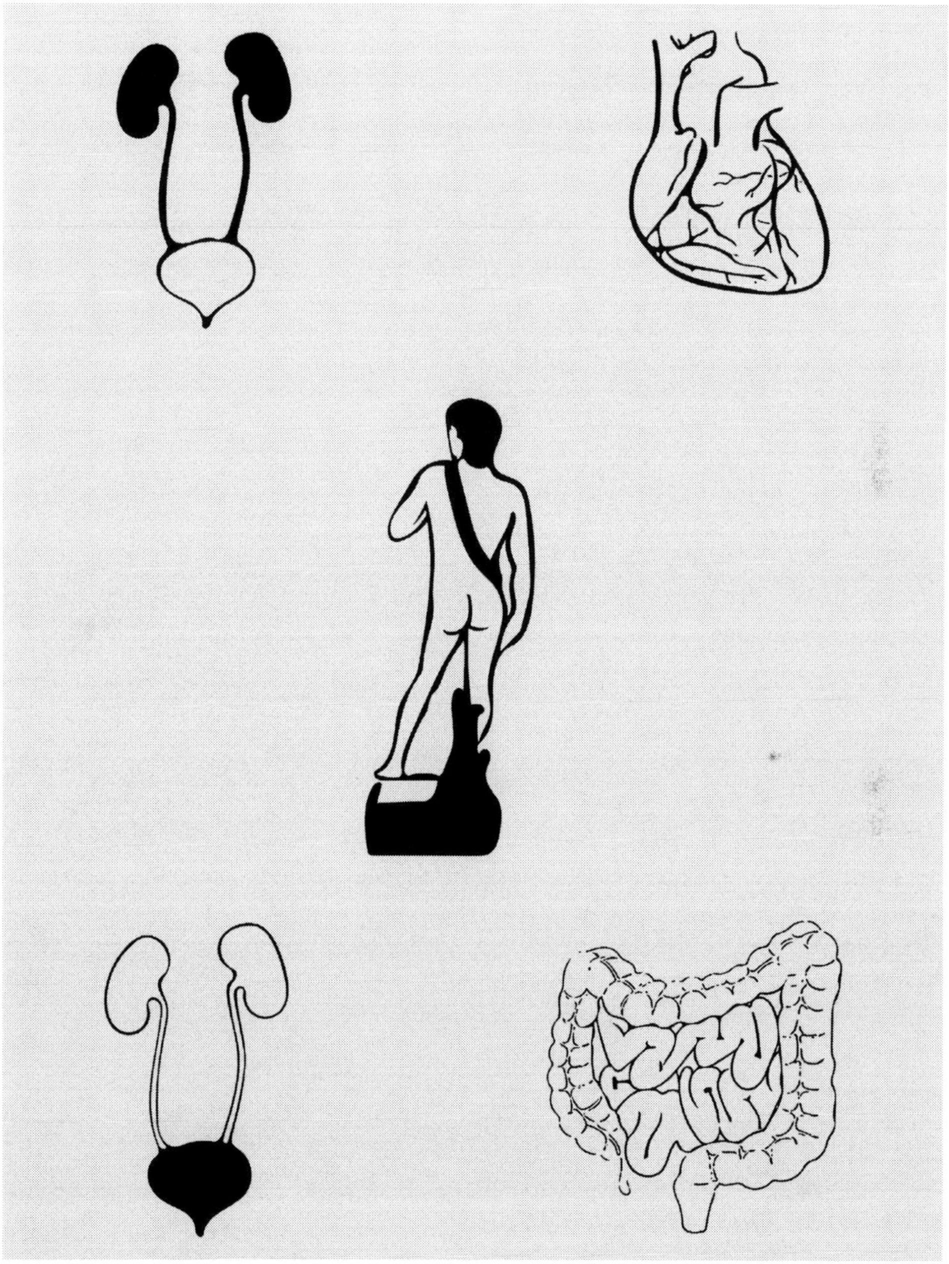

Abb. 2.11 Zweiter Umlauf

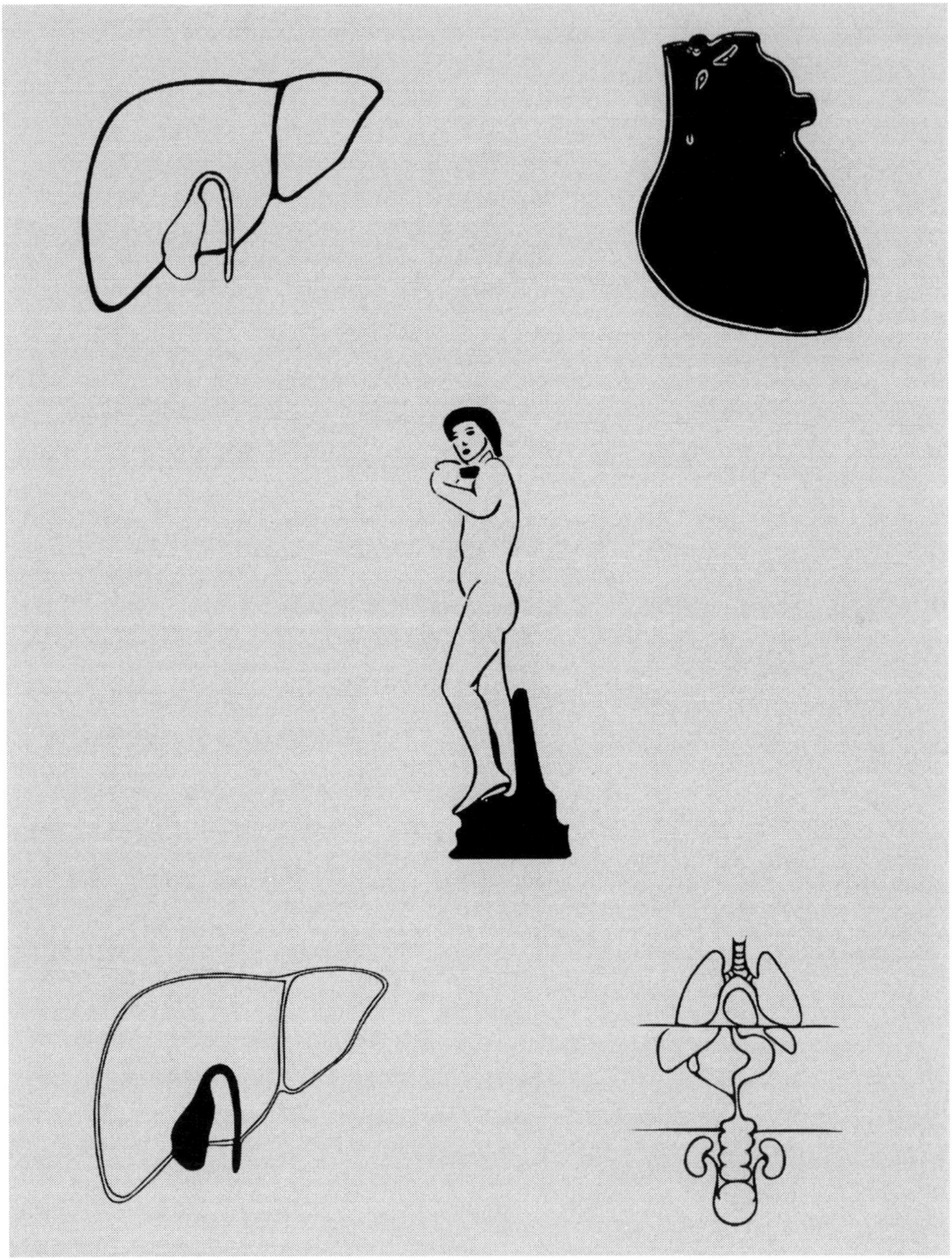

Abb. 2.12 Dritter Umlauf

Ein Meridianpaar besteht aus einem Yin- und einem Yang-Meridian, welche über die Kollateralen (Luo) miteinander verbunden sind. Die Yin-Meridiane verlaufen an der Innenseite oder Vorderseite des Körpers. Sie ziehen in einer langen Achse von den Zehen über das Abdomen und den Thorax bis hin zu den Fingerspitzen. Die Yang-Meridiane dagegen verlaufen außen oder an der Rückseite oder seitlich des Körpers. Eine Ausnahme bildet der Magen-Meridian, welcher vorne über Abdomen und Thorax verläuft. Die Achsen ziehen von den Fingerspitzen über den Kopf und Rumpf bis hin zu den Zehen.

Jeweils ein Yin-Yang-Meridianpaar verläuft parallel am Arm und ein Paar am Bein. Von dem auf der Körperoberfläche verlaufenden Meridianen zweigt ein Meridianast zum inneren Yin- oder Yang-Organ ab. So bildet ein Yin-Yang-Paar zusammen mit dem entsprechenden Zang-Fu-Organ eine jeweilige funktionelle Einheit.

2.2.1 Meridianachsen

Neben den Umläufen (Abb. 2.9), bilden zwei jeweils hintereinander liegende Yin-Meridiane oder Yang-Meridiane in einem Meridian-Umlauf, miteinander eine sogenannte Yin- oder Yang-Meridianachse. Warum man neben den Umläufen auch noch eine Einteilung in Achsen durchgeführt hatte, erklärt sich aufgrund diagnostischer und therapeutischer Erwägungen, bei denen sie eine wichtige Rolle spielen. Es gibt drei Yin-Achsen, die jeweils aus zwei Yin-Meridianen bestehen (◘ Tab. 2.1).

Daneben gibt es drei Yang-Achsen, die aus jeweils zwei Yang-Meridianen bestehen (◘ Tab. 2.2).

◘ Tab. 2.1 Die drei Yin-Achsen und ihre Meridiane

Achse	Meridian
Tai Yin	Milz-/Lungenmeridian
Shao Yin	Herz-/Nierenmeridiane
Jue Yin	Leber-/Perikardmeridian

◘ Tab. 2.2 Die drei Yang-Achsen und ihre Meridiane

Achse	Meridian
Yang-Ming	Magen-/Dickdarmmeridian
Tai Yang	Blasen-/Dünndarmmeridian
Shao Yang	Gallenblase-/SanJiao-Meridian

Diese Meridianachsen bilden eine topografische und funktionelle Einheit, welche auch im psychischen Kontext eine Rolle spielt. Doch neben der topografischen Eigenschaft bezeichnen die Namen der jeweiligen Achse auch ganz pragmatisch die Schicht, in der der entsprechende Meridian verläuft. So zeigt die Achse direkt an, in welcher Tiefe der Körperoberfläche sich der Meridian befindet. Hierbei ist die Tai-Yin-Achse mit dem Lungen- und Milz-Meridian am oberflächlichsten, danach folgt die Jue-Yin-Achse mit dem Perikard und dem Leber-Meridian. Am tiefsten befindet sich die Shao-Yin-Achse mit den Meridianen von Herz und Niere.

Den drei Yin-Achsen folgen drei Yang-Achsen. Die oberflächlichste Achse und Schicht ist die Tai-Yang-Achse mit dem Blasen- und Dünndarm-Meridian. Sie besitzt eine besondere Bedeutung für die Abwehr der äußeren pathogenen Faktoren. Danach folgt die Shao-Yang-Achse mit Sanjiao und Gallenblasen-Meridian. Am tiefsten die Yang-Ming-Achse mit Magen- und Dickdarm-Meridian.

Meistens betreffen Erkrankungen der Körperoberfläche oder der darunter liegenden Gewebe die Yang-Achsen. Bei emotionalen oder psychischen Erkrankungen können sich hier vielfältige Beschwerden der Oberfläche bzw. des Bewegungsapparates äußern. Störungen der Yin-Achsen führen eher zu Störungen der Grundsubstanzen, denen sie zugeordnet sind.

2.2.2 Yin-Achsen und deren psychische Aspekte

Tai-Yin

Die Tai-Yin-Achse liegt am oberflächlichsten. Lunge- und Dickdarm-Meridian bilden diese Achse. Das Organ Lunge wird auch als das oberflächlichste Yin-Organ bezeichnet. Es gewährleistet Abgrenzung und Schutz sowie Kontakt mit seiner Oberfläche und dem dort vorhandenen Abwehr-Qi gegenüber der Außenwelt.

Wenn wir uns an die Wandlungsphasen und den Entsprechungen zurückerinnern (Abb. 1.3), so können wir Trauer (Lunge) und Sorge (Milz) dieser Achse zuordnen. Dieses entspricht dann ebenfalls dem emotionalen Hintergrund der Yang-Ming-Achse (Dickdarm und Magen). Auf der Yang-Ming-Achse können sich Sorgen und Trauer an der Oberfläche und auf den Bewegungsapparat auswirken. Hier kann man sagen, dass die Gefühle an der Oberfläche erstarrt und noch nicht in die tieferen Schichten vorgedrungen sind.

Wenn die pathogenen Faktoren Trauer und Sorge tiefer eindringen, wirken sie sich hier über die Yin-Achse auf die Grundsubstanzen aus. Lunge und Milz sind mit Qi und den Teilaspekten von Shen assoziiert. Die Milz ist u.a. auch mit der Transformation von Nahrung verbunden. Bei beiden Organen geht es um die Organisation der Vitalität des Menschen und seines Denkens. Bei Störungen in dieser Achse kann es zu Abwehrschwächen, Atemproblemen, Verdauungsproblemen, Müdigkeit, einer allgemeinen Schwäche, Appetitlosigkeit bzw. Ernährungsstörungen und zu Anorexie oder Adipositas und/oder Störungen im Denken kommen.

Jue-Yin-Achse

Diese Achse besteht aus dem Leber- und Perikard-Meridian. Zur Erinnerung: Das Perikard (s. Abb. 2.2) ist mit den Gefäßen und die Leber (s. Abb. 2.6) mit dem Speichern von Xue assoziiert. Dies zusammen bildet ein Netzwerk, was das Leben erhält. Leber und Perikard sind mit den Gefühlen Wut (Leber) und übermäßige Freude (Perikard) verknüpft. Eine Störung kann zu pektanginösen Beschwerden und/oder Blutstase führen.

Shao-Yin-Achse

Hier sind die beiden Meridiane von Herz und Niere zu finden. Wenn man bei der Leber noch sagen kann, dass einem «eine Laus über die Leber» gelaufen sei, wenn man Wut oder Verdruss beschreiben möchte, so stehen Herz und Niere für lebenswichtige Funktionen. Traumata gehen einem «an die Nieren». Nicht nur in der heutigen Zeit sind diese Redewendungen bekannt, sondern auch nach den klassischen Texten können Schreck oder ein Schock das Qi zerstreuen und somit Herz und Nieren schädigen. In den Nieren befindet sich die Essenz *Jing*, welches die Basis des Lebens darstellt. Im Herzen sitzt *Shen*, was den Geist, die Psyche darstellt. Treten Störungen auf dieser Ebene auf, so sind diese schon sehr tief und betreffen neben dem Schlaf auch die geistigen Fähigkeiten, wie Gedächtnis, Konzentration usw. aber auch Kraft, Ausdauer, Wachheit wären bei Problemen betroffen.

2.2.3 Yang-Achsen und deren psychische Aspekte

Tai-Yang

Die Tai-Yang-Achse verläuft am oberflächlichsten von den Yang-Achsen und hat damit Kontakt zu den äußeren pathogenen Faktoren. Sie beinhaltet den Dünndarm (s. Abb. 2.18) und den Blasen-Meridian (s. Abb. 2.19). Der Funktionskreis der Blase ist mit der Emotion Angst verknüpft und zieht als Meridian von den Zehen über den Rücken bis hinauf zu den Augen. Um das Bild der Angst anschaulich darzustellen, kann man an eine weitere Redewendung denken: Wenn es einem «kalt den Rücken herunterläuft», drückt man aus, wie und wo pathogene Faktoren sich über diese Achse symptomatisch äußern können. Störungen in Form von Unsicherheit oder Angst können sich in Form einer mangelnden Standfestigkeit oder durch Schmerzen und Beschwerden in der Wirbelsäule äußern. Psychische Störungen und Emotionen, die v.a. mit Angst assoziiert sind, können Rückenbeschwerden hervorrufen, die sich vor allem im Kreuz manifestieren. Aber auch andere Regionen der Wirbelsäule können betroffen sein. Im weiteren Verlauf des Blasen-Meridians kann es zu HWS-Beschwerden mit Kopfschmerzen, Schwierigkeiten mit den Knien, den Achillessehnen und/oder zu Knöchelproblemen kommen.

Der Dünndarm-Meridian in dieser Achse gehört zu dem Funktionskreis Herz-Dünndarm und ist der Nervosität, dem Überdrehtsein bzw. der Hektik zugeordnet. Eine Störung im Sinne einer Leere-Symptomatik kann sich emotional in Ängstlichkeit bzw. Mutlosigkeit äußern. Umgekehrt können Furchtsamkeit und/oder Ängste eine Störung entlang des Dünndarm-Meridians bewirken. Symptomatisch zeigt sich dies dann mit Beschwerden in der Schulter-Nacken-Region, einem Tennisellenbogen oder mit Problemen in der Schultermuskulatur.

Die Angstthematik ist die im Vordergrund stehende Emotion der Tai-Yang-Achse, womit die existenzielle und unbewusste Angst, aber auch die Angst im Sinne von Mutlosigkeit oder die Aufregung eines Lampenfiebers gemeint sind.

Shao-Yang-Achse

Diese Achse verläuft zwischen der Vorder- und Rückseite des Körpers und entspricht der mittleren Yang-Schicht. Damit steht diese Achse zwischen den beiden anderen Schichten und verbindet beide miteinander. Der Shao-Yang fungiert mit dieser Position als Mittler zwischen innen und außen. Auf psychischer Ebene gilt das Gleiche und zeigt sich in der Fähigkeit, aus sich herauskommen und mit anderen kommunizieren zu können, oder aber darin, sich selbst zuzuwenden.

Die Shao-Yang-Achse beinhaltet die Meridiane Sanjiao und Gallenblase. Auf emotionaler Ebene besteht über den Funktionskreis Leber-Gallenblase eine Beziehung mit der Wut. Diese Emotion stellt eine lebendige und antreibende Kraft dar. Sie verleiht dem Menschen die Kraft zum Handeln und dazu, sich mit seiner Umgebung auseinanderzusetzen. Wut kann aber auch destruktiv sein und sich in Aggressionen äußern. Pathologisch kann sich die Wut gegen andere oder sich selbst zeigen. Auch die Verbindung von Sanjiao zum Funktionskreis Perikard-Sanjiao steht in Beziehung mit der Emotion Freude, welche – wenn sie im Übermaß vorhanden ist – in Raserei umschlagen kann. Zusammengefasst steht also dieser Bestandteil der Achse unter der Emotion Wut, Aggression und der Verbindung zwischen dem Inneren und Äußeren.

Umgekehrt kann sich Wut symptomatisch mit Kopfschmerzen oder Migräne äußern und einen Ausdruck nach außen oder innen gerichteter Wut darstellen. Symptomatisch äußert sich die nach innen gerichtete Aggression in Verspannungen von Schultern und Nacken oder in Interkostalneuralgien. Auch Tinnitus kann ein Symptom einer Störung auf dieser Achse darstellen.

Yang-Ming-Achse

Die Yang-Ming-Achse besteht aus dem Dickdarm- und Magen-Meridian. Sie verläuft ventral über den Körper und weist auf die Beziehung zum Yin und zum Inneren hin. Beide Meridiane haben als Bestandteile des Gastrointestinaltraktes das Thema Verdauung und mit dem Einverleiben, aber auch mit der Ausscheidung und dem Loslassen zu tun. Hierbei geht es auch um das Aufnehmen von Gedanken oder Gefühlen. Diese werden verdaut, verarbeitet und als Bestandteil von sich aufgenommen oder aber losgelassen. Emotional stehen Trauer, Sorgen und Grübeln im Vordergrund. Hierbei geht es neben den sozialen Fähigkeiten auch um die Bewältigung von Verlusten bzw. Veränderungen.

Störungen auf dieser Achse können sich mit Symptomen der Nase (wortwörtlich: «Ich habe die Nase voll»), der Nasennebenhöhlen oder aber Schulterbeschwerden äußern. Psychische Schwierigkeiten, die thematisch soziale Beziehungen, Sorgen oder Grübeln in sich tragen, können sich mit Kopfschmerzen, Schluckbeschwerden oder Müdigkeit und/oder epigastrischen Problemen äußern.

Dies war ein kleiner Ausflug in die Welt der Achsen, kommen wir nun zu dem eigentlichen Meridian-System. Im Folgenden werden die zwölf Hauptmeridiane mit ihren wichtigsten Punkten vorgestellt. Die Einteilung der einzelnen Meridiane in Wandlungsphase, Umlauf und Achse, sahen wir bereits.

2.3 Die einzelnen Meridiane

2.3.1 Lungen-Meridian

Beginnen wir wieder mit dem Lungen-Meridian (◘ Abb. 2.13). Dieser ist ein Yin-Meridian. Sein zugehöriger Yang-Meridian ist der Dickdarm-Meridian. Zusammen mit dem Milz-Meridian bildet er die Tai-Yin-Achse.

▪ Verlauf

Der Lungen-Meridian beginnt mit seinem inneren Verlauf beim «mittleren Erwärmer» und zieht caudal zum Dickdarm, dann über Magen und durch die Lunge zum Hals und dann etwas seitlich, wo er als Lu 1 an die Oberfläche tritt. Der oberflächliche Verlauf des Lungen-Meridians beginnt im 1. ICR unterhalb der Klavikula im Bereich des Coracoids. Er zieht dann lateral über den Oberarm bis zur Ellenbeuge und dann über die radiale Seite des Unterarms zum Handgelenk. Der Meridian endet an der radialen Seite des Nagelwinkels des Daumens.

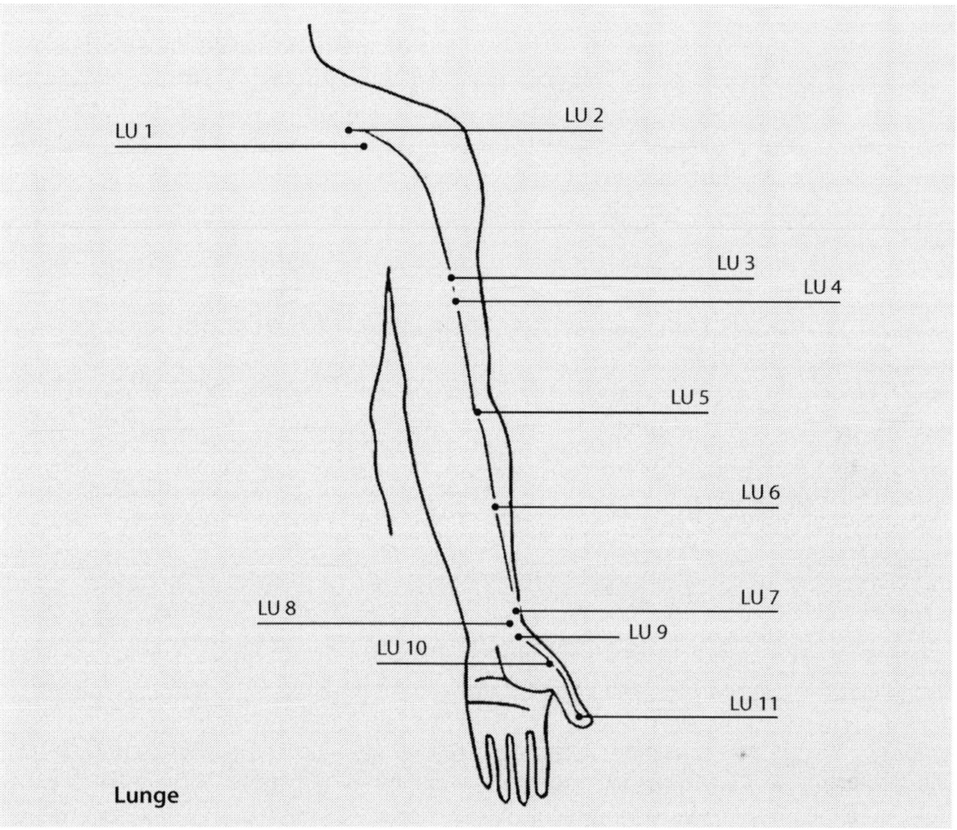

Abb. 2.13 Verlauf Lungen-Meridian

▪ Funktion

Er ist geeignet zur Behandlung von Erkrankungen der Lunge und der Atemwege, vor allem Asthma bronchiale, Infekte und Infektanfälligkeit. Behandlung auch von schmerzhaften Störungen entlang des Meridian-Verlaufes, wie z.B. Schulter-Arm-Syndrom, Tennisellenbogen etc. Auch für die Behandlung von Hauterkrankungen ist der Lungen-Meridian gut zu verwenden.

▪ Wichtige Punkte des Lungen-Meridians

▪▪ Lu 1

Lokalisation Der Punkt befindet sich ca. 1 Cun kaudal des Klavikularunterrandes. Er ist der so genannte Alarmpunkt der Lunge.

Wirkung Als Alarmpunkt der Lunge wird dieser Punkt bei Erkrankungen (druck-)empfindlich. Er findet Anwendung bei Erkrankungen der Lunge und der Atemwege, wie Husten, Bronchitiden, Asthma und/oder Thoraxschmerzen usw.

Nadelung Schräg

Besonderheiten Achtung beim Nadeln: Pneumothorax

▪▪ Lu 5

Lokalisation Radial der Sehne am M. Biceps brachii, in der Beugefalte des Ellenbogens

Wirkung Dieser Punkt findet bei Atemwegserkrankungen Anwendung, wie Asthma bronchiale oder chronische Bronchitis, aber auch lokal bei Tennisellenbogen oder Arthritis in dieser Region. Auch bei Hauterkrankungen kann Lu 5 verwendet werden.

Nadelung Senkrecht

▪▪ Lu 6

Lokalisation 7 Cun proximal der Handgelenksfalte, radial am Unterarm, zwischen Lu 5 und Lu 9

Wirkung Dieser Punkt zählt zu den Akutpunkten und wird bei akuten Fülle-Zuständen der Lunge angewandt, beispielsweise bei akuter Bronchitis, einem akuten Asthmaanfall oder akuter Sinusitis etc.

Nadelung Senkrecht

▪▪ Lu 7

Lokalisation 1,5 Cun proximal der Handgelenksfalte, an der radialen Unterarmseite, zwischen der Sehne des M. brachioradialis und der Radiuskante

Wirkung Dieser Punkt besitzt eine große Bedeutung in der Behandlung von Lungenerkrankungen. Als Luo-Punkt beeinflusst er direkt das Organ Lunge. Er wird bei Erkrankungen der Atmungsorgane eingesetzt. Auch findet er Verwendung bei Schmerzen, wie Nackenschmerzen, HWS-Schmerzen, Verspannungen, Zahnschmerzen und Einschränkungen der oberen Extremitäten. Man kann ihn ebenfalls bei Hauterkrankungen verwenden.

Nadelung Schräg

Besonderheiten Luo-Punkt; Kardinalpunkt - schaltet den außerordentlichen Meridian Ren Mai ein; eliminiert Wind und Kälte als pathogene Faktoren.

▪▪ Lu 9

Lokalisation Lateral der A. radialis, am radialen Ende der distalen Handgelenksfalte

Wirkung Wird bei Erkrankung der Atmungsorgane wie Asthma, Bronchitiden und als lokaler Punkt bei Schmerzen im Handgelenk verwendet. Wird nach traditioneller Vorstellung zur Anregung von Qi genadelt.

Nadelung Senkrecht oder schräg

Besonderheiten Dieser Punkt zählt zu den Meisterpunkten und ist der Meisterpunkt der Gefäße. Daher findet er ebenfalls Verwendung bei Erkrankung der Gefäße wie Varikosis, Arteriosklerose, Claudicatio usw. Er ist außerdem der Quellpunkt des Lungen-Meridians.

■ ■ Lu 11

Lokalisation 1–2 mm proximal und radial vom Nagelwinkel des Daumens

Wirkung Dieser Punkt wird zur Behandlung von akuten Erkrankungen verwendet, wie z.B. Ohnmacht, Kreislaufkollaps, hohes Fieber, entzündliche Erkrankungen des Rachenraums.

Nadelung Schräg

Besonderheiten Soll eine kühlende Wirkung auf die Lunge besitzen. Achtung: Sehr schmerzhaft bei Nadelung.

Distale Akupunkturpunkte finden oft bei akuten Erkrankungen Verwendung.

2.3.2 Dickdarm-Meridian

Der Dickdarm-Meridian (Abb. 2.14) zählt zu den Yang-Meridianen. Sein gekoppelter Yin-Meridian ist der Lungen-Meridian. Zusammen mit dem Magen-Meridian bildet er die zugehörige Yang-Ming-Achse.

■ Verlauf

Der Dickdarm-Meridian zieht vom radialen Zeigefinger über die radiale Außenseite des Unterarms, über die Ellenbeuge, weiter über den Oberarm zur Schulter, dann über die Lateralseite des Halses zum Gesicht. Er endet mit Di 20 lateral am Nasenflügel.

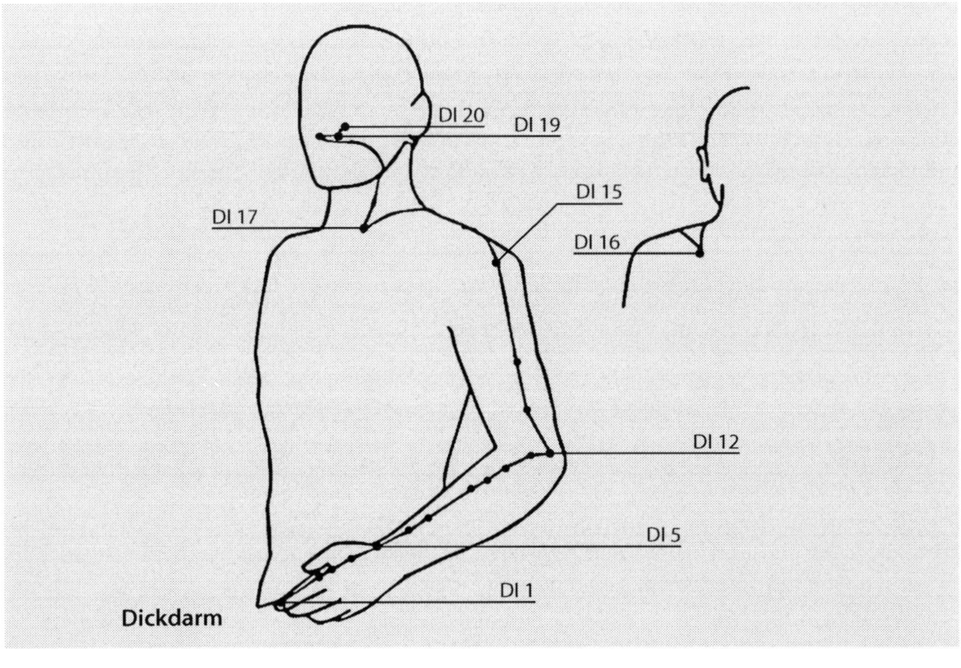

Abb. 2.14 Verlauf Dickdarm-Meridian

■ Funktion

Zusammen mit dem Lungen-Meridian bildet der Dickdarm-Meridian eine funktionelle Einheit. Daher werden auch Punkte des Dickdarm-Meridians bei Erkrankungen der Lunge und der Haut verwendet. Auch bei Störungen des Abwehrsystems werden seine Punkte genutzt, beispielsweise bei Allergien, einer erhöhten Infektanfälligkeit, bei Sinusitiden oder fieberhaften Infekten. Die Punkte des Dickdarm-Meridians werden auch bei Störungen im Verlauf der Leitbahn, wie z.B. Ellenbogen, Schulter oder Gesicht, verwendet.

■ Wichtige Punkte des Dickdarm-Meridians

■■ Di 1

Lokalisation 1–2 mm proximal vom radialen Nagelwinkel des Zeigefingers

Wirkung Der Punkt wird bei akuten Erkrankungen wie Ohnmacht oder Kreislaufkollaps genadelt. Auch bei hohem Fieber, Zahnschmerzen oder akuten Schmerzen im Gesicht wird dieser Punkt verwendet. Er gehört zu den Analgesiepunkten.

Nadelung Schräg oder senkrecht, eine Akupressur ist auch möglich.

■■ Di 4

Lokalisation Es gibt verschiedene Methoden, um diesen Punkt aufzufinden: bei abgespreizten Daumen in der Mitte der Winkelhalbierenden zwischen Metacarpale I und II sowie auf der höchsten Stelle des M. adductor pollicis, wenn der Daumen am Zeigefinger anliegt.

Wirkung Dieser Punkt gehört zu den wichtigsten Punkten in der Akupunktur. Er wird zur Analgesie verwendet. Durch kräftige Akupressur können auch Schmerzen gelindert werden. Er wird bei Erkrankungen im Kopfbereich genadelt und findet Verwendung bei Zahnschmerzen, Augenerkrankungen, Kopfschmerzen und Trigeminusneuralgie. Angewandt wird er zudem zur Geburtserleichterung. Er wird bei Erkältungskrankheiten genadelt, dient zur Schweißregulation und wird bei Störungen im Verlauf des Meridians eingesetzt (z.B. Tennisellenbogen, HWS-Syndrom, Frozen-Shoulder etc.). Auch bei emotionalen Störungen wird dieser Punkt eingesetzt.

Nadelung Senkrecht

Besonderheiten Dieser Punkt leitet aus. Achtung also bei Schwangerschaften. Nach traditioneller Vorstellung eliminiert Di 4 äußere pathogene Faktoren, wie Wind, Feuchtigkeit oder Kälte.

■■ Di 5

Lokalisation In Extensionsstellung des Handgelenks zu lokalisieren, zwischen den Sehnen von M. extensor pollicis longus und M. extensor pollicis brevis.

Wirkung Der Punkt wird bei Kopfschmerzen, bei übermäßigem Schwitzen und lokalen Erkrankungen des Handgelenks angewandt.

Nadelung Senkrecht, nicht tief

▪▪ Di 6

Lokalisation 3 Cun proximal von der Handgelenksfalte, an der radialen Seite der Unterarmaußenseite

Wirkung Luo-Punkt und damit Durchgangspunkt zum Lungen-Meridian. Wird bei Schulter-Arm-Syndrom, Tinnitus, Schwerhörigkeit und lokalen Handgelenksbeschwerden genadelt.

Nadelung Schräg oder senkrecht

▪▪ Di 10

Lokalisation 2 Cun distal von Di 11, Unterarm

Wirkung Genadelt wird bei Arm-und/oder Schulterschmerzen, Obstipation/Diarrhö, Sinusitis.

Nadelung Senkrecht, tief

▪▪ Di 11

Lokalisation Bei rechtwinkliger Beugung des Unterarms zwischen Falte der Ellenbeuge und Epikondylus radialis humeri

Wirkung Dieser Punkt wird genadelt bei infektiösen Erkrankungen, bei Hauterkrankungen, bei Schmerzen im Meridianverlauf (Schulter-Arm-Syndrom), bei Diarrhö und abdominellen Beschwerden.

Nadelung Senkrecht

Besonderheiten Harmonisiert Qi, eliminiert Hitze, Feuchtigkeit und Wind.

▪▪ Di 15

Lokalisation Bei abduziertem Arm in einer Mulde ventral und kaudal vom Acromion, die von der Sehne des M. Biceps gebildet wird.

Wirkung Wichtiger lokaler Punkt bei Schulter-Arm-Syndrom/Frozen-Shoulder oder Bewegungsstörungen im Schultergelenk. Gehört zu den wichtigsten Punkten für die Schulter.

Nadelung Schräg nach kaudal, oder senkrecht

▪▪ Di 20

Lokalisation In der Nasolabialfalte auf Höhe der Ausdehnung der Nasenflügel

Wirkung Wichtiger Punkt bei Sinusitiden, Rhinitis und bei Geruchsstörungen. Er wird bei Erkältungskrankheiten, bei Trigeminusneuralgie, Fazialisparesen und Zahnschmerzen genadelt.

Nadelung Schräg nach cranio-medial

2.3.3 Magen-Meridian

Der Magen-Meridian (■ Abb. 2.15) ist ein Yang-Meridian. Er ist der einzige Yang-Meridian auf der Yin-Seite. Sein gekoppelter Yin-Meridian ist der Milz-Meridian. Zusammen mit dem Dickdarm-Meridian bildet er die Yang-Ming-Achse.

▪ Verlauf

Der Magen-Meridian beginnt im Gesicht, am Orbitaunterrand und verläuft in einem Bogen zur Schläfe. Im weiteren Verlauf zieht der Meridian zum Hals, weiter auf der Mammillarlinie über den Thorax zum Abdomen. Im Anschluss an der Vorderseite des Oberschenkels zur lateralen Knieseite, wo er dann weiter lateral der Tibiakante entlang zum Fußrücken verläuft. Er endet mit Ma 45 am lateralen Nagelwinkel des 2. Zehs.

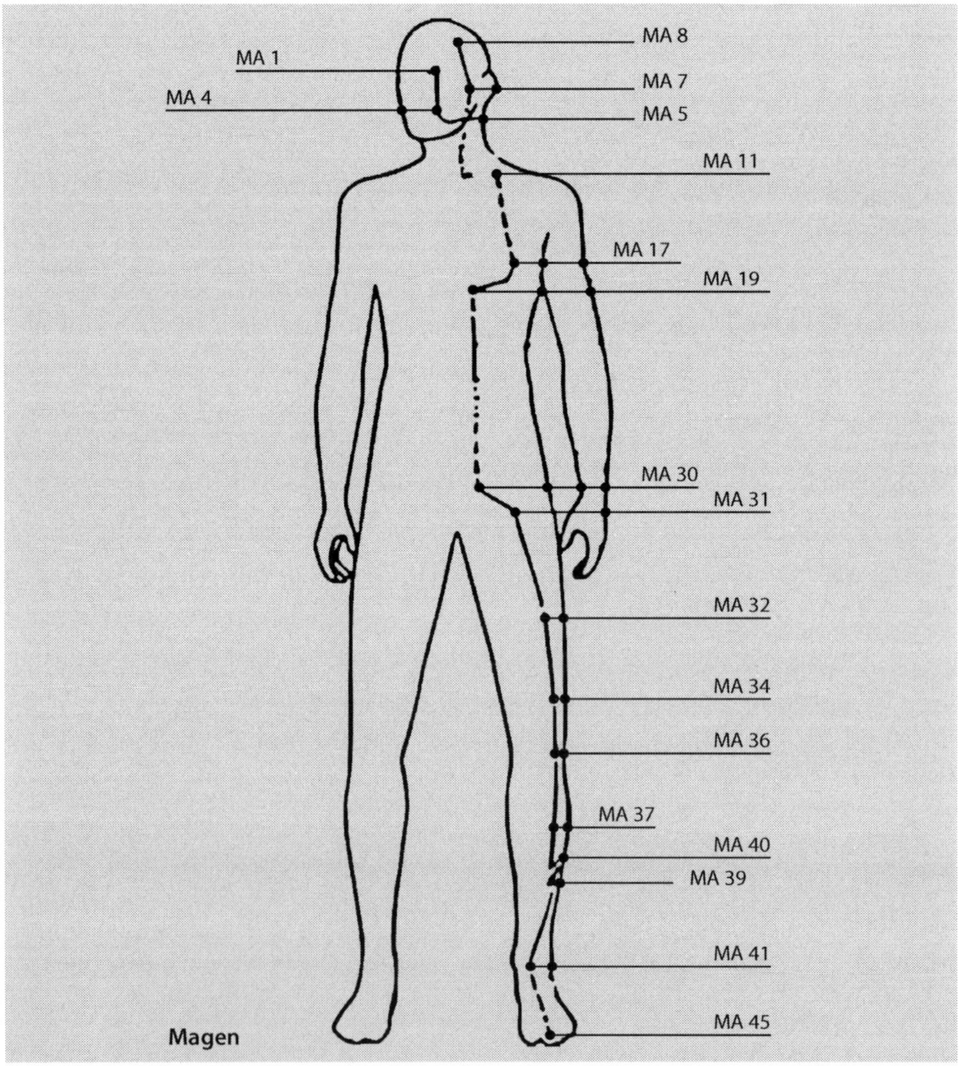

■ Abb. 2.15 Verlauf Magen-Meridian

■ Funktion

Die Punkte des Magen-Meridians werden bei gastrointestinalen Störungen (v.a. die abdominellen Punkte) sowie bei Erkrankungen im Gesichtsbereich verwendet, z.B. Kopfschmerzen, Migräne, Trigeminusneuralgie, Sinusitis oder Zahnschmerzen. Auch wird der Magen-Meridian bei energetischen Schwächezuständen genutzt. Magen-Punkte finden Verwendung in der Behandlung der Adipositas.

■ Wichtige Punkte des Magen-Meridians

■■ Ma 2

Lokalisation Über Foramen infraorbitale

Wirkung Sinusitis, Augenerkrankungen, Fazialisparesen

Nadelung Senkrecht oder schräg, nur wenige Millimeter tief

■■ Ma 6

Lokalisation Höchster Punkt des M. Masseter bei dessen Anspannung

Wirkung Der Punkt wird bei Fazialisparesen, Trigeminusneuralgien, Dysfunktionen des Kiefers und bei Störungen im Kiefer-Bereich genadelt.

Nadelung Senkrecht

Besonderheit Häufig Triggerpunkt

■■ Ma 8

Lokalisation An der oberen Begrenzung des M. temporalis, dorsal der Haargrenze

Wirkung Der Punkt findet Verwendung bei Kopfschmerzen jeglicher Art und bei Migräne.

Nadelung Senkrecht

Besonderheit Häufig Triggerpunkt

■■ Ma 21

Lokalisation 4 Cun oberhalb des Nabels, 2 Cun lateral der Mittellinie

Wirkung Wird bei chronischer oder akuter Gastritis genadelt, bei Übelkeit, Erbrechen und abdominellen Schmerzen, bei Obstipation und bei emotionalen Störungen, u.a. Essstörungen

Nadelung Senkrecht

■■ Ma 25

Lokalisation Lateral des Bauchnabels 2 Cun entfernt

Wirkung Genadelt wird der Punkt bei Magen-Darm-Erkrankungen, bei Obstipation/Diarrhö, beim Reizdarmsyndrom, bei Übelkeit, Erbrechen und abdominellen Beschwerden

Nadelung Senkrecht

Besonderheit Der Punkt ist der Alarmpunkt des Dickdarms – diagnostisch wichtig bei Dickdarmerkrankungen.

2

▪▪ Ma 34

Lokalisation Lateraler Patellaoberrand 2 Cun oberhalb davon

Wirkung Der Punkt wird bei allen Knieerkrankungen und lokalen Schmerzen angewandt. Er wird genadelt bei Gonarthorse, bei Lumbalsyndromen und bei akuten gastrointestinalen Erkrankungen und/oder abdominellen Beschwerden.

Nadelung Senkrecht

Besonderheiten Dieser Punkt ist ein Xi-Punkt (auch Akutpunkt genannt). Xi-Punkte kommen bei akuten Störungen des entsprechenden Organs zur Anwendung.

▪▪ Ma 35

Lokalisation In der Vertiefung am Unterrand der Patella bei gebeugtem Knie

Wirkung Dieser Punkt wird vornehmlich bei lokalen Erkrankungen des Knies eingesetzt, z.B. bei Schmerzen oder bei einer Gonarthrose.

Nadelung Schräg

❗ Nicht das Gelenk punktieren.

▪▪ Ma 36

Lokalisation Lateral auf der Höhe der Tuberositas tibiae, ca. ein Fingerbreit von der Tibiakante gelegen.

Wirkung Dieser Punkt gehört zu den wichtigsten Punkten in der Akupunktur und besitzt ein breites Wirkungsspektrum. Er wird bei gastrointestinalen Erkrankungen (Übelkeit, Erbrechen, abdominelle Schmerzen, Reizdarm-Syndrom, Gastritis, Diarrhö/Obstipation) verwendet. Bei emotionaler Abgeschlagenheit, bei niedergedrückter Stimmung und depressiven Syndromen, bei Müdigkeit und/oder allgemeiner Schwäche wird er genadelt. Er wirkt Qi-stärkend und kann bei Erschöpfungszuständen genadelt oder moxibustiert werden. Als lokaler Punkt kann er bei Knie-Erkrankungen (Gonarthrose) eingesetzt werden.

Nadelung Senkrecht

Besonderheiten Ma 36 ist der untere einflussreiche Punkt des Magens. Dieser Punkt besitzt eine psychisch ausgleichende Wirkung. Harmonisiert und tonisiert Qi und Xue.

▪▪ Ma 37

Lokalisation Unter Ma 36 3 Cun

Wirkung Der Punkt wird bei Kniegelenksbeschwerden, bei Sprunggelenksbeschwerden und bei gastrointestinalen Störungen verwendet.

Nadelung Senkrecht

▪▪ Ma 38

Lokalisation Ein Mittelfinger lateral der Tibiakante, halbe Strecke zwischen Kniegelenk und Außenknöchel

Wirkung Dieser Punkt gehört zu den wichtigen Fernpunkten bei Schulter-Arm-Syndrom, Schmerzen der Schulter. Oftmals wird der Punkt manipuliert, während der Patient gleichzeitig seine Schulter bewegen soll, um die Wirkung sofort zu testen.

Nadelung Senkrecht. Wichtig ist es, auf das DeQi-Gefühl zu achten.

Besonderheit Wichtiger Punkt bei Schulterschmerzen

▪▪ Ma 40

Lokalisation 1,5 Cun lateral der Tibiakante, 5 Cun unterhalb von Ma 36

Wirkung Dieser Punkt wird v.a. bei Schleimerkrankungen eingesetzt, also somatischen Erkrankungen mit Schleimproduktion, wie z.B. chronischer Bronchitis, Asthma bronchiale oder übermäßiger Auswurf. Aber auch bei psychischen Störungen, die auf Schleim zurückgehen, wird dieser Punkt eingesetzt (Schlafstörungen, Verwirrung und/oder Unruhe).

Nadelung Leicht schräg, oder senkrecht

Besonderheit Luo-Punkt, beruhigt Shen

▪▪ Ma 44

Lokalisation Zwischen 2. und 3. Zehe, proximal der Interdigitalfalte

Wirkung Dieser Punkt wird zur Analgesie verwendet, er ist ein wichtiger Fernpunkt bei Migräne, Kopfschmerzen, Augenerkrankungen und Zahnschmerzen. Er leitet Hitze im Magen-Meridian ab und wird bei abdominellen Schmerzen, Diarrhö und gastrointestinalen Erkrankungen eingesetzt.

Nadelung Senkrecht

Besonderheit Nach traditioneller Vorstellung eliminiert dieser Punkt Wind und reguliert Qi. Es ist der wirksamste analgetische Punkt des Beins.

2.3.4 Milz-Meridian

Der Milz-Meridian (▣ Abb. 2.16) ist ein Yin-Meridian. Sein gekoppelter Yang-Meridian ist der Magen-Meridian. Zusammen mit dem Lungen-Meridian bildet er die Tai-Yin-Achse. Der Milz-Meridian wird manchmal auch Milz-Pankreas-Meridian genannt, die Abkürzung für die Punkte ist dann «MP» statt «Mi».

▪ Verlauf

Der Milz-Meridian beginnt an der Medialseite des großen Zehs. Von dort zieht er dann am Innenrand des Fußes über den Innenknöchel zum Unter- und dann zum Oberschenkel. Über die Leiste geht es weiter zur lateralen Seite des Abdomens und dann weiter zur lateralen Seite des Thorax, wo er mit Mi 21 im 6. ICR endet.

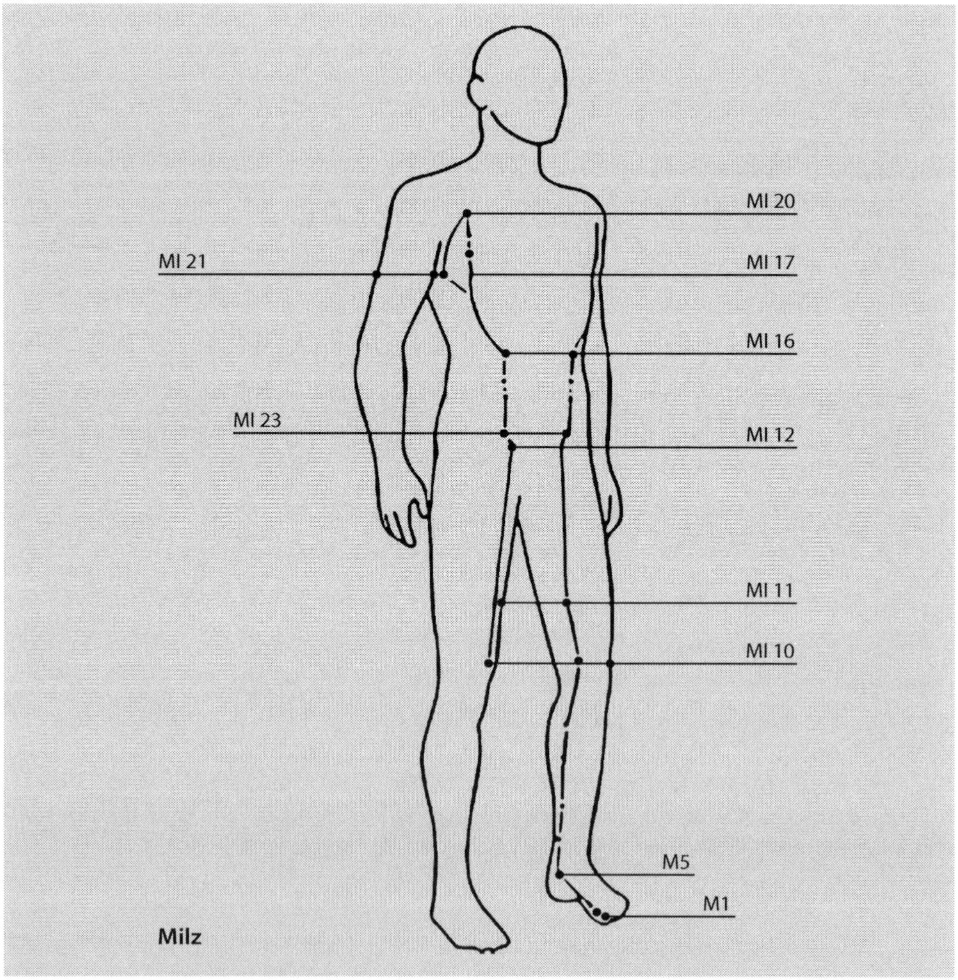

▣ **Abb. 2.16** Verlauf Milz-Meridian

Funktion

Die Punkte des Milz-Meridians sind für die Aufnahme, Umwandlung und Transport der Nahrungsessenz zuständig. Sie sind bei der Verteilung von Flüssigkeit wichtig und haben einen Einfluss auf das Bindegewebe. Die Punkte werden bei Erkrankungen der Verdauungsorgane, bei Hauterkrankungen und urogenitalen Störungen genadelt. Sie können hilfreich bei Trophikstörungen und Ödemen (Feuchtigkeit) sein. Mi 6 wird auch gern bei Menstruationsstörungen genutzt. Bei emotionalen Störungen, geistiger und körperlicher Trägheit, bei Sorgen und Grübeln sowie bei niedergedrückter Stimmung und Störungen des Denkens werden Punkte des Milz-Meridians verwendet.

Wichtige Punkte des Milz-Meridians

Mi 3

Lokalisation Übergang an der Haut: Fußsohle zum Fußrücken, an der medialen Fußseite, proximal des Köpfchens des ersten Metatarsale

Wirkung Dieser Punkt wird bei Feuchtigkeitserkrankungen genadelt. Er wird bei gastrointestinalen Erkrankungen, wie Übelkeit, Erbrechen, Diarrhö/Obstipation, aber auch bei lokalen Schmerzen im Fuß und Großzehengelenk verwendet.

Nadelung Senkrecht

Besonderheiten Dieser Punkt ist ein Quellpunkt (▶ Abschn. 2.4).

Mi 4

Lokalisation An der medialen Fußseite, an der Basis des ersten Metatarsale

Wirkung Der Punkt wird bei Störungen von Magen und/oder der Milz sowie bei gynäkologischen Erkrankungen genadelt. Bei gastrointestinalen Erkrankungen, wie Übelkeit, Erbrechen oder Gastritis, und bei urogenitalen Erkrankungen findet dieser Punkt Verwendung.

Nadelung Senkrecht

Mi 6

Lokalisation 3 Cun über dem medialen Malleolus, dorsal der Tibiahinterkante

Wirkung Wie Ma 36 gehört Mi 6 zu den wichtigen Akupunkturpunkten. Er besitzt zahlreiche Indikationen. So wird er bei urogenitalen Störungen verwendet, z.B. bei Amenorrhö, Dysmenorrhö und klimakterischen Beschwerden. Er ist nützlich beim Reizdarm, bei Völlegefühl, Übelkeit und/oder Diarrhö. Auch bei gynäkologischen Erkrankungen kann er genadelt werden. Mi 6 ist ein wichtiger Tonisierungspunkt und findet vielfach Verwendung bei emotionalen/psychischen Beschwerden. So wird er bei depressiven Erkrankungen, chronischer Müdigkeit, allgemeiner Erschöpfung und Schwächezuständen genadelt. Er löst Feuchtigkeit und stärkt und fördert das Fließen von Qi und Xue. Ebenfalls kann er bei Störungen der unteren Extremitäten genutzt werden, etwa bei PNP und/oder Durchblutungsstörungen.

Nadelung Senkrecht

Besonderheiten Dieser Punkt ist der Kreuzungspunkt von drei Yin-Meridianen am Fuß. Er stärkt die Milz/Pankreas-Funktion und stärkt Qi.

2

▪▪ Mi 9

Lokalisation In einer Vertiefung des Unterrandes am medialen Condylus, in der Höhe der Tuberositas tibiae

Wirkung Dieser Punkt wird bei Schwellungen, Ödemen, Aszitis, abdominellen Schmerzen sowie als lokaler Punkt für Schmerzen des Kniegelenkes genadelt.

Nadelung Senkrecht

Besonderheiten Dieser Punkt vertreibt Feuchtigkeit.

▪▪ Mi 10

Lokalisation 2 Cun proximal von der Oberkante der Patella auf dem höchste Punkt des M. vastus medialis

Wirkung Dieser Punkt ist ein wichtiger Punkt bei Allergien und Infektionserkrankungen. Er wird bei Hauterkrankungen genadelt (Neurodermitis, Psoriasis) sowie bei Stagnationen des Blutes und gynäkologischen Erkrankungen.

Nadelung Senkrecht

Besonderheiten Dieser Punkt kühlt und bewegt Xue.

▪▪ Mi 21

Lokalisation 6. ICR unter der Achselhöhle, auf der mittleren Axillarlinie

Wirkung Der Punkt wird bei Schmerzen im Thorax und bei Erkrankungen der Atemwege (Asthma bronchiale), aber auch bei Verdauungsstörungen genadelt.

Nadelung Schräg

Besonderheiten Achtung bei der Nadelung: Pneumothorax

2.3.5 Herz-Meridian

Der Herz-Meridian (◘ Abb. 2.17) ist ein Yin-Meridian. Sein gekoppelter Yang-Meridian ist der Dünndarm-Meridian. Zusammen mit dem Nieren-Meridian bildet er die Shao-Yin-Achse.

▪ Verlauf

Der Herz-Meridian beginnt in der Mitte der Achselhöhle. Dann verläuft er weiter über der Innenseite des Oberarms zur ulnaren Seite der Handinnenfläche. Der Meridian endet mit He 9 am radialen Nagelwinkel des kleinen Fingers. Sein Verlauf entspricht pektanginöser Beschwerden.

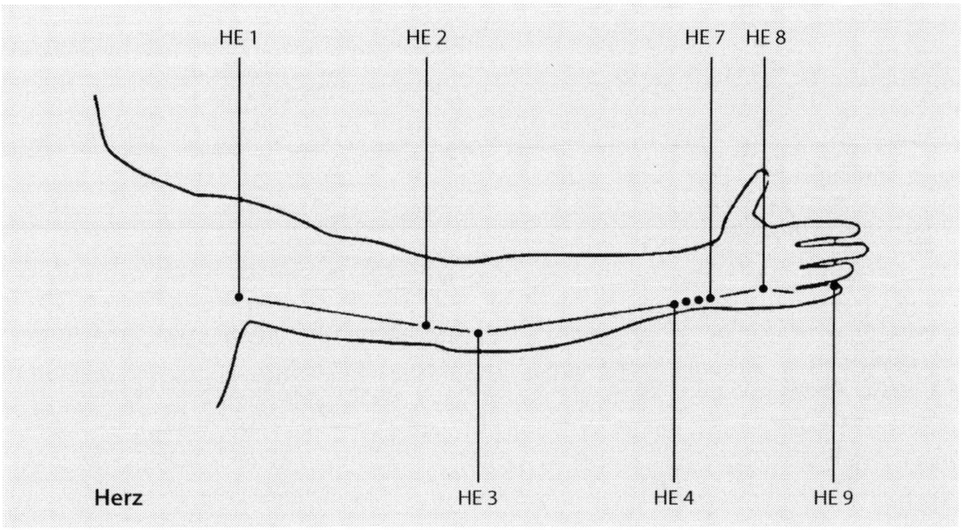

Abb. 2.17 Verlauf Herz-Meridian

Funktion

Die Punkte des Herz-Meridians werden zur Regulation des Kreislaufsystems und der Herzfunktion genadelt. Im Herz wohnt auch Shen – der Geist bzw. das Bewusstsein des Menschen. Daher haben die Punkte des Herzens vornehmlich eine psychische Wirkung. Sie werden bei psychischen Störungen wie Schlafstörungen, Konzentrationsstörungen, Verwirrung, Bewusstseinsstörungen, Unruhe, Sprachstörungen, Agitation, Depressionen, Manien, Stimmungsschwankungen und psychosomatischen Erkrankungen verwendet. Ebenfalls werden die Punkte bei Erkrankungen im Verlauf des Meridians genadelt (z.B. Epikondylitis).

Wichtige Punkte des Herz-Meridians

He 1

Lokalisation Medial der A. axillaris in der Mitte der Achselhöhle

Wirkung Wird angewandt bei Schmerzen im Verlauf des Armes und bei Herzschmerzen.

Nadelung Senkrecht

He 3

Lokalisation In der Mitte zwischen medialen Ende der Falte der Ellenbeuge und dem Epikondylus ulnaris

Wirkung Dieser Punkt wird lokal bei vielen allgemeinen Schmerzen sowie bei Schmerzen des Herzens genadelt.

Nadelung Senkrecht

▪▪ He 5

Lokalisation 1 Cun proximal der distalen Handgelenksfalte, radial der Sehne am M. flexor carpi ulnaris

Wirkung Der Punkt wird bei emotionalen Störungen sowie bei Missempfindungen in der Herzregion genadelt.

Nadelung Senkrecht

▪▪ He 7

Lokalisation Am ulnaren Ende der distalen Handgelenksfalte, proximal des Os pisiforme in der Vertiefung radial der Sehnen des M. flexor carpi ulnaris

Wirkung Dieser Punkt beruhigt Shen und das Herz. Der Punkt wird angewandt bei funktionalen Herzschmerzen, bei lokalen Schmerzen, bei Missempfindungen in der Herzregion, bei emotional-psychischen Erkrankungen wie z.B. Schlafstörungen, depressiven Erkrankungen, Angststörungen, Unruhe, Prüfungsangst, Nervosität, Lampenfieber.

Nadelung Senkrecht

Besonderheiten Quellpunkt

▪▪ He 8

Lokalisation Auf dem Handteller zwischen dem Metacarpalia IV und V. Auffinden: bei geschlossener Faust, dort, wo der kleine Finger die Haut berührt.

Wirkung Der Punkt wird bei emotionaler Labilität genadelt und bei Missempfindungen in der Herzregion. Er klärt das Herz und beruhigt Shen.

Nadelung Senkrecht

▪▪ He 9

Lokalisation Kleiner Finger am radialen Nagelwinkel

Wirkung Dieser Punkt wird bei Kreislaufschwierigkeiten genadelt und bei psychischen sowie psychosomatischen Störungen verwendet.

Nadelung Senkrecht, tangential

Besonderheiten

❯ Dieser Punkt ist ein Notfallpunkt bei Kreislaufkollaps.

2.3.6 Dünndarm-Meridian

Der Dünndarm-Meridian (◘ Abb. 2.18) ist ein Yang-Meridian. Sein gekoppelter Yin-Meridian ist der Herz-Meridian. Zusammen mit dem Blasen-Meridian bildet er die Tai-Yang-Achse.

▪ Verlauf

Der Dünndarm-Meridian beginnt am ulnaren Nagelfalzwinkel des Kleinfingers und zieht dann über dessen Außenseite über die Handkante und die ulnare Unterarmseite zum dorsalen Oberarmbereich. Von dort zieht der Meridian weiter zum Schulterblatt, verläuft dort im Zickzack und erreicht dann den 7. Halswirbel. Weiter zieht der Meridian seitlich am Hals entlang und über den Unterkiefer zum Wangenknochen, zur Maxilla und endet mit Dü 19 vor dem Ohr.

▪ Funktion

Die Punkte des Dünndarm-Meridians werden bei Schmerzen im Meridian-Verlauf sowie bei dorsalen Schulterschmerzen, Schulter-Nacken-Schmerzen, Trigeminusneuralgien und Erkrankungen des äußeren Auges verwendet.

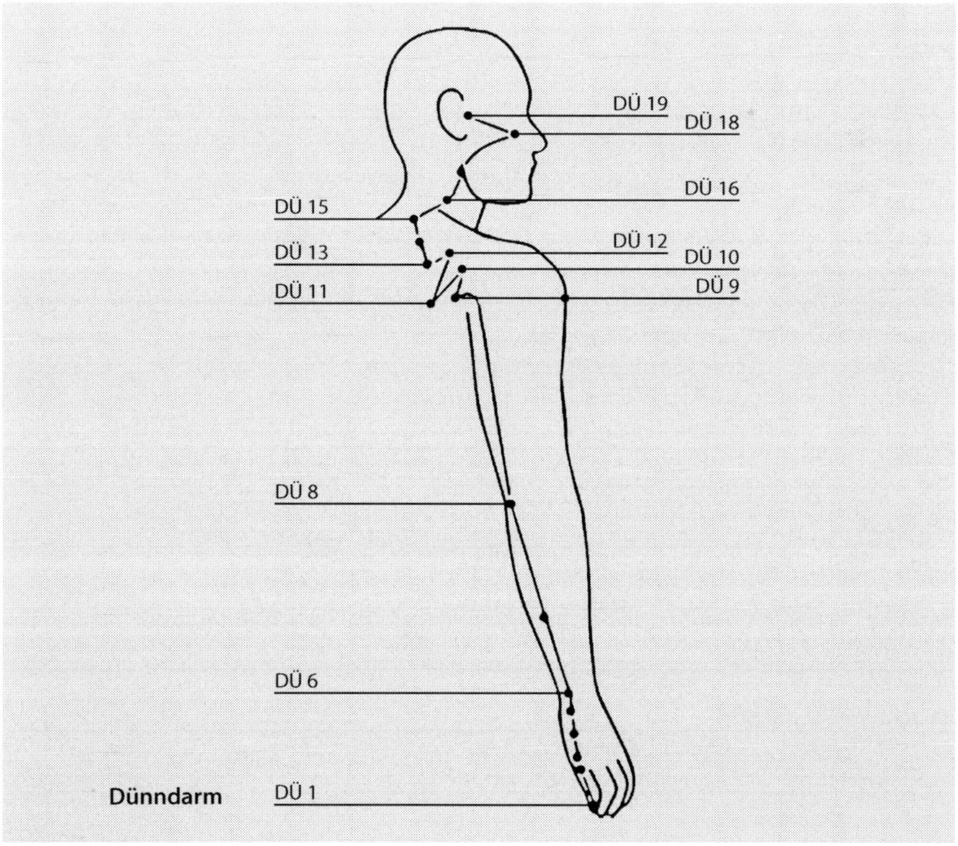

◘ **Abb. 2.18** Verlauf Dünndarm-Meridian

■ Wichtige Punkte des Dünndarm-Meridians

■■ Dü 3

Lokalisation Leicht geschlossene Faust, am ulnaren Ende der proximalen Falte im Bereich des 5. Metacarpophalangealgelenkes (Grenze zwischen rotem und weißem Fleisch)

Wirkung Dieser Punkt findet Anwendung bei lokalen Beschwerden am Unterarm, am Handgelenk, bei Schulterschmerzen, bei Okzipitalschmerzen und beim Wirbelsäulensyndrom. Des Weiteren wird der Punkt bei psychischen und psychosomatischen Störungen genadelt.

Nadelung Senkrecht

Besonderheiten Dieser Punkt ist der Einschaltpunkt für das Lenkergefäß Du Mai. Zudem ist dies ein Fernpunkt für die HWS (► Abschn. 2.4).

■ Dü 6

Lokalisation In einer Vertiefung proximal und radial des Caput ulnae

Wirkung Der Punkt wird bei Schmerzen der oberen Extremitäten, bei Schmerzen im Schulter-Nacken-Bereich und bei Lumbago genadelt.

Nadelung Senkrecht

Besonderheiten Kann nur bei Supinationsstellung getastet und gestochen werden. Er wird auch «Pflege des Alters» genannt.

■■ Dü 9

Lokalisation Arm hängt herab: 1 Cun cranial des dorsalen Endes der Achselfalte

Wirkung Dieser Punkt wirkt bei lokalen Beschwerden im Bereich von Oberarm und bei Funktionsstörungen der Schulter.

Nadelung Senkrecht, Muskel mit Zangengriff gehalten

Besonderheiten Triggerpunkt der Mm. latissimus dorsi, teres major und minor

■■ Dü 10

Lokalisation Senkrecht über Dü 9 unter der Spina scapulae

Wirkung Dieser Punkt wird bei Funktionsstörungen der Schulter und lokalen Beschwerden genadelt.

Nadelung Senkrecht

Besonderheiten Triggerpunkt des M. deltoideus

▪▪ Dü 11

Lokalisation In der Mitte der Fossa infraspinata. Übergang vom oberen zum mittleren Drittel von Spina scapulae zum unteren Skapulawinkel.

Wirkung Dieser Punkt findet Verwendung bei Schulterschmerzen, lokalen Beschwerden im Bereich von Nacken, Schultern und Ellenbogen. Auch bei Atemwegserkrankungen wird er genadelt.

Nadelung Senkrecht, schräg nach cranial und caudal

Besonderheiten Dieser Punkt ist ein Triggerpunkt für die Schulter.

▪▪ Dü 18

Lokalisation Caudal des äußeren Augenwinkels, in Vertiefung caudal des Os zygomaticum

Wirkung Dieser Punkt findet Anwendung bei Zahnschmerzen, bei Trigeminusneuralgien, bei Gesichtsschmerzen, bei craniomandibulären Dysfunktionen und Fazialisparesen sowie bei Tic-Störungen.

Nadelung Senkrecht oder in Richtung Ohr

▪▪ Dü 19

Lokalisation Bei leicht geöffnetem Mund in Vertiefung ventral des Tragus und dorsal des Caput mandibulae

Wirkung Der Punkt wird bei Kiefergelenksstörungen, Trigeminusneuralgien und Erkrankungen des Ohres genadelt.

Nadelung Senkrecht

Besonderheiten

❗ Achtung: auf Keimverschleppung in das Kiefergelenk achten.

2.3.7 Blasen-Meridian

Der Blasen-Meridian (◘ Abb. 2.19) ist ein Yang-Meridian. Sein gekoppelter Yin-Meridian ist der Nieren-Meridian. Zusammen mit dem Dünndarm-Meridian bildet er die Tai-Yang-Achse.

▪ Verlauf

Der Blasen-Meridian beginnt am inneren Augenwinkel und zieht dann zur medialen Augenbraue, danach dann lateral der Medianlinie des Kopfes und des Nackens. Am Rücken kommt es dann zur Aufspaltung in die beiden Hauptäste, der Meridian verläuft dann weitestgehend mit dem medialen und lateralen Ast, parallel zur Mittellinie. Am Bein verläuft der Meridian dorsal weiter und vereinigt sich im Punkt Bl 40. Dann zieht er tiefer über die Wade an der Achillessehne entlang zur Ferse und dann zum kleinen Zeh. Die Rücken-Shu-Punkte liegen auf dem inneren Blasenast und besitzen einen segmentalen Bezug.

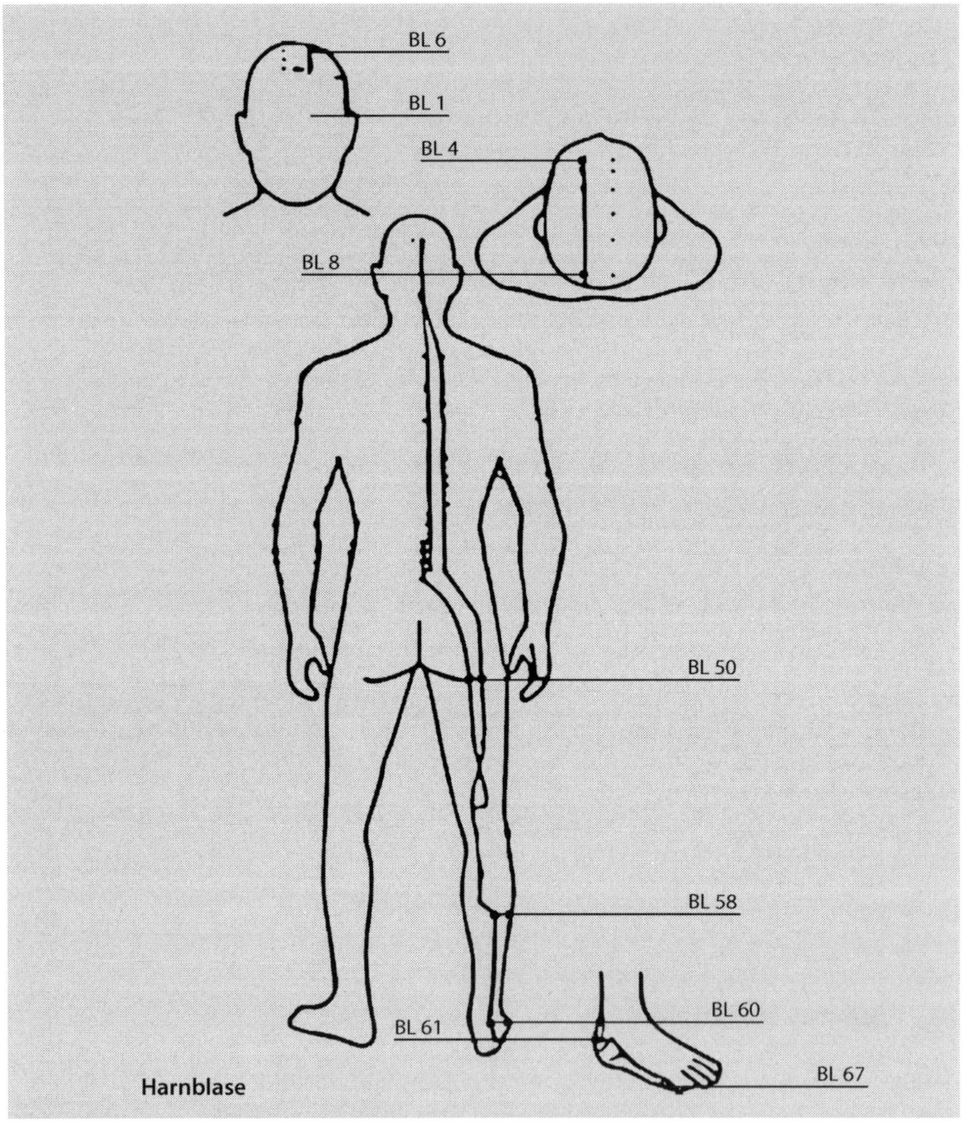

Abb. 2.19 Verlauf des Blasen-Meridians

▪ Funktion

Die Punkte des Blasen-Meridians werden bei Schmerzen der gesamten Wirbelsäule verwendet. Die Punkte können bei Lumboischialgien, bei Kopfschmerzen, mit den Rücken-Shu-Punkten bei Störungen der inneren Organe genadelt werden. Auch finden sie Anwendung bei Schmerzen von Knie und Fuß.

Wichtige Punkte des Blasen-Meridians

Bl 2

Lokalisation Mediales Ende der Augenbraue

Wirkung Dieser Punkt wird bei Sinusitiden, Kopfschmerzen, Migräne und Augenerkrankungen angewandt.

Nadelung Subkutan nach caudal

Bl 10

Lokalisation Am lateralen Rand des M. trapezius. Auf der Höhe von C2

Wirkung Dieser Punkt wird bei HWS-Syndromen, bei Kopfschmerzen, bei Schwindel und bei Erkrankungen der Ohren und Augen genadelt.

Nadelung Senkrecht

Besonderheiten Dieser Punkt ist ein wichtiger Nahpunkt für die HWS.

Bl 11

Lokalisation Auf der Höhe der Vertiefung caudal vom Proc. spinosus von BWK 1, ca. 1,5 Cun neben der Medianlinie.

Wirkung Dieser Punkt wird bei HWS-Syndromen eingesetzt. Sehr wichtig ist er auch bei Erkrankungen des Bewegungsapparates und Atemwegserkrankungen.

Nadelung Senkrecht

Besonderheiten Dieser Punkt ist der Meisterpunkt der Knochen (► Abschn. 2.4).

Bl 13

Lokalisation Caudal vom Proc. spinosus des BWK 3, 1,5 Cun neben der Medianlinie

Wirkung Dieser Punkt besänftigt bei Atemnot, breitet das Lungen-Qi aus und wird bei Erkrankungen der Lunge eingesetzt.

Nadelung Schräg nach medial

! Achtung: Pneumothorax vermeiden.

Besonderheiten Dieser Punkt ist der Rücken-Shu-Punkt der Lunge.

Bl 15

Lokalisation Caudal vom Proc. spinosus des BWK 5, 1,5 Cun neben der Medianlinie

Wirkung Dieser Punkt beruhigt Shen. Er wird bei funktionellen Herzbeschwerden, bei lokalen Beschwerden und bei psychosomatischen Erkrankungen verwendet.

Nadelung Senkrecht

Achtung: Pneumothorax vermeiden.

Besonderheiten Dieser Punkt ist der Rücken-Shu-Punkt des Herzens.

▪▪ Bl 17

Lokalisation Caudal des Proc. spinosus des BWK 7, 1,5 Cun neben der Medianlinie

Wirkung Dieser Punkt stillt das Blut und füllt es auf, senkt Qi. Er wird angewendet bei Anämie und zur Blutstillung. Er wird genadelt bei Blutungen der oberen Körperöffnungen (z.B. Epistaxis) sowie bei Atemwegserkrankungen und Singultus.

Nadelung Schräg

Besonderheiten Dieser Punkt ist der Meisterpunkt des Blutes.

▪▪ Bl 18

Lokalisation Caudal des Proc. spinosus des BWK 9, 1,5 Cun neben der Medianlinie

Wirkung Dieser Punkt entstaut die Leber, löst Krämpfe und befördert Galle. Er findet Anwendung bei Störungen der Leber und der Galle sowie bei psychischen und psychosomatischen Erkrankungen.

Nadelung Schräg

Besonderheiten Dieser Punkt ist der Rücken-Shu-Punkt der Leber.

▪▪ Bl 23

Lokalisation Caudal des Proc. spinosus vom LWK 2, 1,5 Cun neben der Medianlinie

Wirkung Dieser Punkt reichert das Yin an und unterstützt die Niere, leitet Wasser aus. Er wird angewendet bei gynäkologischen Störungen, bei Miktionsbeschwerden und bei LWS-Beschwerden. Auch bei Lumbago und Sexualfunktionsstörungen wird er genadelt.

Nadelung Senkrecht

Besonderheiten Dieser Punkt ist der Rücken-Shu-Punkt der Niere.

▪▪ Bl 26

Lokalisation Caudal des Proc. spinosus vom LWK 5, 1,5 Cun neben der Medianlinie

Wirkung Dieser Punkt wird bei Erkrankungen des Darms, bei Störungen der Blase und bei Erkrankungen der LWS genadelt.

Nadelung Senkrecht, schräg

■■ **Bl 27**

Lokalisation Auf der Höhe des Foramen sacrale posterior, 1,5 Cun neben der Medianlinie

Wirkung Dieser Punkt reguliert das Wasserlassen und wird bei Darmerkrankungen, bei Ischialgien sowie bei LWS-Beschwerden und urogenitalen Störungen angewandt.

Nadelung Senkrecht, schräg nach lateral

Besonderheiten Dieser Punkt ist der Rücken-Shu-Punkt des Dünndarms.

■■ **Bl 28**

Lokalisation Höhe des Foramen sacrale posterior II, 1,5 Cun neben der Medianlinie

Wirkung Dieser Punkt leitet Feuchtigkeit aus, klärt Hitze und entstaut den Meridian. Er wird bei urogenitalen Störungen sowie LWS-Beschwerden genadelt.

Nadelung Senkrecht

Besonderheit Dieser Punkt ist der Rücken-Shu-Punkt der Blase.

■■ **Bl 32**

Lokalisation Medial und caudal der Spina iliaca post. sup.

Wirkung Diese Punkt wird bei gynäkologischen Erkrankungen, bei Ischialgien sowie bei Parästhesien der unteren Extremität genadelt.

Nadelung Senkrecht

■■ **Bl 40**

Lokalisation In der Mitte der Falte der Kniekehle

Wirkung Dieser Punkt wird bei lokalen Beschwerden der unteren Extremitäten, bei akuter Lumbago sowie bei Verdauungsstörungen eingesetzt. Ebenfalls wird er bei plötzlichen Bewusstseinsstörungen und zerebralen Erkrankungen genadelt.

Nadelung Senkrecht

Besonderheiten Dieser Punkt ist der untere einflussreiche Punkt der Blase. Auch ist dies der Fernpunkt bei akuter Lumbago.

■■ **Bl 43**

Lokalisation Caudal vom Proc. spinosus des BWK 3, 3 Cun lateral der Mittellinie

Wirkung Dieser Punkt wird bei Erkrankungen der Lunge, bei Funktionsstörungen im Schulter-Nacken-Bereich genadelt. Er findet Anwendung bei lokalen Beschwerden des Rückens.

Nadelung Tangential, oberflächlich stechen

❗ Achtung: Pneumothorax vermeiden.

▪▪ Bl 60

Lokalisation Zwischen Malleolus externus und Achillessehne

Wirkung Dieser Punkt findet Anwendung bei Kopf- und Nackenschmerzen. Er wird bei chronischen Wirbelsäulenbeschwerden, bei Schmerzen der unteren Extremität, bei Sprunggelenksschmerzen und bei Lumboischialgien genadelt.

Nadelung Senkrecht

Besonderheiten Dieser Punkt stärkt den Rücken.

▪▪ Bl 62

Lokalisation Distal des Malleolus lateralis in einer Vertiefung

Wirkung Dieser Punkt wird bei Kopfschmerzen, bei Schwindel und Benommenheit genadelt. Auch bei psychiatrisch-emotionalen Störungen, wie Schlafstörungen und psychosomatischen Störungen, wird er verwendet. Sinnvoll ist zudem die Nutzung bei lokalen Schmerzen.

Nadelung Senkrecht

Besonderheiten Einschaltpunkt von Yang Qiao Mai

Rücken-Shu-Punkte

- Bl 13: Lunge
- Bl 15: Herz
- Bl 17: Zwerchfell
- Bl 18: Leber
- Bl 19: Gallenblase
- Bl 20: Milz
- Bl 21: Magen
- Bl 23: Niere
- Bl 25: Dickdarm
- Bl 27: Dünndarm
- Bl 28: Blase

2.3.8 Nieren-Meridian

Der Nieren-Meridian (◘ Abb. 2.20) ist ein Yin-Meridian. Sein gekoppelter Yang-Meridian ist der Blasen-Meridian. Zusammen mit dem Herz-Meridian bildet er die Shao-Yin-Achse.

▪ Verlauf

Der Nieren-Meridian beginnt an der Unterseite der kleinen Zehe und zieht dann zur Fußsohle zum Innenknöchel hoch. Dann zieht er weiter zum inneren Auslauf der Kniekehle, dorsomedial an Unter- und Oberschenkel in die Leiste, danach hinauf zum Unter- und Oberbauch parallel zur Mittellinie (0,5 Cun), zum Thoraxbereich (2 Cun), ebenfalls neben der Mittellinie bis zum Sternoclaviculargelenk, wo der Meridian endet.

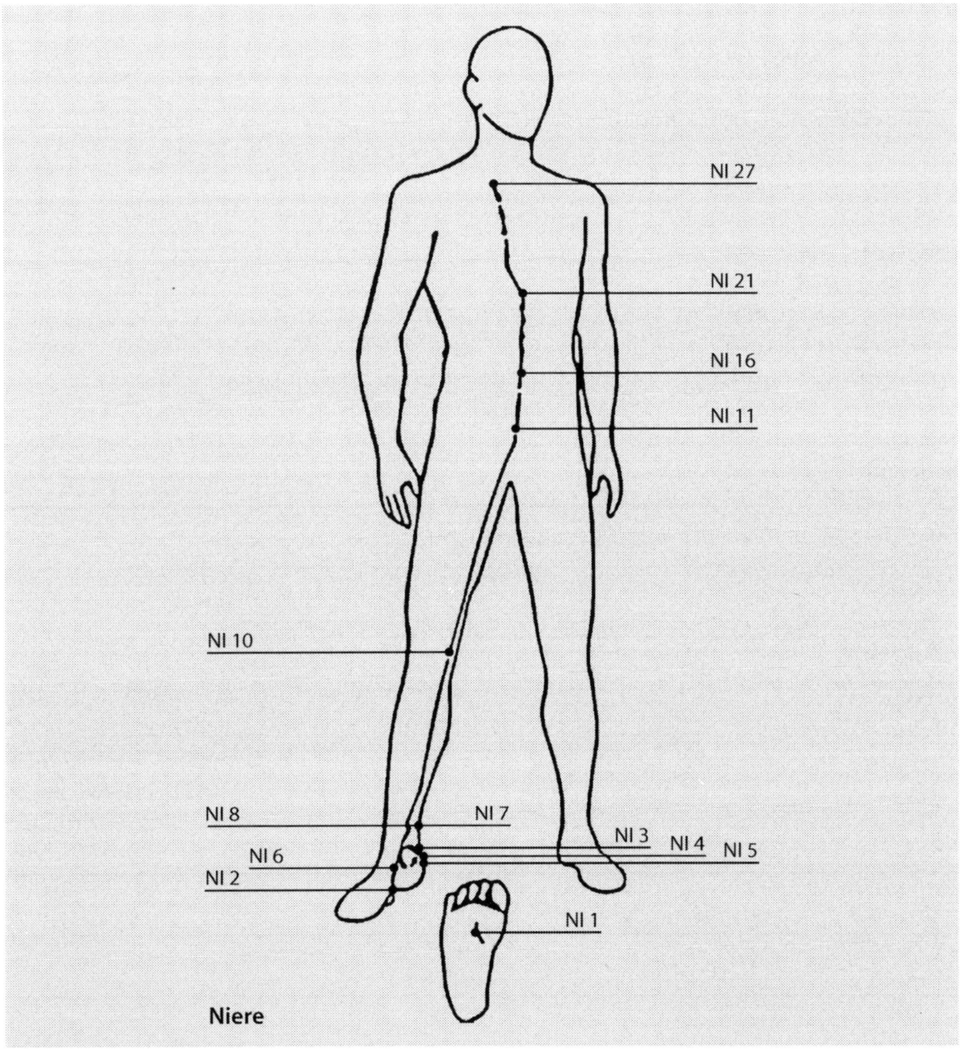

◘ **Abb. 2.20** Verlauf des Nieren-Meridians

▪ Funktion

Die Punkte des Nieren-Meridians werden bei Erschöpfungszuständen und bei emotional-psychischen Erkrankungen genadelt. So finden sie Anwendung bei existenzieller Angst und bei einem Mangel von Qi, Yin und/oder Yang. Auch bei Knochenstoffwechselstörungen, bei Erkrankungen des urogenitalen Bereichs und der Sexualität werden sie genadelt.

▪ Wichtige Punkte des Nieren-Meridians

▪▪ Ni 1

Lokalisation Zwischen dem mittleren und vorderen Drittel der Fußsohle

Wirkung Der Punkt sollte nur in Ausnahmefällen genadelt werden, da dies sehr schmerzhaft sein kann. Er findet Anwendung bei Laryngitis und Pharyngitis sowie bei Kopfschmerzen.

Nadelung Senkrecht

Besonderheiten Nur im Notfall nadeln.

▪▪ Ni 3

Lokalisation Zwischen der höchsten Erhebung von Malleolus medialis und Achillessehne

Wirkung Dieser Punkt ist wichtig zur Besänftigung der Leber. Er reichert das Yin an und wird bei Störungen des Funktionskreises der Niere genadelt. Er findet zahlreiche Anwendungsgebiete, z.B. bei Hypertonie, Schwindel, Erkrankungen des Ohres und bei lokalen Erkrankungen sowie Schmerzen der unteren Extremitäten.

Nadelung Senkrecht

Besonderheiten Dieser Punkt ist ein Quellpunkt.

▪▪ Ni 6

Lokalisation Unterhalb des Malleolus medialis

Wirkung Dieser Punkt wird bei Absencen, bei Müdigkeit und bei gynäkologischen Störungen angewandt. Außerdem wird er bei Schlafstörungen genadelt. Er stärkt die Niere, beruhigt Shen und reichert Yin an.

Nadelung Senkrecht

Besonderheiten Dieser Punkt ist ein Einschaltpunkt für Yin Qiao Mai (► Abschn. 2.4).

▪▪ Ni 7

Lokalisation 2 Cun proximal von Ni 3

Wirkung Dieser Punkt wird bei Ödemen und bei Störungen der Schweißsekretion genadelt.

Nadelung Senkrecht

Besonderheiten Zusammen mit Ni 3 und Ni 6 stärkt dieser Punkt den gesamten Funktionskreis der Niere.

▪▪ Ni 9

Lokalisation 5 Cun proximal von Ni 3

Wirkung Dieser Punkt wird bei psychischen und psychosomatischen Störungen genadelt.

Nadelung Senkrecht

2.3.9 Perikard-Meridian

Der Perikard-Meridian (◘ Abb. 2.21) ist ein Yin-Meridian. Sein gekoppelter Yang-Meridian ist der San Jiao. Zusammen mit dem Leber-Meridian bildet er die Jue-Yin-Achse.

▪ Verlauf

Der Perikard-Meridian beginnt 1 Cun lateral der Mamille, steigt zur Achselhöhle und zieht dann weiter an der Innenseite des Oberarms zur Ellenbeuge. Von hier zieht der Meridian weiter über die Mitte der Unterarminnenseite zur Handinnenfläche und danach zur Spitze des Mittelfingers, wo er radial endet. Der Verlauf und die Wirkung des Meridians ähneln dem des Herz-Meridians.

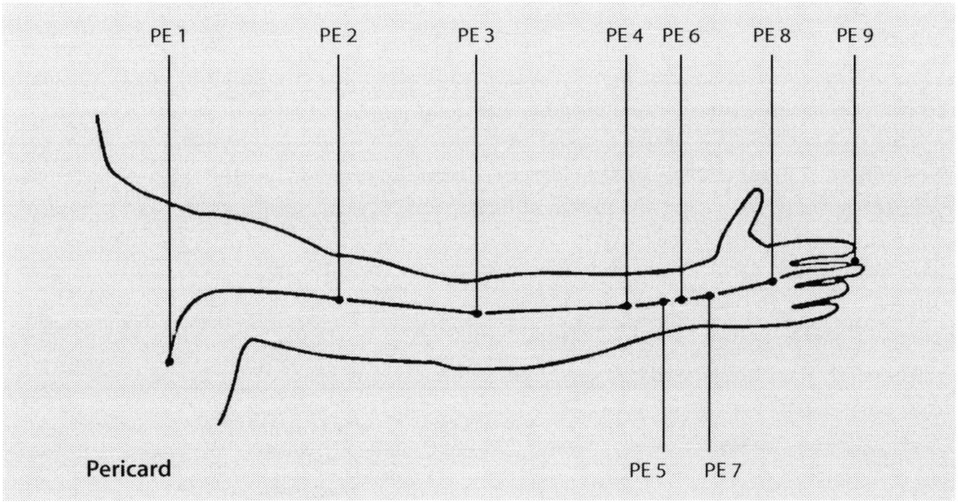

◘ **Abb. 2.21** Verlauf des Perikard-Meridians

▪ Funktion

Die Punkte des Perikard-Meridians werden bei Übelkeit und Erbrechen genadelt. Auch finden sie Anwendung zur Unterstützung der Kreislauffunktionen oder bei thorakalen Schmerzen. Überdies werden sie bei emotional-psychischen Erkrankungen wie Unruhe und psychosomatischen Störungen verwendet. Weitestgehend entsprechen die Indikationen des Perikards denen des Herzens. Das Perikard bietet dem Herzen als äußere Hülle Schutz und verteidigt es gegenüber schädigenden Einflüssen (z.B. Hitze). Herz und Perikard beherrschen Xue und die Blutgefäße.

■ Wichtige Punkte des Perikard-Meridians

■■ Pe 3

Lokalisation Ulnar der Sehne des M. biceps brachii, in der Mitte der Ellenbeuge

Wirkung Dieser Punkt wird bei funktionellen Störungen des Herzens, bei Angina-pectoris-Beschwerden und bei Atemwegserkrankungen genadelt.

Nadelung Senkrecht

■■ Pe 6

Lokalisation 2 Cun proximal der distalen Handgelenksfalte. Zwischen den Sehnen von M. palmaris longus und des M. flexor carpi radialis.

Wirkung Der Punkt findet Anwendung bei Übelkeit, Erbrechen, gastrointestinalen Beschwerden, des Weiteren bei funktionellen Störungen des Herzens, bei Bewusstseinsstörungen und bei lokalen Beschwerden am Unterarm (Karpaltunnelsyndrom).

Nadelung Senkrecht

Besonderheiten Der Punkt ist ein Luo-Punkt und ein Einschaltpunkt des Yin Wei Mai.

■■ Pe 7

Lokalisation Zwischen den Sehnen des M. palmaris longus und des M. flexor carpi radialis in der Mitte der distalen Handgelenksfalte.

Wirkung Der Punkt beruhigt das Herz, beruhigt Shen, kühlt Xue und wird zur Schmerzlinderung eingesetzt. Er wird bei lokalen Beschwerden (Karpaltunnel) genadelt.

Nadelung Senkrecht

Besonderheiten Dieser Punkt ist ein Quellpunkt.

■■ Pe 8

Lokalisation Auf dem Handteller zwischen Metacarpalia II und III

Wirkung Der Punkt wird zur Blutstillung (Epistaxis, anale Blutungen), bei emotional-psychischen Erkrankungen, bei psychosomatischen Störungen und bei Angina-pectoris-Beschwerden genadelt.

Nadelung Senkrecht

■■ Pe 9

Lokalisation Zentrum der Mittelfingerspitze

Wirkung Der Punkt öffnet die Sinne, leitet Hitze aus und klärt das Herz.

Nadelung Senkrecht

Besonderheiten Bei akuten Bewusstseinsverlust/-störungen anzuwenden

2.3.10 Der San Jiao (Dreifach-Erwärmer)

Der Dreifach-Erwärmer (◘ Abb. 2.22) ist ein Yang-Meridian. Sein gekoppelter Yin-Meridian ist der Perikard-Meridian. Zusammen mit dem Gallenblasen-Meridian bildet er die Shao-Yang-Achse.

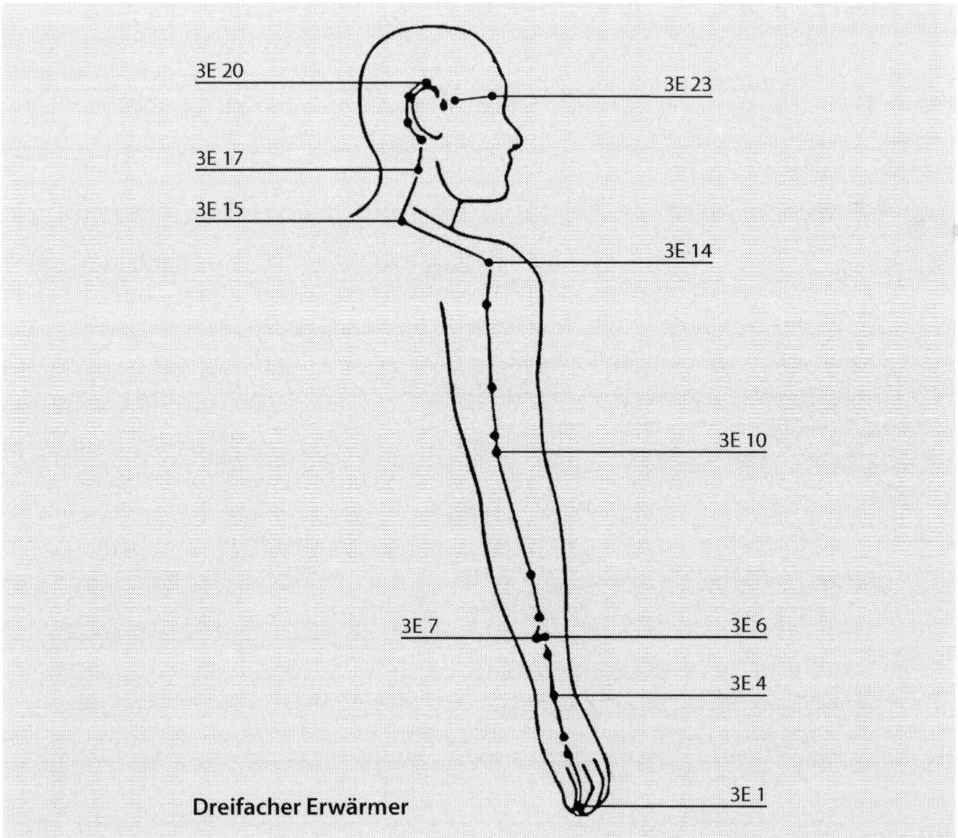

◘ **Abb. 2.22** Verlauf des San-Jiao-Meridians

■ Verlauf

Der San Jiao beginnt an der ulnaren Seite des Ringfingers, läuft dann über den Handrücken zwischen Metacarpale IV und V über das dorsale Handgelenk, danach hinauf über die dorsale Unterarmseite zur Oberarmstreckseite. Weiter geht es zum dorsolateralen Bereich des Akromions, seitlich hinauf über den Hals, bogenförmig hinter dem Ohr, nach cranial bis vor die Incisura supratragica zum lateralen Ende der Augenbraue, wo er endet.

■ Funktion

Die Punkte des Dreifach-Erwärmers werden zur Regulation des Wasserhaushaltes und zur Verteilung von Qi verwendet. In den alten klassisch-chinesischen Texten war dieser Meridian nicht bekannt, und es wird vermutet, dass dieser aus Systematisierungsgründen eingefügt wurde. Dessen Punkte werden zur Abwehr und Eliminierung pathogener Faktoren, bei fieberhaften und/oder rheumatischen Erkrankungen sowie zur Harmonisierung bei Störungen der Thorakal-/Abdominal- und/oder Urogenitalregion eingesetzt.

■ Wichtige Punkte des Dreifach-Erwärmers

■■ 3E 3

Lokalisation Auf dem Handrücken, ulnar vom 4. Metacarpalknochen

Wirkung Dieser Punkt wird bei lokalen Beschwerden der Hand und des Arms genadelt. Er findet Verwendung bei Kopfschmerzen, Migräne, Augen- und Ohrerkrankungen.

Nadelung Senkrecht

■■ 3E 5

Lokalisation Zwischen Ulna und Radius, 2 Cun proximal der Handgelenksfalte

Wirkung Dieser Punkt wird bei Beschwerden im Schulterbereich, im Bereich vom Rücken, der oberen Extremitäten und lokalen Beschwerden der Hand genadelt. Er findet auch Verwendung bei Kopfschmerzen, Infektionen, Fieber oder Augen- und Ohrerkrankungen (z.B.Tinnitus).

Nadelung Senkrecht

Besonderheiten Dieser Punkt ist ein Einschaltpunkt für Yang Wei Mai (außerordentliches Gefäß) ein Luo-Punkt (► Abschn. 2.4).

■■ 3E 14

Lokalisation Abduzierter Arm: zwischen Pars acromialis und Pars spinalis vom M. deltoideus distal des Acromion in einer Vertiefung

Wirkung Dieser Punkt wird bei Schulterschmerzen genadelt.

Nadelung Senkrecht

❗ Achtung: Keimverschleppung in das Schultergelenk vermeiden.

■■ 3E 17

Lokalisation Dorsal vom Ohrläppchen, zwischen Proc. mastoideus und Unterkiefer

Wirkung Dieser Punkt wird bei Fazialisparesen und Erkrankungen des Ohrs verwendet (z.B. Tinnitus). Auch wird er bei Kopfschmerzen, bei Trigeminusneuralgien oder Beschwerden der HWS genadelt.

Nadelung Senkrecht

■■ 3E 21

Lokalisation In der Vertiefung dorsocranial des Proc. condylaris mandibulae

Wirkung Dieser Punkt wird bei Schmerzen des Kiefergelenkes, bei Fazialisparesen oder Trigeminusneuralgien sowie Erkrankungen des Ohrs (z.B. Tinnitus) genadelt.

Nadelung Senkrecht, subkutan

■■ 3E 23

Lokalisation Am lateralen Ende der Augenbraue, neben der knöchernen Begrenzung der Orbita

Wirkung Dieser Punkt wird bei Halbseitenkopfschmerzen, Migräne, atypischen Gesichtsschmerzen oder Augenerkrankungen (Tic-Störung des Auges, Konjunktivitis) genadelt.

Nadelung Senkrecht, subkutan

2.3.11 Gallenblasen-Meridian

Der Gallenblasen-Meridian (◘ Abb. 2.23) ist ein Yang-Meridian. Sein gekoppelter Yin-Meridian ist der Leber-Meridian. Zusammen mit dem Dreifach-Erwärmer bildet er die Shao-Yang-Achse.

■ Verlauf

Der Gallenblasen-Meridian beginnt am lateralen Augenwinkel, zieht dann vor das Ohr und steigt zur Schläfenregion auf. Er zieht danach bogenförmig über die Schläfenregion zur Stirn hinüber und im Anschluss über den Schädel zurück zur Nackenregion. Ein Ast verläuft vor zu Gb 1, ein weiterer Ast zieht von Gb 1 zum Unterkiefer, steigt dann die Wange auf und bewegt sich zur Schlüsselbeingrube. Von Gb 20 vereinigt zieht der Meridian über den 7. HWK, über den M. trapezius, über die Schulter zur Schlüsselbeingrube, dann weiter im Zickzack am Brustkorb hinab zur Hüfte. Von hier geht es entlang der Oberschenkelaußenseite, lateral des Knies, weiter lateral am Unterschenkel zum lateralen Malleolusvorderrand und danach zum äußeren Nagelfalzwinkel der 4. Zehe, wo er endet.

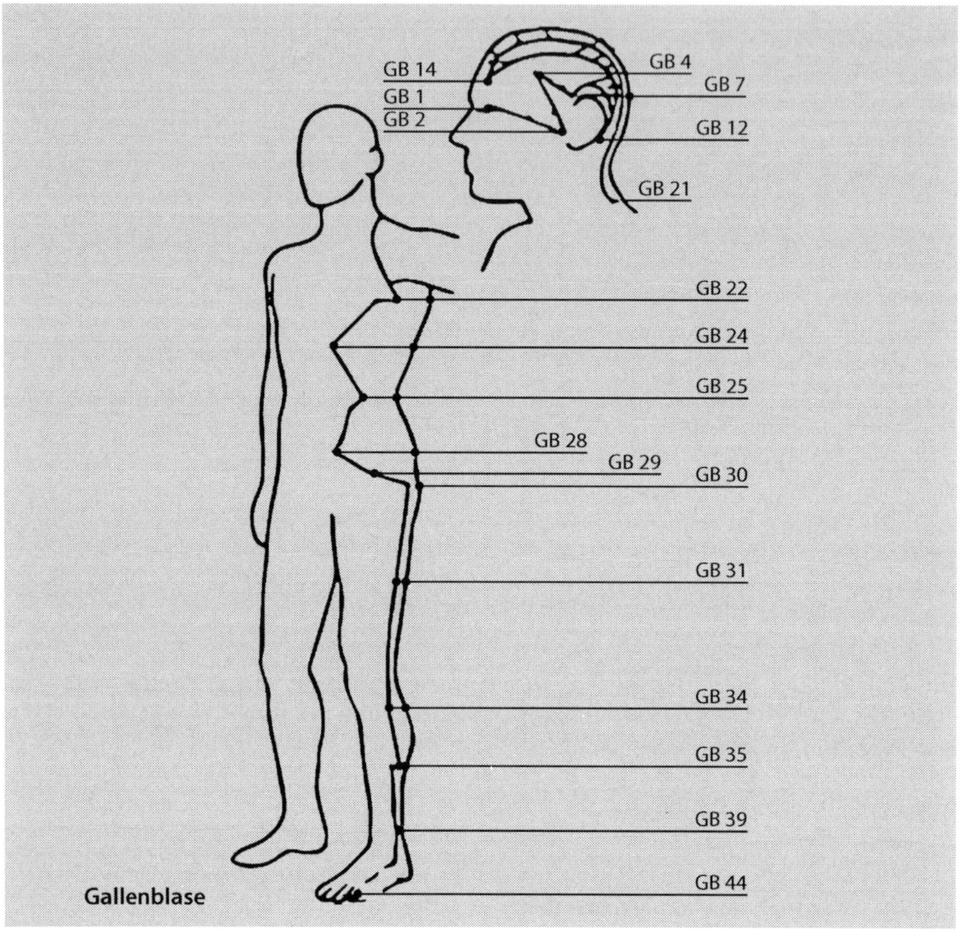

Abb. 2.23 Verlauf des Gallenblasen-Meridians

▪ Funktion

Die Punkte des Gallenblasen-Meridians werden bei einschießenden oder plötzlich auftretenden, zugluftunabhängigen Beschwerden eingesetzt, z.B. bei Neuralgien, «Hexenschuss» und/oder Migräne. Auch bei Störungen der Verdauung und in der Beweglichkeit von Muskeln oder Sehnen werden sie genadelt. Auf psychisch-emotionaler Ebene finden sie Verwendung beim Fehlen von Initiative, Entscheidungsfähigkeit oder Mut.

▪ Wichtige Punkte des Gallenblasen-Meridians

▪▪ Gb 2

Lokalisation Auf der Höhe der Incisura intertragica

Wirkung Dieser Punkt wird bei Schmerzen des Kiefergelenks, bei Fazialisparesen und Trigeminusneuralgien genadelt.

Nadelung Schräg

Besonderheiten Dieser Punkt wirkt zusammen mit 3E 21 und Dü 19 auf das Kiefergelenk und das Ohr.

▪▪ Gb 8

Lokalisation 1,5 Cun proximal der Ohrspitze

Wirkung Dieser Punkt findet Anwendung bei Kopfschmerzen, bei Tinnitus und/oder Hypertonie.

Nadelung Senkrecht

▪▪ Gb 20

Lokalisation Caudal des Os occipitale, in der Vertiefung zwischen den Ansätzen von M. sternocleidomastoideus und M. trapezius

Wirkung Dieser Punkt stillt Schmerzen und zerstreut Wind, er klärt Hitze und besänftigt die Leber. Er findet Anwendung bei Kopf- und Schulterschmerzen sowie bei HWS-Syndromen, bei Hypertonie und Erkrankungen der Atemwege.

Nadelung Schräg

Besonderheiten Gb 20 vertreibt Wind.

▪▪ Gb 21

Lokalisation Caudal von Proc. spinosus des HWK 7, Verbindungslinie Acromion – Dornfortsatz HWK 7

Wirkung Dieser Punkt wird bei lokalen Beschwerden, wie Schulter-Arm-Syndrom, oder Cervikalsyndrom genadelt. Er findet Anwendung bei Mastitiden.

Nadelung Schräg von dorsal nach ventral

! Achtung: Pneumothorax vermeiden.

▪▪ GB 30

Lokalisation Der Patient muss in Seitenlage liegen, bei Beugung im Hüftgelenk auf der Verbindung zwischen Trochanter major und Hiatus sacralis, zwischen dem äußeren und mittleren Drittel.

Wirkung Dieser Punkt wird bei Beschwerden der Lumbosacralregion sowie bei Ischialgien und Beschwerden der unteren Extremitäten genadelt.

Nadelung Senkrecht

▪▪ Gb 34

Lokalisation Ventral und unterhalb des Fibulaköpfchens

Wirkung Dieser Punkt entstaut die Leber, stillt Schmerzen und macht die Sehnen geschmeidig. Er wird bei Gallenblasen- und Gallenwegserkrankungen genadelt. Ebenso bei

Beschwerden im Bereich des Kniegelenks sowie bei Schmerzen der unteren Extremitäten, bei Myalgien und/oder Gonalgien. Gb 34 vertreibt die Spannung aus der Muskulatur.

Nadelung Senkrecht

Besonderheiten Dieser Punkt ist der Meisterpunkt der Sehnen. Er ist der untere einflussreiche Punkt der Gallenblase.

▪▪ Gb 39

Lokalisation 3 Cun proximal des Malleolus lateralis (am höchsten Punkt), vor der Fibula

Wirkung Dieser Punkt wird bei Einschränkungen der HWS, sowie bei Unterschenkelschmerzen genadelt.

Nadelung Senkrecht

▪▪ Gb 41

Lokalisation Zwischen Metatarsalia IV und V, lateral der Sehne des M. extensor digiti minimi longus, auf dem Fußrücken

Wirkung Dieser Punkt wird bei lokalen Beschwerden (z.B. Schmerzen im Fuß), bei Kopfschmerzen, Migräne sowie Augenerkrankungen angewandt. Ebenso wird er bei Schmerzen im Lenden- und/oder Bauchbereich genadelt.

Nadelung Senkrecht

Besonderheiten Dieser Punkt ist der Einschaltpunkt des Gürtelgefäßes.

2.3.12 Leber-Meridian

Der Leber-Meridian (◘ Abb. 2.24) ist ein Yin-Meridian. Sein gekoppelter Yang-Meridian ist der Gallenblasen-Meridian. Zusammen mit dem Perikard-Meridian bildet er die Jue-Yin-Achse.

▪ Verlauf

Der Leber-Meridian beginnt am äußersten Nagelwinkel des großen Zehs. Dann zieht er über den Fußrücken zum Vorderrand des Innenknöchels und verläuft danach über der medialen Seite des Knies hinauf. Er geht weiter über den medialen Oberschenkel bis zur Leiste, über die äußeren Genitalien und den Schambereich, im Anschluss über den Bauchraum zum Rippenbogen, wo er mit Le 14 unterhalb der Mamille endet.

▪ Funktion

Die Punkte des Leber-Meridians werden bei Verdauungsstörungen, Spasmen, Störungen der Gallenblase und bei Erkrankungen mit «innerem Wind» (Apoplex, hypertensive Krise) genadelt. Auch finden sie Verwendung bei Schwindel, Sehstörungen, Dysmenorrhö und klimakterischen Beschwerden. Der Leber-Meridian wird verwendet bei Reizbarkeit, innerer Anspannung, Frustration, niedergedrückter Stimmung, Depression und emotionalen Schwankungen.

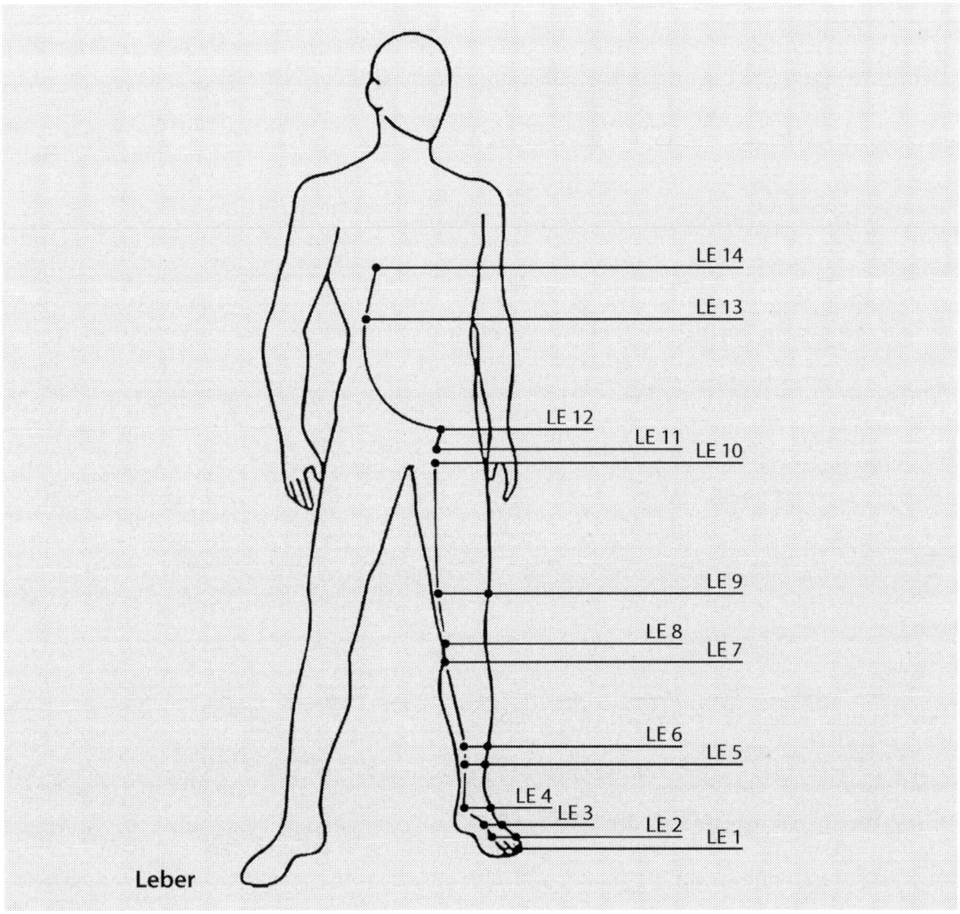

Abb. 2.24 Verlauf des Leber-Meridians

Wichtige Punkte des Leber-Meridians

Le 2

Lokalisation Zwischen erstem und zweitem Zeh

Wirkung Dieser Punkt wird bei Hypertonie, cerebrovaskulären Beschwerden und/oder Apoplex genadelt. Des Weiteren leitet er Wasser aus, besänftigt die Leber und löscht ebenfalls den Wind aus.

Nadelung Schräg

Le 3

Lokalisation Auf dem Fußrücken, in einer Vertiefung distal des proximalen Winkels zwischen Metatarsale I und II

Wirkung Dieser Punkt besänftigt die Leber und entstaut diese. Er wandelt Feuchtigkeit um und ordnet Qi. Der Punkt findet Anwendung bei Hypertonie, lokalen Beschwerden und Funktionsstörungen von Leber und/oder Gallenblase. Auch wird er bei emotional-psychischen Störungen verwendet, wie z.B. bei psychischer Anspannung, bei Unruhe, Reizbarkeit und psychosomatischen Störungen.

Nadelung Senkrecht

Besonderheit Dieser Punkt ist ein Quellpunkt. Er harmonisiert den Qi-Fluss.

▪▪ Le 8

Lokalisation Bei gebeugtem Knie am medialen Ende der Kniegelenksfalte vor der Sehne des M. semimembranosus und M. semitendinosus

Wirkung Dieser Punkt wird bei lokalen Beschwerden im Kniebereich und der unteren Extremitäten verwendet. Auch bei gynäkologischen Störungen und Störungen der Sexualfunktion des Mannes findet der Punkt Anwendung. Auch bei Leberstörungen und Blutmangel wird er genadelt.

Nadelung Senkrecht

Besonderheiten Dieser Punkt nährt Xue.

▪▪ Le 13

Lokalisation Am freien Ende der 11. Rippe

Wirkung Dieser Punkt wird bei Leber-, Milz-, Magen- und/oder Darmbeschwerden sowie bei Gallenblasenerkrankungen genadelt.

Nadelung Schräg oder subkutan

Besonderheit Dieser Punkt ist der Alarmpunkt der Milz. Auch ist er der Meisterpunkt der Zang-Organe.

▪▪ Le 14

Lokalisation 6. ICR, 4 Cun lateral der ventralen Medianlinie caudal der Mamille

Wirkung Der Punkt wird bei lokalen Beschwerden sowie bei Lebererkrankungen angewandt.

Nadelung Schräg oder subkutan

❗ Achtung: Pneumothorax.

Besonderheiten Dieser Punkt ist der Alarmpunkt der Leber.

Extrapunkte

Ex-KH 1 (Si shen cong)

Lokalisation Auf dem Schädeldach, jeweils 1 Cun frontal, lateral und okzipital von Du 20

Wirkung Diese Punkte werden bei Schwindel, Benommenheit oder Kopfschmerzen genadelt. Sie finden bei psychischen oder psychosomatischen Störungen sowie bei Schlaflosigkeit Anwendung.

Nadelung Subkutan, in Richtung Du 20

Ex-KH 3 (Yin tang)

Lokalisation Zwischen den Augenbrauen, auf der ventralen Medianlinie

Wirkung Dieser Punkt wird bei Schwindel, Benommenheit, Sinusitis und Kopfschmerzen sowie bei Erkrankungen der Augen und der Nase genadelt.

Nadelung Subkutan

Ex-KH 5 (Tai yang)

Lokalisation Zwischen lateralem Augenbrauenrand und äußerem Lidwinkel, in Vertiefung des M. temporalis

Wirkung Dieser Punkt findet Anwendung bei Migräne, allen Kopfschmerzformen, bei Fazialisparesen, bei Augenentzündungen, Trigeminusneuralgien und Dysfunktionen des Kiefergelenks.

Nadelung Subkutan

Ex-R 2 (Jia ji)

Lokalisation 17 Punkte jeweils auf der Höhe der Vertiefung caudal des Proc. spinosus von BWK 1 bis LWK 5, lateral der dorsalen Medianlinie

Wirkung Diese Punkte finden Anwendung bei Erkrankungen und Störungen des jeweiligen Segments.

Nadelung Senkrecht

Ex-R 8 (Shi qi zhui)

Lokalisation In der Vertiefung caudal vom Proc. spinosus von LWK 5 auf der dorsalen Medianlinie

Wirkung Dieser Punkt wird bei Miktionsbeschwerden oder Lumboischialgien verwendet.

Nadelung Senkrecht

! Achtung in der Schwangerschaft: Man darf nicht zu tief nadeln und keine langen Nadeln verwenden!

▪▪ Ex-BF 5 (Xi yan)

Lokalisation Bei gebeugtem Knie: medial und lateral in den Vertiefungen des Ligamentum patellae

Wirkung Dieser Punkt findet Anwendung bei Kniebeschwerden.

Nadelung Schräg in Richtung auf die Kniegelenksmitte

! Achtung: Auf Keimverschleppung in das Kniegelenk achten.

▪▪ Ex-BF 10 (Ba feng)

Lokalisation Vier Punkte zwischen den Gelenken der Metatarsophangealen, am Übergang zwischen rotem und weißem Fleisch.

Wirkung Diese Punkte werden bei Schwellungen und Schmerzen am Fuß und Zehen genadelt, überdies bei Beschwerden der unteren Extremitäten.

Nadelung Schräg in Richtung auf die Fußsohlenmitte

▪▪ Ex-BF 11 (Qi duan)

Lokalisation Fünf Punkte an Zehenspitzen

Wirkung Diese Punkte werden bei Beschwerden der Füße sowie bei gynäkologischen Problemen genadelt.

Nadelung Senkrecht

2.3.13 Außerordentliche Meridiane

Neben den zwölf Hauptmeridianen existieren sekundäre Meridiane und hier an erster Stelle die acht außerordentlichen Meridiane. Haben wir zuvor die Meridiane mit einer Flusslandschaft verglichen, so können diese außerordentlichen Meridiane mit Seen oder Reservoirs verglichen werden. Sie übernehmen beispielsweise Qi, wenn dieses zu viel in den anderen Meridianen auftritt.

Von den acht außerordentlichen Meridianen sind zwei von besonderer Bedeutung. Sie verlaufen jeweils auf der Mittellinie auf der Vorder- und Rückseite des Körpers. Auf der vorderen Mittellinie verläuft der Ren Mai, auch Konzeptionsgefäß genannt. Auf der Rückseite verläuft das Lenkergefäß Du Mai. Im Gegensatz zu den anderen Sondermeridianen besitzen diese beiden eigene Akupunkturpunkte. Die anderen Sondermeridiane sind flächig oder wie ein Netzwerk den Hauptmeridianen angeschlossen. Sie benutzen die Punkte der Hauptmeridiane. Eine Aufgabe der Sondermeridiane ist, dass sie durch ihre enge Beziehung zu den Hauptmeridianen die Verbindung der Peripherie mit den inneren Organen fördern. Auch verbinden sie die Extremitäten mit dem Herzen und bestärken so dessen zentrale Rolle als Sitz der geistigen Aktivität.

Lenkergefäß (Du Mai)

Das Lenkergefäß wird auch «Meer der Yang-Energie» genannt. Das korrespondierende Gefäß ist das Konzeptionsgefäß, Dü 3 ist der Einschaltpunkt.

▪ Verlauf

Das Lenkergefäß verläuft von der Dammregion über das Steißbein über Du 1, dann über die hintere Mittellinie von Steiß- und Kreuzbein, danach die gesamte Wirbelsäule bis zur Nackenregion hinauf. Am Schädel verläuft das Lenkergefäß über die Mittellinie, über die Nase und Philtrum zum Oberlippenbändchen, wo der Meridian endet (◘ Abb. 2.25).

▪ Funktion

Die Punkte des Lenkergefäßes dienen dem Ausgleich mit den Yang-Meridianen.

▪ Wichtige Punkte des Du Mai

Die Abkürzungen LG (für Lenkergefäß) oder Du (für Du Mai) sind beide gebräuchlich.

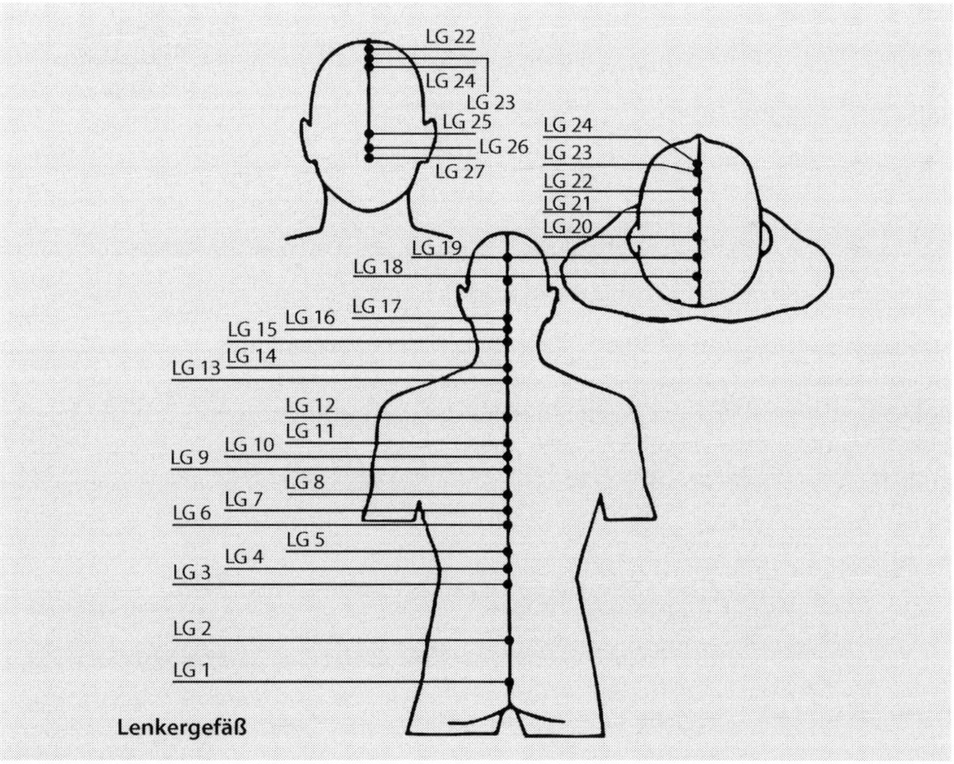

◘ **Abb. 2.25** Verlauf des Lenkergefäßes

▪▪ LG/Du 4

Lokalisation Auf Höhe von Bl 23, unter dem Proc. spinosus von LWK 2

Wirkung Dieser Punkt wird bei Erkrankungen des Unterleibs, bei Rückenschmerzen und Störungen der Sexualfunktion genadelt. Er stärkt das Nieren-Qi und das Yang.

Nadelung Senkrecht

▪▪ LG/Du 8

Lokalisation Auf Höhe von Bl 18, unter dem Proc. spinosus des BWK 9

Wirkung Dieser Punkt wird bei lokalen BWS-Beschwerden genadelt.

Nadelung Senkrecht

▪▪ LG/Du 14

Lokalisation Caudal von HWK 7 in einer Vertiefung auf der hinteren Mittellinie

Wirkung Dieser Punkt wird bei Fieber, Erkältungserkrankungen und Beschwerden der HWS genadelt. Er stärkt das Abwehr-Qi und vertreibt äußere pathogene Faktoren (z.B. Wind, Kälte, Hitze).

Nadelung Senkrecht

Besonderheiten Dieser Punkt ist der Kreuzungspunkt aller Yang-Leitbahnen.

▪▪ LG/Du 15

Lokalisation Caudal von HWK 1, Höhe Bl 10, hintere Medianlinie

Wirkung Dieser Punkt findet Anwendung bei Sprachstörungen, Schlaganfall, Aphasie oder Schwindel.

Nadelung Senkrecht, schräg, nicht tief stechen

Besonderheit Wirkt auf das Gehirn.

▪▪ LG/Du 16

Lokalisation Cranial von HWK 1 auf der dorsalen Medianlinie caudal der Protuberantia occipitalis

Wirkung Dieser Punkt wird bei Kopfschmerzen, Sprachstörungen oder Schlaganfall genutzt.

Nadelung Senkrecht oder schräg, nicht tief stechen

Besonderheiten

❶ Eine nach cranial gerichtete Nadelung ist verboten!

▪▪ LG/Du 20

Lokalisation In der Mitte beider Ohrmuschelspitzen auf der Medianlinie

Wirkung Dieser Punkt wird bei Schwindel, Kopfschmerzen oder Schlafstörungen genadelt. Er findet Verwendung zur Harmonisierung oder Beruhigung.

Nadelung Subkutan

Besonderheiten Dieser Punkt besitzt eine innere Verbindung zum Leber-Meridian.

▪▪ LG/Du 26

Lokalisation Am Übergang vom oberen zum mittleren Drittel des Philtrums in der vorderen Medianlinie

Wirkung Dieser Punkt wird bei Bewusstlosigkeit, Synkopen, bei akuter Lumbalgie oder Apoplexie genadelt. Er findet Verwendung bei psychischen oder psychosomatischen Störungen.

Nadelung Schräg

Besonderheiten Wichtiger Notfallpunkt

Das Konzeptionsgefäß (Ren Mai)

Das Konzeptionsgefäß wird auch «Meer der Yin-Energie» genannt, der Einschaltpunkt ist Lu 7.

▪ Verlauf

Das Konzeptionsgefäß beginnt im Dammbereich mit Ren 1, verläuft dann über die vordere Mittellinie über den Unterbauch zum Oberbauch, weiter über das Xyphoid und Brustbein zur Drosselgrube, dann zur Mittellinie im Bereich der Luftröhre und des Kehlkopfes, schließlich weiter hinauf zum Kinngrübchen (▣ Abb. 2.26).

▪ Funktion

Der Ren Mai dient zum Energieausgleich mit den Haupt-Meridianen. Seine Punkte werden bei urogenitalen, gastrointestinalen und respiratorischen Erkrankungen verwendet. Es befinden sich Alarmpunkte von Perikard, Herz, Magen, Dreifach-Erwärmer, Dünndarm und Blase auf dem Konzeptionsgefäß. Lenker- und Konzeptionsgefäß gehören zu den acht außerordentlichen Gefäßen und besitzen – im Gegensatz zu den restlichen sechs – eigene Punkte. Sie übernehmen überschüssige Energien aus den Haupt-Meridianen und können diesen wiederum aber auch Energie zur Verfügung stellen.

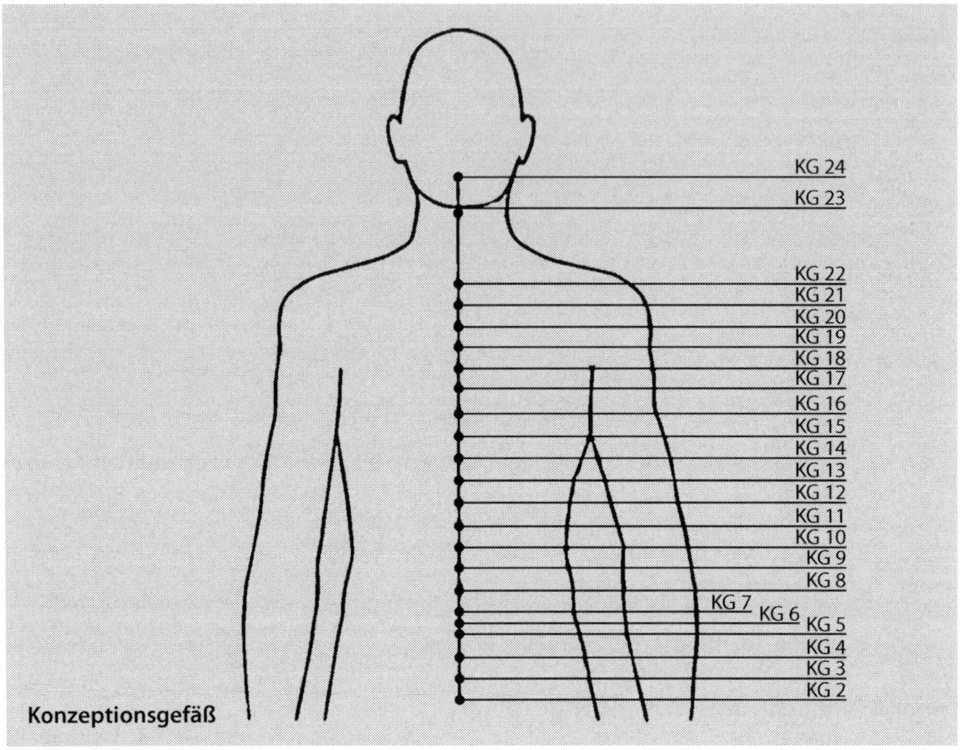

Abb. 2.26 Verlauf des Konzeptionsgefäßes

Wichtige Punkte des Ren Mai

Auch hier sind zwei verschiedene Abkürzungen geläufig: KG (Konzeptionsgefäß) und Ren (Ren Mai).

KG (Ren 3 Zhong ji)

Lokalisation In der Mitte des Oberrandes der Symphyse

Wirkung Dieser Punkt wird bei gynäkologischen Störungen sowie bei Problemen der Sexualfunktion und Miktionsbeschwerden genadelt.

Nadelung Senkrecht

Besonderheiten Dieser Punkt ist der Alarmpunkt der Blase.

KG (Ren 4 Guan yuan)

Lokalisation 2 Cun oberhalb des Symphysenoberrandes

Wirkung Dieser Punkt ergänzt das Ursprungs-Qi und füllt es auf. Er findet Verwendung bei Miktionsbeschwerden, bei Störungen der Sexualfunktion und/oder Prostatabeschwerden sowie bei gynäkologischen Schwierigkeiten. Auch wird er bei allen Schwächezuständen genadelt.

Nadelung Senkrecht

Besonderheiten Dieser Punkt ist der Alarmpunkt des Dünndarms.

▪▪ KG (Ren 5 Shi men)

Lokalisation Auf der ventralen Medianlinie, 2 Cun unterhalb des Nabels

Wirkung Dieser Punkt wird bei gynäkologischen Beschwerden, bei Miktionsbeschwerden und Verdauungsbeschwerden genadelt.

Nadelung Senkrecht

Besonderheiten Dieser Punkt ist der Alarmpunkt des Dreifach-Erwärmers.

! Achtung in der Schwangerschaft: Man sollte kleine Nadeln verwenden und nicht direkt senkrecht hineinstechen!

▪▪ KG (Ren 6 Qi hai)

Lokalisation 1,5 Cun caudal von der Nabelmitte, auf der ventralen Medianlinie

Wirkung Dieser Punkt mehrt das Qi und ordnet es, auch festigt er die Essenz. Er wird bei allen psycho-physischen Erschöpfungszuständen («Meer des Qi») genadelt. Auch findet er Verwendung bei gynäkologischen Störungen und bei urogenitalen Beschwerden.

Nadelung Senkrecht

▪▪ KG (Ren 12 Zhong wan)

Lokalisation 4 cun cranial der Nabelmitte

Wirkung Dieser Punkt harmonisiert den Magen und stärkt die Milz. Er findet Verwendung bei Gallenblasenerkrankungen und gastrointestinalen Erkrankungen.

Nadelung Senkrecht

Besonderheiten Alarmpunkt des Magens, Meisterpunkt der Fu-Organe

▪▪ KG (Ren 17 Dan zhong)

Lokalisation In der Mitte der Mamillen, auf der ventralen Medianlinie

Wirkung Dieser Punkt ordnet das Qi und stillt Schmerzen. Er wird bei Atemnot eingesetzt. Auch wird er bei kardialen und pulmonalen Erkrankungen sowie bei psychovegetativen Störungen genadelt.

Besonderheiten KG 17 löst psychische und physische Blockaden.

! Achtung: Nicht zu tief nadeln. Bei Sternumlücken Gefahr einer Perikardtamponade!

Zusammenfassung

- Der Qi-Fluss in den zwölf Hauptmeridianen kann in drei Abschnitte mit jeweils vier Meridianen unterteilt werden.
- Die Arm-Meridiane weisen hierbei eine ansteigende Energie, die Bein-Meridiane eine sinkende Energie auf.
- Der Qi-Fluss lässt sich bildhaft mithilfe der Organuhr repräsentieren, wobei pro Organ eine zweistündige Periode vorgesehen ist.
- Der gesamte Fluss dauert 24 Stunden.
- Die Yin-Meridiane am Arm (Lunge, Herz, Perikard) steigen vom Thorax zu den Fingern auf.
- Die Yang-Meridiane am Arm (Dick- und Dünndarm, San jiao) steigen von den Fingern zum Kopf auf.
- Die Yang-Meridiane am Bein (Magen, Blase, Gallenblase) steigen vom Kopf zu den Zehen ab.
- Die Yin-Meridiane am Bein (Milz, Niere, Leber) steigen von den Zehen zum Thorax auf, womit der Kreis wieder von vorne beginnt.
- Lenker- und Konzeptionsgefäß gehören zu den acht außerordentlichen Gefäßen und besitzen im Gegensatz zu den restlichen sechs Gefäßen eigene Punkte. Sie übernehmen überschüssige Energien aus den Haupt-Meridianen und sind in der Lage, als Reservoir diesen auch Energie zur Verfügung zu stellen.

2.4 Die Punkte

Wenn man sich fragt, ob es denn so wichtig sei, die Punkte korrekt zu nadeln, so wird dies von einem Praktizierenden der Akupunktur mit einem klaren «Ja» beantwortet. Nicht umsonst verwenden wir so viel Zeit und Energie damit, die korrekte Lokalisation eines Punktes zu bestimmen. Doch was sind eigentlich Akupunkturpunkte? Die chinesische Bedeutung lässt sich u.a. mit «Öffnung» übersetzen. Der uns geläufige Begriff «Punkt» stellt letztlich also nur eine Abstraktion dar. Diese Punkte stellen «Öffnungen» oder Zugangswege zum Energiesystem des Menschen dar, über die man von außen Einfluss auf das System nehmen kann. Der chinesische Name eines Akupunkturpunktes klingt im ersten Moment etwas blumig, zeigt aber zumeist die traditionelle Bedeutung des Punktes an und macht dessen Funktion oder Wirksamkeit deutlich. Im Deutschen sind die Punkte einfach nummeriert und werden anhand des Meridians, auf dem sie liegen, benannt. Lu 7 ist somit der 7. Punkt auf dem Lungen-Meridian (s. Abb. 2.13). Das macht die Einteilung im ersten Moment vielleicht etwas einfacher, doch in diesem System kann man sich die Bedeutung des Punktes nicht mehr aus dem Namen her ableiten, sondern muss sie (wie so vieles in der Medizin) auswendig lernen.

Jeder Akupunkturpunkt hat eine bestimmte Wirkung. Aus dieser kann dann der Therapeut die Indikation ableiten. Neben seiner besonderen Wirkung besitzt jeder Punkt zusätzlich eine lokale Wirkung. Das heißt, dass der Punkt auch direkt auf die Region wirkt, in der er liegt. Aus diesem Prinzip heraus entsteht eine wichtige Einteilung der Akupunkturpunkte. Sie können entsprechend ihrer Wirkung in Nahpunkte und Fernpunkte eingeteilt werden. Die Nahpunkte werden beispielsweise bei lokalen Schmerzen angewandt, wobei die Fernpunkte entlang des Meridians oder der Erkrankung zugeordneter Organe ihre Wirkung entfalten. Die Indikation, wann man welche Punkte nutzt, beruht auf den Gesetzmäßigkeiten der Akupunktur, wobei manche Punktindikation auch auf Erfahrungswerten beruht und nicht immer logisch nachvollziehbar ist.

Wie werden die Punkte eingesetzt?
- Regional und/oder lokal
- Als Fernpunkt
- Auf der Leitbahn nach TCM-Sichtweise
- Empirisch belegte Wirkung

Neben dem Aspekt, wie ein Punkt eingesetzt wird, gibt es noch einige Punkte, die einen besonderen Status besitzen:

■ ■ Luo-Punkt («Verbindungspunkt»)
Luo bedeutet verbinden oder verknüpfen. Jeder Meridian hat einen eigenen Luo-Punkt im Bereich des Hand- oder Fußgelenks. Mithilfe der Luo-Punkte kann man sehr vehement dynamisieren, was z.B. bei Stauungen oder Stasen von Xue helfen kann.

■ ■ Yuan-Punkt («Quellpunkt»)
Jeder Meridian besitzt seinen eigenen Quellpunkt im Bereich der Hände und Füße. Bei den Yin-Leitbahnen ist das der 3. Punkt von der Peripherie her. Bei den Yang-Leitbahnen ist das der 4. Punkt von der Peripherie. Allerdings gibt es auch hier Ausnahmen: So ist Gb 40 der 5. Punkt von der Peripherie.

■ ■ Shu-Punkt («Zustimmungspunkt»)
Alle Zustimmungspunkte liegen auf dem inneren Ast des Blasen-Meridians. Sie dienen zur Regulation von Zang-Fu-Störungen.

■ ■ Mu-Punkt («Sammelpunkt» oder auch «Alarmpunkt»)
Mu bedeutet so viel wie «energetische Prozesse an dieser Stelle zusammenrufen». Die Mu-Punkte liegen ventral oder etwas seitlich des Rumpfes. Sie haben eine diagnostische Bedeutung – z.B. bei Schmerzen – und eine therapeutische Bedeutung. Zu den Shu-Punkten am Rücken bilden sie ein antagonistisches Komplement. Jedem Funktionskreis ist ein Mu-Punkt zugeordnet.

■ ■ Xi-Punkt («Spaltpunkt»)
Auf jedem Meridian liegt ein Spaltpunkt. An dieser Stelle kommt es leicht zu einer Energieansammlung, die wieder überbrückt werden muss. Man nutzt die Xi-Punkte, um den Energiekreislauf wieder in Gang zu bringen. Klinische Beispiele für energetische Ansammlungen sind Schmerzen, daher nutzt man die Xi-Punkte zur Therapie einer Schmerzsymptomatik im Meridianverlauf. Die Spaltpunkte liegen distal von Knie- oder Ellenbogenbereich.

■ ■ Ba-Hui-Xue-Punkte («Einflussreiche Hui-Punkte»)
Hui bedeutet so viel wie «einander treffen». An den Hui-Punkten fließt das Qi der zugeordneten Körpergewebe an die Körperoberfläche. Bewährt hat sich eine Kombination mit den Xi-Punkten bei akuten Erkrankungen.

▪▪ Xia-He-Xue-Punkte («Untere-Meer-Punkt» oder «Unterer einflussreicher Punkt»)

Sie sind die Hauptpunkte bei Erkrankungen der Fu-Organe. Sie liegen unterhalb des Knies.

▪▪ Meisterpunkt der Region

Das sind Punkte, welche einen Einfluss auf bestimmte Körperzonen besitzen. Sie verstärken eine Wirkung durch die Kombination mit Punkten einer spezifischen Wirkung.

▪▪ Jiao-Hui-Xue-Punkte («Kreuzungspunkte» oder «Verbindungspunkte»)

Diese Punkte aktivieren die zugehörige außerordentliche Leitbahn. Die Kreuzungspunkte können zur Therapie bei Erkrankungen genutzt werden, bei denen mehrere Meridiane beteiligt sind.

Art der Akupunkturbehandlung

Doris Krüger

D. Krüger, *Akupunktur bei psychischen Erkrankungen*
DOI 10.1007/978-3-662-53677-3_3

Neben der eigentlichen Körperakupunktur existieren noch andere Akupunktur-Varianten. Einige davon werden in diesem Kapitel dargestellt. Mit einem jeweiligen kurzen historischen Exkurs wird auf die Ohrakupunktur und die Schädelakupunktur nach Yamamoto eingegangen. Es werden jeweils die dahinterstehenden Theorien und wichtige Punkte erklärt. Durch anschauliche Bilder wird das theoretische Wissen zeichnerisch dargestellt. Mit einem kurzen Ausblick auf die Akupressur schlägt dieses Kapitel einen Bogen zum nächsten.

3

3.1 Körperakupunktur

Bei der Körperakupunktur werden Nadeln verwendet, welche in Punkte der verschiedenen Meridiane gestochen werden. Die Haupt-Meridiane wurden im vorhergehenden Kapitel dargestellt. Je nach Krankheitssyndrom werden Fern- oder Nahpunkte oder beide genadelt. Dazu werden die unterschiedlichen Nadeltechniken genutzt, die noch vorgestellt werden. Bevor eine Körperakupunktur erfolgen kann, finden eine Anamnese und eine Diagnostik nach westlichen und nach chinesischen Gesichtspunkten statt.

3.2 Ohrakupunktur

Eine der ältesten Sonderformen der Akupunktur ist die Ohrakupunktur. Schon im Buch Huang Di Nei Jing (ca. 500–300 v.Chr.) und anderen medizinischen Werken finden sich Hinweise auf Zusammenhänge zwischen der Ohrmuschel und einzelnen Körperteilen.

Das Ohr besteht aus elastischem Knorpel und einer sehr dünnen Schicht aus Fett und Haut, welche mit zahlreichen Nerven durchzogen ist. Zur Erinnerung: Die Innervation der Ohrmuschel geschieht vor allem durch den Plexus cervicalis, N. vagus, N. glossopharyngeus, N. facialis und N. trigeminus. In die Tiefe der Ohrmuschel zieht der Ramus auricularis des N. vagus. Sympathikusfasern erreichen das Ohr über die Gefäße. Die einzelnen Innervationsgebiete sind nicht scharf voneinander abgrenzbar, sondern überlappen sich. Dank dieser intensiven Versorgung mit Nerven ist die Möglichkeit der Manipulation von außen mitttels Nadeln auf innere Vorgänge gut vorstellbar. Schon im alten China wurde der therapeutische Zugang über das Ohr genutzt. Innerhalb eines komplexen Therapieprozesses ist die Ohrakupunktur in der heutigen Zeit nicht mehr wegzudenken. Aufgrund seiner anatomischen Lage ist das Ohr sehr gut zugänglich (◘ Abb. 3.1).

Für mehr Klarheit noch einmal ein kurzer anatomischer Überblick über das Ohr:

Helix Entspringt der Helixwurzel, dem Crus helicis. Durch die Helixwurzel: Einteilung der Concha in Semiconcha sup. und Semiconcha inf.

Antihelix Ist ein knorpeliger Wulst, der parallel zur Helix verläuft und sich cranial in zwei Wurzeln gabelt: Crus antehelicis sup. und Crus antehelicis inf. Dazwischen liegt die Fossa triangularis.

Scapha: «Helixrinne» Bereich zwischen Helix und Antihelix. Geht caudal in den Lobulus über.

Antitragus Klappenartiger Vorsprung, vom Ende der Antihelix durch postantitrageale Furche abgegrenzt.

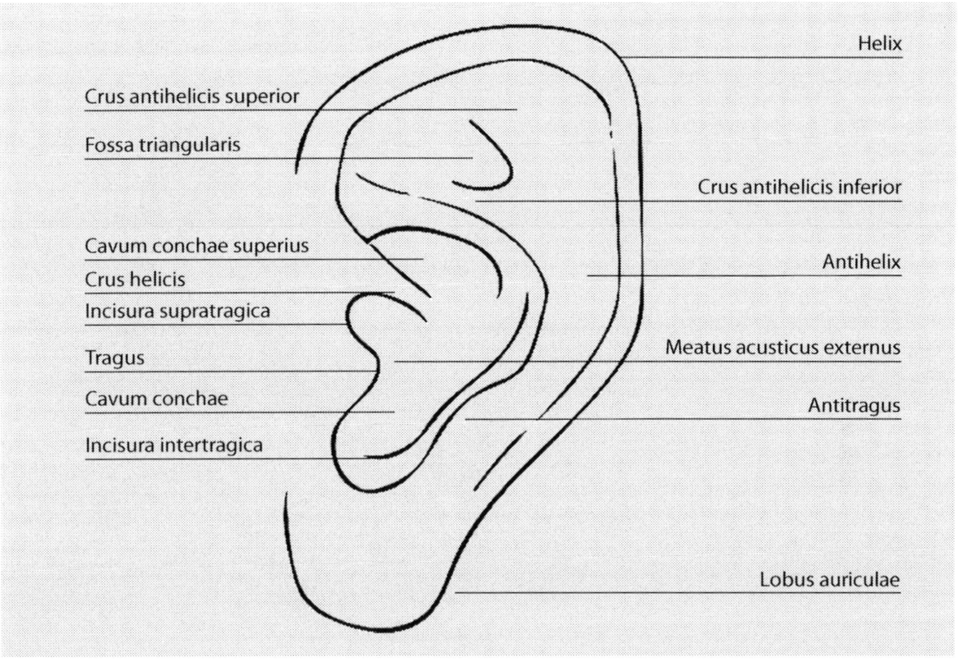

Abb. 3.1 Überblick anatomische Strukturen des Ohrs

Tragus Vorwölbung zwischen aufsteigender Helix und Ansatz des Lobulus gegenüber vom Antitragus.

Incisura supratragica Trennt Tragus nach cranial ab. Überdeckt den Meatus acusticus externus.

Rückseite der Ohrmuschel Sie stellt ein Negativrelief mit gleicher Struktur (bis auf wenige Ausnahmen) der Vorderseite dar.

In der traditionellen chinesischen Medizin wird das Ohr nicht als eigenständiger Körperbestandteil angesehen, sondern als eingebettet und verbunden mit einem Netzwerk von Kanälen und deren Kollateralen sowie den Zang-Fu-Organen. Damit ist das Ohr nur ein Bestandteil des Gesamtorganismus. Alle sechs Yang-Meridiane treffen sich am Ohr, und auch die sechs Yin-Meridiane sind indirekt mit dem Ohr verbunden. Schon im bereits erwähnten Buch «Huang Di Nei Jing» wird gesagt, dass das Ohr der Ort sei, «an dem sich alle Meridiane treffen». Ähnlich wie wir es von den Repräsentanzen auf den Gehirnarealen kennen soll der gesamte Körper auf der Ohrmuschel repräsentiert sein. Diese Theorie bildet die Grundlage der Ohrakupunktur. Bildhaft kann man sich das in Form eines Embryos im Uterus vorstellen, wobei der Kopf nach unten gerichtet ist. Abb. 3.2 veranschaulicht das.

Wird dieser Gedanke weitergeführt, so finden sich die einzelnen Organe auf dem Ohr wieder. Wie beim Gehirn sind auch hier bestimmte Organe überrepräsentiert. Abb. 3.3 stellt die Organrepräsentation des Ohrs dar.

Tab. 3.1 bietet einen groben Überblick über die Darstellung jener Körperareale, welche am Ohr repräsentiert werden.

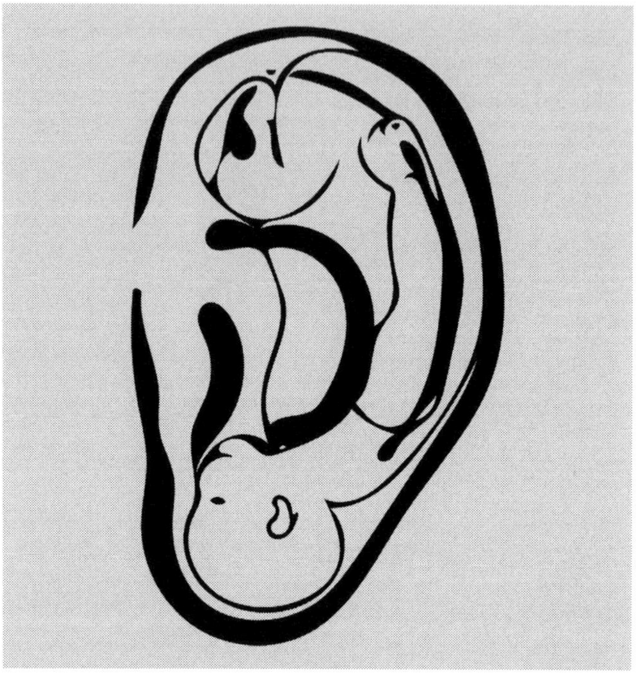

Abb. 3.2
Embryomodell des Ohrs

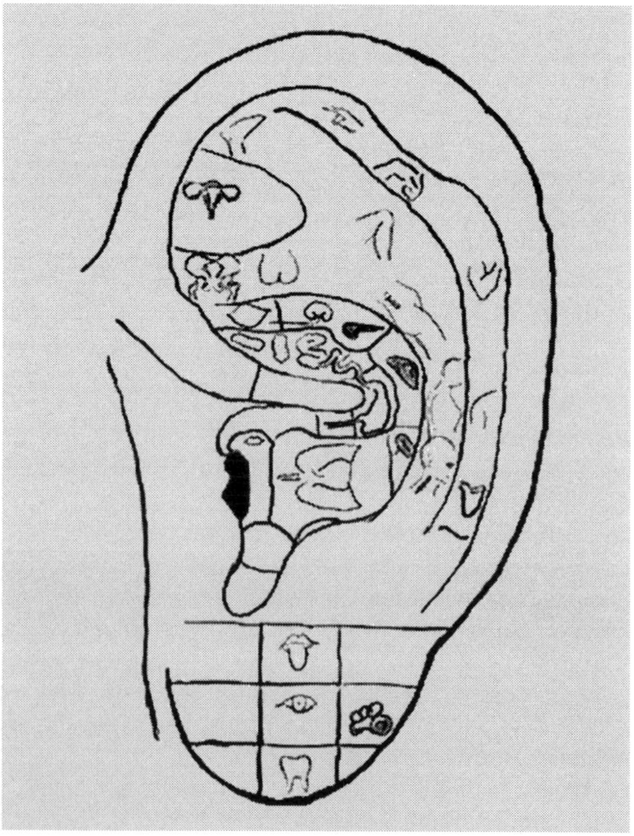

Abb. 3.3
Organrepräsentanz des Ohrs

Tab. 3.1 Darstellung der Körperareale auf das Ohr

Ohrareal	Repräsentiertes Körperareal
Lobulus	Kopfbereich
Semiconcha inf.	Thorax
Helixwurzel	Zwerchfell
Semiconcha sup.	Abdomen
Fossa triangularis	Kleines Becken
Antihelix	Wirbelsäule
Crus helicis inf.	Kreuz - und Steißbein
Crus helicis sup.	Untere Extremitäten
Scapha	Obere Extremitäten

Am Ohr sind über 200 Punkte bekannt. Hieraus lassen sich einige wichtige Indikationen ableiten. So findet die Ohrakupunktur Anwendung bei:

- akuten, schmerzhaften Krankheiten des Stütz- und Bewegungsapparates, z.B. Lumbalgien, Myalgien, Bewegungseinschränkungen oder Schmerzen nach einem Trauma,
- Neuralgien, Migräne und Kopfschmerzen,
- Störungen des Verdauungs-/Ausscheidungs- oder Respirationstraktes,
- zahlreichen Allergien,
- Suchterkrankungen,
- emotional-psychischen Störungen,
- Schlafstörungen.

In der Psychiatrie findet die Ohrakupunktur vor allem im suchttherapeutischen Bereich immer mehr Zuspruch, da hier mittels der NADA-Methode (welche im Verlauf des Buchs noch eingehender erklärt wird) Entzugserscheinungen gemildert, Schlafstörungen reduziert und auch das Craving verringert werden können (► Kap. 9). Zahlreiche Kliniken bieten zur Unterstützung der Entzugstherapie im stationären Setting die NADA-Akupunktur an. Auch im ambulanten Bereich kann die Ohrakupunktur zur Raucherentwöhnung, zur Adipositasbehandlung und zur Begleittherapie bei Depressionen, Angststörungen und Schlafstörungen genutzt werden.

Wie bei der Körperakupunktur gibt es auch einige wenige Kontraindikationen. So darf insbesondere bei Erkrankungen, bei denen invasivere Therapieinterventionen erforderlich sind, die Akupunktur nicht als alleinige Therapie, sondern höchstens unterstützend angewandt werden. Einige Beispiele:

- Erkrankungen mit Operationsindikation,
- schwere Infektionen,
- lebensbedrohliche Krankheitsbilder,
- Erbkrankheiten.

Es darf nicht in entzündete Gebiete, bei lokalen Defekten oder verletzten Hautabschnitten genadelt werden. Es empfiehlt sich, Punkte mit endokriner Wirkung nicht bei Schwangeren zu stechen.

3.2.1 Komplikationen

Praxistipp

Nur am liegenden Patienten nadeln.

Kollapsgefahr Wegen der Nähe zum N. vagus kann es hier eher als bei der Körperakupunktur zu einer vasovagalen Reaktion kommen.

Infektion Der Knorpel ist bradytroph. Daher besteht die Gefahr für eine Perichondritis. Im Vorfeld muss der Behandler desinfizieren, dann sollte er keine Dauernadeln verwenden und engmaschig kontrollieren.

Erstverschlimmerung Kurzfristige Intensivierung der bestehenden Symptomatik. Ebenso wie bei der Körperakupunktur hilft hier im Vorfeld eine umfassende Aufklärung.

Kurzer historischer Exkurs

In Europa wurde die Ohrakupunktur 1950 von dem Franzosen Paul Nogier erstmalig systematisch erfasst. Seine Erkenntnisse über diese Form der Akupunktur wurden in der chinesischen Medizin aufgenommen und in die dortige Akupunkturlehre einbezogen. Es entwickelten sich die «Französische Aurikolotherapie nach Nogier» und die «chinesische Schule». Heutzutage werden beide Schulen gleichermaßen verwendet. Zwischen ihnen existieren viele Gemeinsamkeiten. Allerdings herrscht in der Nomenklatur ein entscheidender Unterschied: Die chinesische Schule verwendet zur Benennung der Punkte Ziffern, wohingegen die französische Schule die Punkte mit Eigennamen versieht, welche auf das zugehörige Organ oder eine besondere Punkteigenschaft hinweist.
In Deutschland gehört die Ohrakupunktur zu den am meisten verwendeten «Mikrosystemen» (MAPS). Sie kann für sich alleine oder aber auch in Kombination mit der Körperakupunktur angewandt werden. Wie bei allen Mikrosystemen sind die Punkte nur aktiv, wenn eine Irritation vorhanden ist. Im Vergleich zur Körperakupunktur ist der Wirkungseintritt meist sehr rasch, wobei die Wirkdauer jedoch eher kurz ist. In China wird die Ohrakupunktur meist in Kombination mit der Körperakupunktur angewendet. Es haben sich jedoch einige Zentren – wie auch in Europa – auf die reine Anwendung der Ohrakupunktur spezialisiert. Der Vorteil liegt u.a. in der Behandlung von Suchterkrankungen. Die Langzeitwirkung der Ohrakupunktur ist etwas geringer als die der Körperakupunktur. Die Kombination beider Systeme bietet sich regelrecht an, da sie sich gegenseitig gut ergänzen.

3.2.2 Punktlokalisation/Methodik

Empfohlen wird die Nadelung eines Ohrs. Des Weiteren empfiehlt es sich, bei der Ohrakupunktur eine begrenzte Anzahl an Nadeln zu verwenden. Es werden ca. fünf Nadeln pro Ohr empfohlen. Nach Nogier wäre die Behandlung des Ohrs der dominanten Gehirnhälfte zu empfehlen. Das heißt bei Rechtshändern das linke Ohr, bei Linkshändern das rechte Ohr.

Diagnostisch hilfreich ist zu Beginn eine eingehende Inspektion des Ohrs. Hier können sich erste Hinweise auf die Beteiligung innerer Organe oder erkrankter Körperabschnitte zeigen, z.B. sichtbare Veränderungen, wie Rötung und/oder Ektasien etc. Ein weiteres diagnostisches Hilfsmittel ist der Hautwiderstand. Nogier nutzte ihn und entdeckte den von ihm getauften RAC (réflexe auriculocardiac). Heute wird er als VAS (vaskuläres autonomes Signal) bezeichnet. Das Prinzip dahinter ist, dass der Behandler den Radialispuls des Patienten tastet und gleichzeitig das Ohr des Patienten abgetastet wird. Das VAS ist die tastbare Pulswellenverschiebung bei einer vorhandenen Irritation des abgetasteten Areals. Diese Methode ist eine sehr exakte Methode zum Auffinden von Punkten, benötigt allerdings sehr viel Erfahrung.

Im Gegensatz zur Körperakupunktur, in der die Maßeinheit Cun zur Punktlokalisation verwendet wird, kann der Behandler bei der Ohrakupunktur neben dem VAS die Very-Point-Methode benutzen. Hierbei wird eine feine Nadel (Durchmesser 0,2 mm) verwendet. Mit abgestützter Hand wird die Nadel behutsam über das Areal geführt, wo der Behandler die Irritation vermutet. Dann wird die Nadel mit einem 45°-Winkel zur Hautoberfläche in Form von Streichbewegungen oder kleinster Klopfbewegungen bewegt. Man wischt quasi mit der Nadel über die Haut. Nach Gleditsch soll die Bewegung einem feinen, leicht tupfenden Pinselstrich gleichen, ohne dass die Haut traumatisiert wird. Beim Berühren des Very-Points zeigt der Patient sofort eine Reaktion, entweder eine verbale oder aber eine mimische (z.B. Blinzeln).

Diese Methode ist ebenfalls eine sehr genaue Punktsuche, wobei der Begriff Very-Point den Punkt beschreibt, am dem die eigentliche Irritation zu finden ist. Auch wenn dieser Punkt nur den Bruchteil von Millimetern groß ist, ist die genaue Lokalisation für den Therapieerfolg der Akupunktursitzung entscheidend. Zusätzlich existieren die unterschiedlichsten elektronischen Hilfsmittel, welche das Auffinden der Punkte erleichtern können. Diese werden «Punktsuchgeräte» genannt.

3.2.3 Behandlungstechnik

Nach erfolgter Aufklärung erfolgt die Lagerung des Patienten. Wegen der erhöhten Kollapsgefahr sollten Patienten nur im Liegen behandelt werden. Prinzipiell können beide Ohren genadelt werden. Bei akuten Störungen wird meist das Ohr der betroffenen Seite behandelt, ansonsten wird – wie wir bereits sahen – nach der Empfehlung von Nogier das Ohr der dominanten Hirnhälfte genutzt.

Die Nadeltechnik ist senkrecht und erfolgt nach präziser Punktlokalisation. Mehr als fünf Nadeln sollten nicht verwendet werden. Der Therapieeffekt hängt hier nicht von der Nadelanzahl, sondern von der Präzision der Nadelung des Punktes ab.

Praxistipp

Bei der Körperakupuktur ein «Kann», bei der Ohrakupunktur ein «Muss»: Vor der Nadelung unbedingt das Ohr desinfizieren. (Cave: Perichondritis)

Die Dauer umfasst, wie bei der Körperakupunktur, ca. 20–40 Minuten, manchmal etwas weniger, dann etwa 15–35 Minuten. Aber auch hier gilt, dass die Behandlung individuell an den Patienten und sein Erkrankungsbild angepasst wird. Akute Erkrankungen können bis zu viermal in der Woche behandelt werden. Bei Entzugserkrankungen sogar täglich. Chronische Erkrankungen werden 1- bis 2-mal wöchentlich therapiert. Eine Stimulation wird bei der Ohrakupunktur seltener durchgeführt. Ansonsten kann hier sowohl mit Nadeln als auch mit der Laserakupunktur behandelt werden. In Deutschland wurden in der Vergangenheit gerne auch Dauernadeln bzw. Dauerreizverfahren (z.B. kleine Kügelchen auf Pflaster oder Samen auf Pflaster) verwendet. Auf diese Methode sollte aufgrund der Infektionsgefahr verzichtet werden.

Interessant und wichtig sind insbesondere die psychotropen Punkte des Ohrs.

3.2.4 Therapiekonzept und Punktkategorien

Vegetativ ausgleichende Punkte

Besonders bei psychisch-emotionalen Störungen können die vegetativ wirksamen Punkte (z.B. Vegetativum I und II) oder psychisch ausgleichenden Punkte genutzt werden, wie z.B. Anti-Aggressionspunkt oder Frustrationspunkt.

Segmentpunkte

Nach Nogier können über eine vertikale Anordnung der Wirbelsäulenabschnitte hinaus verschiedene Strukturen in horizontalen/linearen Segmenten gegliedert werden.

Organe

Der erkrankten Körperregion entsprechend werden die Punkte untersucht (auch Korrespondenzpunkte genannt). Hierzu kann die Organrepräsentanz genutzt werden (vgl. Abb. 3.3).

Antiphlogistische/analgetische Punkte

Diese Punkte werden meist ergänzend genadelt. Sie finden Anwendung bei Entzündungen und/oder Schmerzzuständen (als Beispiel sind hier Thalamus oder Shen Men zu nennen).

Behandlungsstrahl

Nach Nogier können bei chronischen Erkrankungen häufig wichtige Behandlungs- oder Schmerzpunkte auf einer Linie angeordnet werden. Durch die Helixkrempe wird die vegetative Rinne gebildet. Dort wird nach empfindlichen Punkten gesucht. Dann werden die aktiven Punkten mit einer Linie verbunden. Diese Behandlungslinie geht durch den Nullpunkt. Diese Linie kann in Richtung der Ohrperipherie nach oben und unten zu einem Strahl erweitert werden. Über diesen Behandlungsstrahl können unterschiedliche Körperstrukturen erreicht werden. Der Behandlungsstrahl stellt somit einen einfachen therapeutischen Zugang zu verschiedenen behandlungsbedürftigen Strukturen dar.

Wichtige Punkte der Ohrakupunktur

Im Folgenden werden einige wichtige Punkte des Ohrs (◘ Abb. 3.4) im Überblick vorgestellt.

Anti-Aggressionspunkt Dieser Punkt liegt ca. 3–4 mm unterhalb der Incisura intertragica auf einer vertikalen Tangente zu deren Vorderrand. Er wird bei Kopfschmerzen sowie bei Konzentrations- und Schlafstörungen angewandt und wirkt ausgleichend.

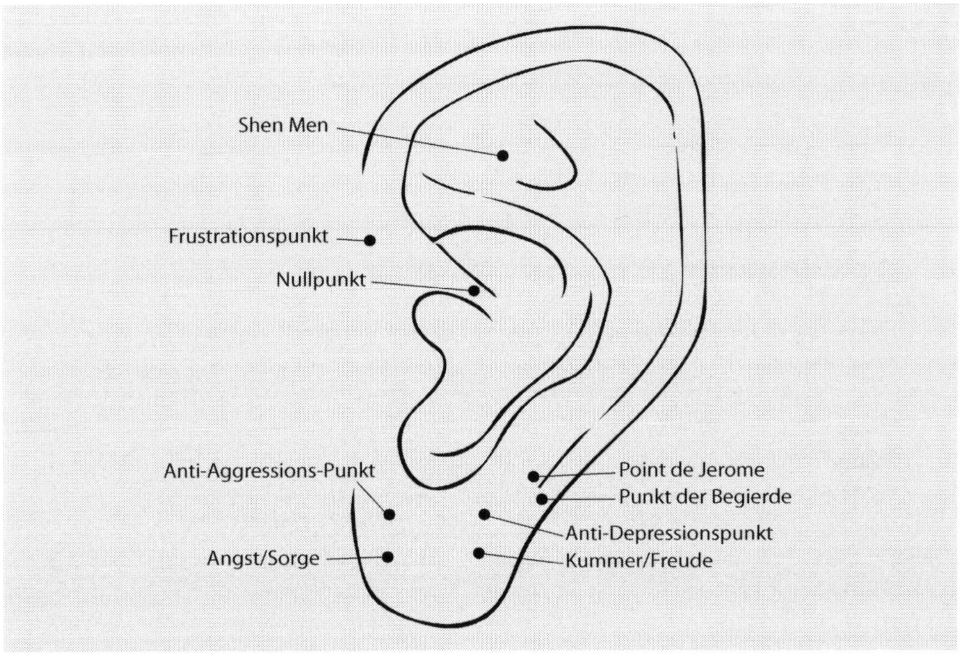

Abb. 3.4 Wichtige Punkte des Ohrs

Angst-/Sorge-Punkt Dieser Punkt liegt unterhalb des Anti-Aggressionspunktes und dient der Lösung von Angstzuständen.

Praxistipp

Bei Rechtshändern sollte die Angst vorwiegend am rechten Ohr, bei Sorge das linke Ohr behandelt werden. Bei Linkshänder gilt dies umgekehrt.

Anti-Depressionspunkt Dieser Punkt liegt auf der gleichen Ebene wie der Anti-Aggressionspunkt (in der auslaufenden Scapha). Er kann unterstützend bei depressiver Verstimmung (bis zu reaktiven Depressionen) eingesetzt werden.

Kummer/Freude Dieser Punkt liegt im Dorsalbereich des Lobulus und unterhalb des Anti-Depressionspunktes. Bei Rechtshändern gilt: Bei gestörter Lebensfreude eher rechtes Ohr, bei Kummer eher das linke Ohr behandeln. Bei Linkshändern ist es umgekehrt.

Point de Jerome Er liegt im Schnittpunkt der postantitragealen Falte mit der Scapha. Nützlich bei Schlafstörungen, Verspannungszuständen, zum Ausgleich und Beruhigung und bei seelischen Belastungszuständen.

Punkt der Begierde Dieser Punkt liegt im Schnittpunkt der postantitragealen Falte mit dem Ohrrand. Er ist zur Suchtbehandlung geeignet.

Nullpunkt Am Übergang vom Crus helicis zum aufsteigenden Helixast. Er bildet das physiologische und geometrische Zentrum des Ohrs. Bei Nogier dient er als Ausgangspunkt der Referenzlinien (auch der Behandlungsstrahlen).

Frustrationspunkt Er liegt vor und unterhalb von Point Bosch und wird bei psychischen Belastungen sowie bei Sucht eingesetzt.

3.3 Schädelakupunktur (nach Yamamoto)

Die Schädelakupunktur nach Yamamoto wurde in den 1960er-Jahren von Dr. med. Toshikatsu Yamamoto begründet (YNSA = Yamamoto new scalp acupuncture). Bei der Behandlung von Schmerz-Patienten und Patienten mit Lähmungen mittels klassischer Akupunktur fand er besondere Punkte am Schädel, deren Stimulation somatoforme Zuordnungen des gesamten Körpers aufzeigten. Yamamoto nutzte die nächsten 40 Jahre, indem er diese neue Akupunkturform systematisierte und vervollständigte. Neben der Entdeckung der neuen Punkte am Kopf hat Yamamoto die orientalische Bauchdeckendiagnostik modifiziert und die auf ihr beruhenden Reflexzonen den Schädelakupunkturpunkten zugeordnet. Darüber hinaus fand er kongruent zur Bauchdeckendiagnostik und übereinstimmend mit den indizierten Punkten am Schädel eine weitere somatoforme Anordnung im Bereich des lateralen Halsdreiecks, das zur Diagnostik indizierter YNSA-Punkte genutzt werden kann.

Noch immer ist Yamamoto auf der Suche nach neuen Punkten zur schnellen und effektiven Behandlung unterschiedlichster Störungen. So hat er in den letzten Jahren Punkte für die zwölf Hirnnerven gefunden und diese dem Meridiansystem zuordnen können. Die YNSA ist geeignet zur schnellen und effizienten Behandlung von Schmerzsyndromen des Bewegungssystems, funktionellen Störungen innerer Organe und Lähmungen unterschiedlicher Genese. Der Behandlungserfolg bei der Schmerztherapie ist unmittelbar nach der korrekt applizierten Nadel zu erwarten.

3.3.1 Indikation

Die Schädelakupunktur nach Yamamoto kann zur Verbesserung der Mobilisation nach Verletzungen und Operationen, zur Schmerztherapie und Behandlung von Schmerzzuständen des Bewegungssystems, sowie für funktionelle und reversible Störungen angewandt werden. Auch zur Rehabilitation und Behandlung von zentralen und peripheren Lähmungen wird sie verwendet. Diese Anwendungsmöglichkeit der Akupunktur hatte bereits Yamamoto herausgefunden.

Indikationsbeispiele

Motorische Störungen, Hemiplegie, Paraplegie, Migräne, Morbus Parkinson, Vertigo, Sehstörungen, Tinnitus, Aphasie, Demenz, Insomnie, Morbus Alzheimer, Depressionen. Wie immer in der Akupunktur gibt es auch in der Schädelakupunktur einige Kontraindikationen:

Absolute Kontraindikation:

- Lebensbedrohliche Krankheitsbilder
- Erkrankungen mit Operationsindikation
- Schwere Infektionserkrankungen

- Entzündungen im Punktionsgebiet
- Akute Trigeminusneuralgie

Relative Kontraindikationen:
- Unklare Schmerzzustände
- Extreme Erschöpfungs- und Schwächezustände
- Schwangerschaft
- Extreme Schmerzhaftigkeit einzelner Punkte

3.3.2 Chinesische Schädelakupunktur und YNSA – ein Vergleich

Die chinesische Schädelakupunktur ist – streng genommen – keine klassische Akupunkturmethode, da die Nadeln nicht in Akupunkturpunkte oder in Somatotopien (wie in der YNSA) gesetzt werden. Hier werden die Nadeln direkt in das Areal gesetzt, welches über der korrespondierenden motorischen oder sensorischen Region des Gehirns liegt (◘ Abb. 3.5). Dies soll zur Stimulation bestimmter betroffener Körperstrukturen führen. Die chinesische Schädelakupunktur hat sich im Vergleich zur klassischen Akupunktur jedoch nicht durchgesetzt und wurde in den 1960er-Jahren nur kurze Zeit öffentlich gemacht.

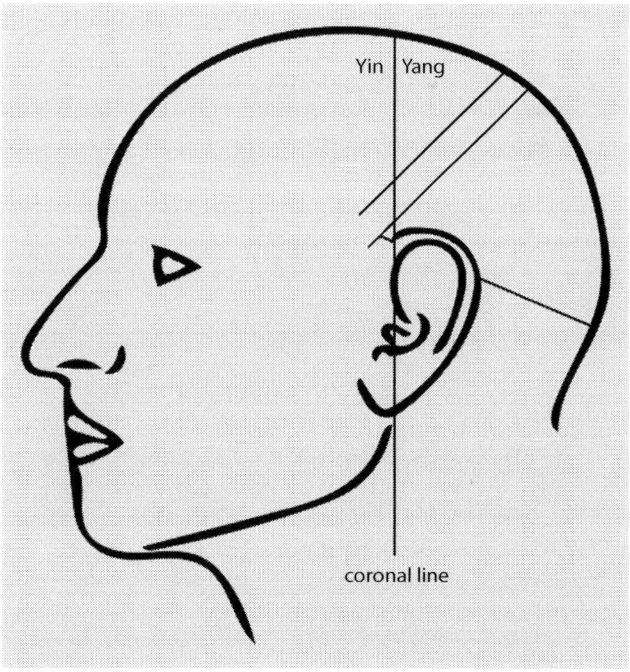

◘ **Abb. 3.5**
Chinesische Schädelakupunktur

3.3.3 Yamamoto New Scalp Acupuncture (YNSA)

Die ersten offiziellen Berichte zur YNSA gab es um 1973, und zwar auf einem Treffen der Japanese Society of Ryodoraku in Osaka. Das Wort «New» wurde zur Abgrenzung zur herkömmlichen chinesischen Schädelakupunktur (s. Abb. 3.5) hinzugefügt, um Verwechslungen auszuschließen.

Die Punktlokalisation der YNSA unterscheidet sich von der chinesischen Schädelakupunktur insofern, dass die YNSA ein Mikrosystem bzw. eine somatotopische Repräsentation darstellt – vergleichbar mit vielen anderen MAPS (z.B. Ohr-, aber auch Mund- und Fußakupunktur). ◘ Abb. 3.6 zeigt eine Auswahl an einigen YNSA-Punkten.

Anwendung und Methodik

Die YNSA-Punkte sind in vier Gruppen eingeteilt:

- Neun Basis-Punkte (kinetic apparatus)
- Vier sensorische Punkte (sensory organs)
- Zwölf Ypsilon-Punkte (internal organs)
- Drei Brain-Punkte (cerebrum-cerebellum and basal ganglia)

Wir werfen im Rahmen einer kurzen Vorstellung einen Blick auf die beiden geläufigsten Somatotopien: Die Basis- und die Ypsilon-Punkte (innere Organe). Diese Punkte liegen an der frontalen Haargrenze bzw. im Bereich der temporalen Region. Je nachdem, wo die Haargrenze verläuft, können diese von Mensch zu Mensch etwas verschoben sein. Die Basis-Punkte sind bilateral am Vorderschädel in der Yin-Position lokalisiert, und wie eine Spiegelung kann diese frontal gelegene Somatotopie auch in der Yang-Position am okkzipitalen Schädelbereich gefunden werden. Dies wird in ◘ Abb. 3.7 etwas deutlicher.

Für einige Erkrankungen ist es wichtig, nicht nur Nadeln in der Yin-Position zu setzen, sondern auch die Yang-Position anzusprechen. Über die Ypsilon-Punkte können Störungen des Meridiansystems, der inneren Organe (nach TCM) und der zugehörigen Analogien der Funktionskreise behandelt werden.

▪ Basis-Punkte

Häufig werden die frontalen Basis-Punkte in der Behandlung von Schmerzerkrankungen verwendet, da sie den okzipital gelegenen überlegen sind. Bei einer entsprechenden Störung werden die Punkte empfindlich und können dann gezielt akupunktiert werden. Manchmal kann eine lokale Verhärtung ertastet werden. Die Nadel wird in die druckdolente Stelle gesetzt. Wie in der Körperakupunktur kann die Dauer der einzelnen Sitzung variieren. In der Regel belässt der Behandler die Nadel für ungefähr 20–25 Minuten. Der Patient sollte sich entspannen.

Bei korrekter Nadelung und besonders bei akuten Beschwerden soll diese Form der Akupunktur eine sehr rasche Linderung der Beschwerden mit sich bringen. Je öfter die Behandlung durchgeführt wird, desto länger soll die Reduktion der Beschwerden anhalten. Die Punkte werden ipsilateral der Symptomatik, bei zentral bedingten Lähmungen jedoch kontralateral genadelt.

▪ Ypsilon-Punkte

Die zwölf Ypsilon-Punkte bilden eine enge, dichtgedrängte Gruppe von Punkten, die in der temporalen Schädelregion liegen und zusammen die inneren Organe repräsentieren. Dabei liegen die Punkte gleichzeitig innerhalb des Somatotops der Basis-Punkte. Die

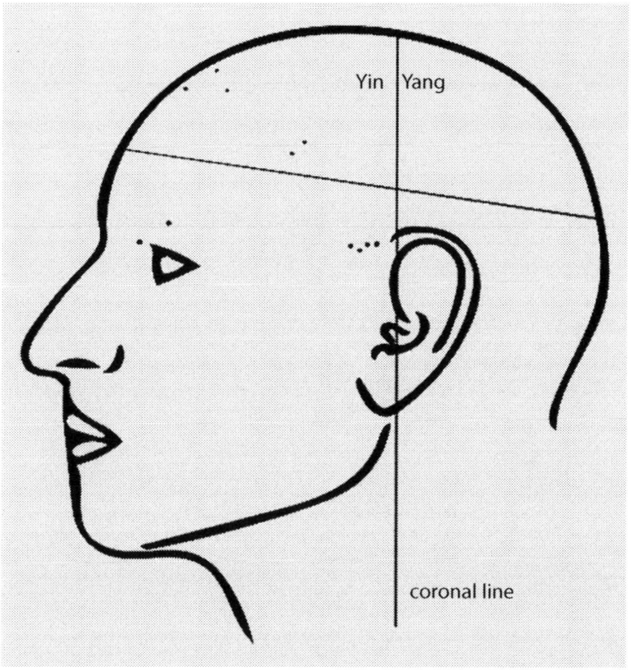

Abb. 3.6
YNSA-Punkte: eine Auswahl

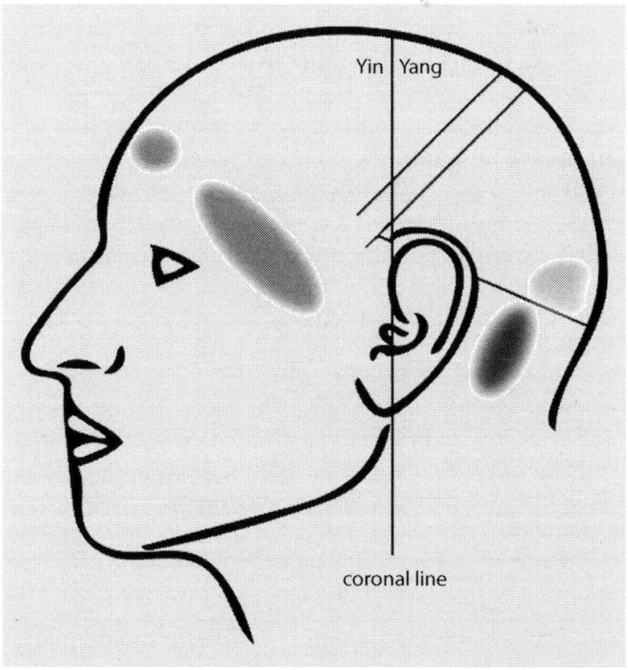

Abb. 3.7 Positionen der YNSA-Somatotopien. Yin: anterior; Yang: posterior

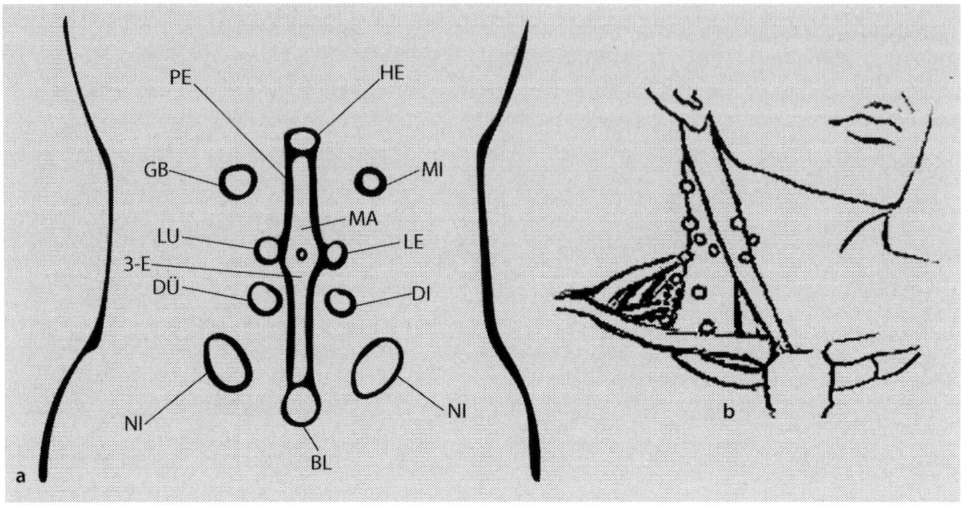

Abb. 3.8a,b **a** Bauchdeckendiagnostik; **b** Halsdiagnostik. (Aus Ogal u. Kolster 2004; mit freundl. Genehmigung)

Funktion der Ypsilon-Punkte ist um Einiges vielschichtiger als die der Basis-Punkte und verlangt ein Basisverständnis für asiatische Medizin. Das korrekte Finden der Punkte setzt die Anwendung der in der YNSA verwendeten Bauchdecken- und Halsdiagnostik voraus (Abb. 3.8).

Es würde leider den Rahmen dieses Buchs sprengen, die diagnostische Methode in allen Details darzustellen. Interessierte finden zu diesem Thema allerdings andere gute Bücher und gute Kurse, um diese Methode zu erlernen.

Wie die Basis-Punkte werden die Ypsilon-Punkte sowohl in der Yin-Position (anterior) als auch in der Yang-Position (posterior) repräsentiert. Später wurde eine zweite, schwächere Spiegelung dieser schon vorhandenen Spiegelung herausgefunden (Abb. 3.9). Diese befindet sich direkt über der Yin- und Yang-Position, sodass letztlich vier Regionen entstehen: eine tiefer gelegene starke frontale Yin-Position, eine darüber liegende schwächere Yin-Position, eine tiefer gelegene posteriore starke Yang-Position und eine darüber liegende schwächere Yang-Position.

Indikation für Ypsilon-Punkte

Die Ypsilon-Punkte werden bei Erkrankungen der inneren Organe genadelt. Alle anderen Indikationen für die Nadelung der Basis-Punkte, der Brain- und Sensory-Punkte können auch zur Nutzung der Ypsilon-Punkte herangezogen werden. Zusätzlich können motorische Störungen oder psychische Erkrankungen als Indikationen gelten.

Zuordnung der zwölf Ypsilon-Punkte

- Y1: small intestine
- Y2: Dreifach-Erwärmer
- Y3: large intestine
- Y4: Magen

- Y5: Leber
- Y6: Milz/Pankreas
- Y7: Gallenblase
- Y8: Niere
- Y9: Blase
- Y10: Lunge
- Y11: Pericard
- Y12: Herz

Abb. 3.9 Die vier Regionen der Ypsilon-Punkte

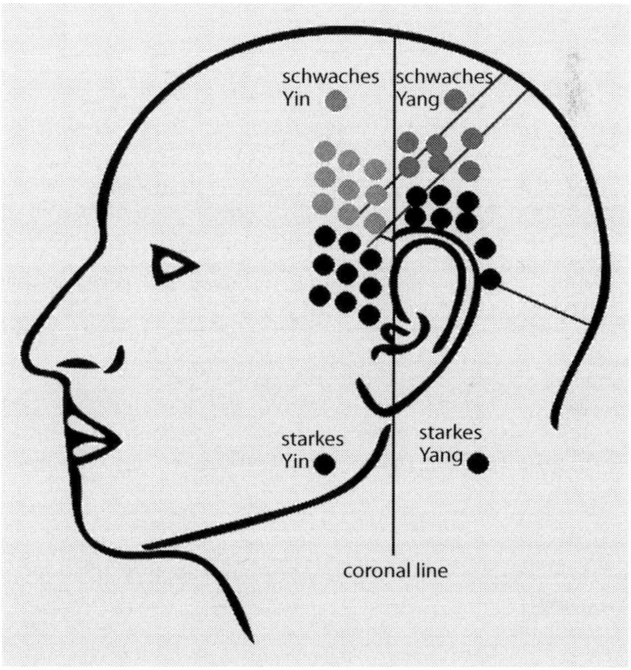

Beispiele:

- Intestinale Störungen: Diarrhoe, Verdauungsbeschwerden
- Dyspnoe, Hyperventilation, Asthma, Bronchitis, Tachykardie, Angina-pectoris-Beschwerden
- Nierenfunktionsstörungen, Polyurie, Prostatahyperplasie
- Hepatitis, Pancreatitis, Cholecystitis, Cholecystolitiasis, Diabetes mellitus
- Kopfschmerzen, Migräne, Trigeminus-Schmerzen
- Hemiplegie
- Verschiedenste Bewegungsstörungen, unterschiedlichste Schmerzstörungen und unterschiedliche Störungen des Bewegungsapparates

Eine Kombination der Basis- und der Ypsilon-Punkte kann sich positiv ergänzen. Wie die anderen MAP-Systeme kann auch die YNSA mit der klassischen Körperakupunktur, aber auch mit den anderen Akupunkturverfahren kombiniert werden.

Praxistipp

Bei der Vielzahl an unterschiedlichen Verfahren sollte man sich als Behandler das aussuchen, das einem liegt, und dieses gut und sicher beherrschen lernen.
Nicht vergessen: Nicht zu viele Nadeln setzen.

3.4 Akupressur

Die Akupressur nutzt die Akupunkturpunkte, ohne Nadeln einzusetzen. Die einzelnen Punkte werden mittels Druck stimuliert. Hierzu werden entweder die Finger, der Daumen oder der Daumenballen genutzt. Die Stimulation erfolgt durch Druck in Kombination mit kreisenden Bewegungen. Auch bei der Akupressur gilt, dass die Manipulation dem Zustand des Patienten angepasst sein sollte.

Entsprechend den diagnostischen Kriterien wird ebenfalls eine Punktkombination erstellt und dann jeder Punkt einzeln nacheinander manipuliert. Hierbei dauert die Behandlung pro Punkt ca. 3–8 Minuten.

Praxistipp

Der Patient soll sich während der Behandlung entspannen können. Wenn er sich verkrampft, dann nehmen Sie Druck raus.

Literatur

Ogal HP, Kolster BW (2004) Propädeutik der Neuen Schädelakupunktur nach Yamamoto (YNSA). Hippokrates, Stuttgart

Nadeltechniken

Doris Krüger

D. Krüger, *Akupunktur bei psychischen Erkrankungen*
DOI 10.1007/978-3-662-53677-3_4

Für jeden Ausübenden der Akupunktur ist die richtige Handhabung seines Werkzeugs absolut unerlässlich. In diesem Kapitel werden die unterschiedlichen Nadelarten und die verschiedenen Möglichkeiten im Umgang mit den Nadeln erklärt. Auch auf ergänzende Behandlungsmethoden wird eingegangen, z.B. auf die Moxibustion oder das Schröpfen. Um einen Punkt richtig auffinden zu können, bedarf es einer bestimmten Maßeinheit. Das Cun und dessen Einsatzmöglichkeiten werden ausführlich beschrieben, und das Beschriebene wird durch zahlreiche Bildbeispiele illustriert.

4.1 Nadeln

Die am häufigsten verwendeten Nadeln sind Einmal-Stahlnadeln, welche neutral bis leicht ableitend sind. Diese existieren in unterschiedlichen Größen und für die unterschiedlichen Bereiche der Akupunktur. In speziellen Fällen werden Gold-Nadeln für eine stärkende und tonisierende Wirkung oder Silbernadeln für eine «sedierende» Wirkung verwendet. Die Nadellänge variiert je nach Verwendungszweck und Punktlokalisation (■ Abb. 4.1). Längere Nadeln verwendet man meist für muskelreiche Regionen wie Oberschenkel oder das Gesäß. Kürzere Nadeln werden für muskelarme Bereiche verwendet, also bei der Gesichts- oder Ohrakupunktur.

Auch variieren die Nadelgriffe. So existieren Griffe aus Plastik oder Kupfer (■ Abb. 4.2a,b). Manche Griffe sind glatt, andere wiederum besitzen spezielle Spiralgriffe. Letztere sind günstig für Stimulationen. Im Endeffekt entscheidet der Akupunkteur, wofür er die Nadeln benötigt, und merkt, wie er mit den einzelnen unterschiedlichen Arten zurechtkommt.

Praxistipp

Besorgen Sie sich Nadeln unterschiedlicher Größe und mit unterschiedlichen Griffen von verschiedenen Herstellern und probieren Sie sie aus.

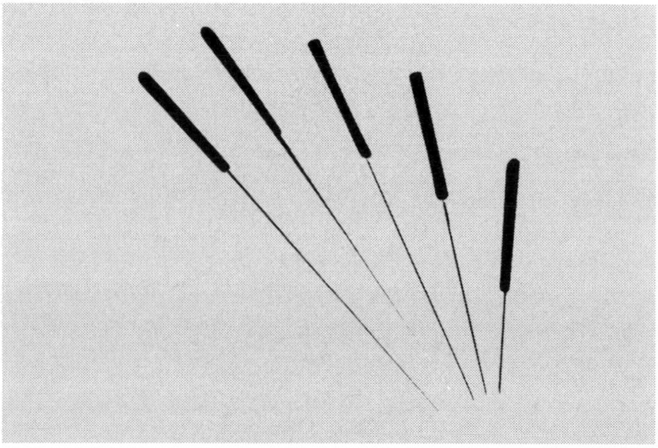

■ Abb. 4.1
Unterschiedliche Nadelgrößen

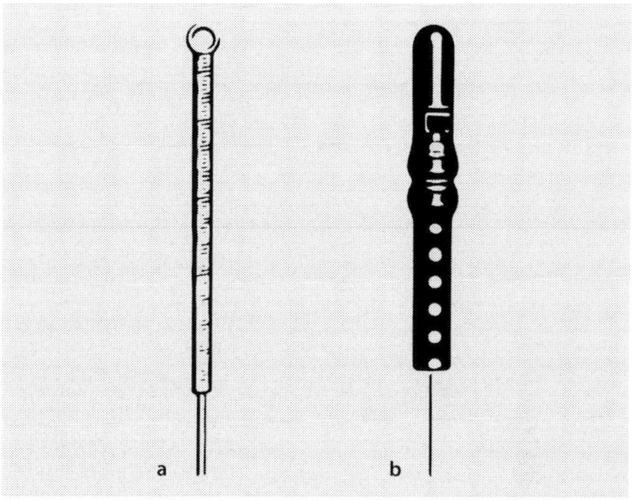

Abb. 4.2a,b **a** Nadel mit Spiralgriff; **b** Nadel mit Plastikgriff

4.1.1 Voraussetzungen der Behandlung

Der Patient sollte nicht unter Alkohol-, Drogen- oder Sedativaeinfluss stehen. Er sollte möglichst ausgeruht und nicht ausgekühlt sein. Alles, was vorher erledigt werden sollte, sollte der Patient durchgeführt haben (Toilettengang etc.).

■ Lagerung

Es gibt verschiedene Arten der Lagerung, je nach Patient und verwendeten Punkten.

Liegend Diese Position ist für die Erstbehandlung am besten geeignet, da die Kollapsgefahr vermindert und die Entspannung für den Patienten größer ist. Es können Lagerungshilfen verwendet werden, z.B. kleine Kissen unter den Knien, den Armen oder dem Kopf.

Seitenlage Diese Lagerung ist günstig bei gleichzeitiger Nadelung von Bauch- und Rückenpunkten und bei Nadelung der Beinseiten oder der lateralen Rippenregion.

Sitzend Bei allen anderen Indikationen. Lagerungshilfen sind hier u.a. Kopfstützen, z.B. durch eine Stuhllehne mit Überstreckung oder Beugung des Nackenbereichs in Abhängigkeit der zu stechenden Punkte. Wichtig ist auch eine bequeme Armlagerung auf einem Tisch oder ähnlichen Hilfsmitteln zur Nadelung der Arm- und Handpunkte.

4.2 Nadeltechniken

4.2.1 Nadelhaltung

Die Haltung der Nadel kann von Therapeut zu Therapeut variieren. Bei der am häufigsten verwendeten Methode wird die Nadel senkrecht zwischen Daumen und sowohl Mittel- als auch Zeigefinger gehalten. Der Zeige- und auch der Mittelfinger können zur Führung der Nadel benutzt werden. Die korrekte Haltung wird in Abb. 4.3 dargestellt.

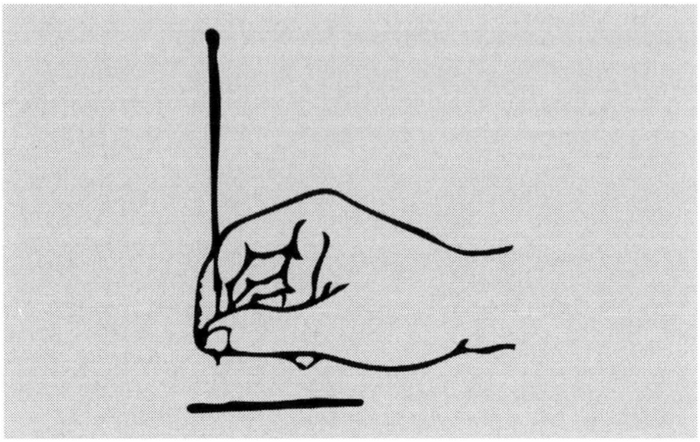

Abb. 4.3
Senkrechte Nadelhaltung

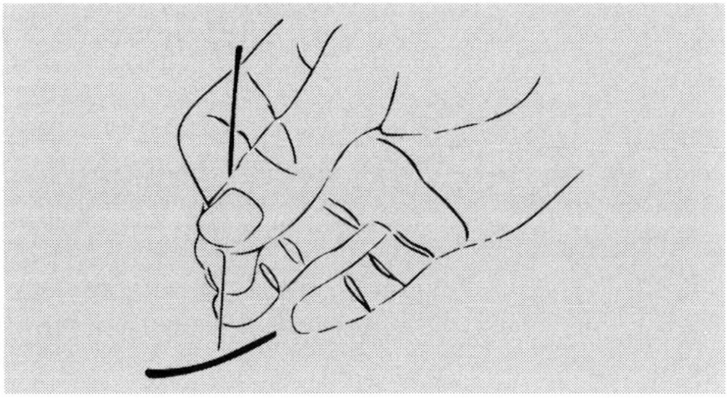

Abb. 4.4
Nadelhaltung lange Nadel

Wenn Sie lange Nadeln verwenden, dann wird die Nadelspitze ca. 1 cm freigelassen. Dadurch kann sich die Nadel weniger verbiegen (Abb. 4.4). Die Hand darf abgelegt werden. Lange Nadeln werden bei muskelreichen Geweben oder auch bei adipösen Patienten verwendet.

Bei kleinen Nadeln, wie z.B. Ohrakupunkturnadeln, ergibt sich dieses Problem nicht. Besonders lange Nadeln werden mit zwei Händen gehalten und dann mit der schnellen Einstichtechnik in den Akupunkturpunkt gesetzt. Eine mögliche Nadelhaltung wird in Abb. 4.5 gezeigt.

Der eigentliche Einstich kann schnell oder langsam erfolgen. Bei der langsamen Einstichmethode erfolgt die eigentliche Perforation zumeist mit einer gleichzeitigen Drehung der Nadel, was für den Patienten sehr schmerzhaft sein kann. Daher bevorzugen die meisten Therapeuten die schnelle Einstichmethode. Hierbei geschieht der Stich schnell und ist für viele Patienten weniger schmerzhaft. Die Bewegung erfolgt locker aus dem Handgelenk.

Praxistipp

Bevor Sie bei Patienten Nadeln ansetzen, sollten Sie dies vorher «trocken» geübt haben. Ebenso wie das Legen von Flexülen im Studium heutzutage an einem Dummy geübt wird, kann man die Nadeltechnik auch üben. Am besten Sie besorgen sich mehrere Wattebäusche unterschiedlicher Härte und üben die schnelle Einstichmethode. Wahlweise können Sie auch Taschentücher o.Ä. benutzen. Markieren Sie sich verschiedene Punkte auf Ihrem Übungsobjekt, um die Präzision der Nadelung zu üben.

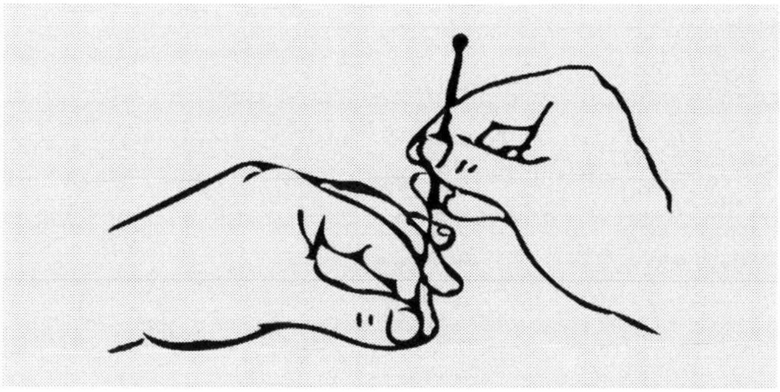

Abb. 4.5
Nadelhaltung mit zwei Händen

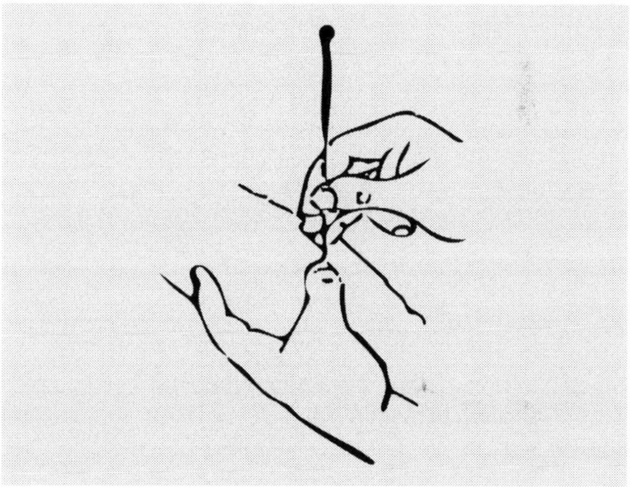

Abb. 4.6
Dehnungsmethode

Wenn Sie stechen, dann konzentrieren Sie sich auf den Punkt. Strahlen Sie Ruhe aus, da die Patienten merken werden, wenn Sie nervös sind. Das überträgt sich. Wenn Sie die schnelle Einstichmethode sauber und gut gemeistert haben, gibt es noch weitere Methoden, die je nach Patient und Nadelungsareal verwendet werden können.

Beispielsweise kann man bei älteren Patienten mit schlaffer Haut die «Dehnungsmethode» verwenden (Abb. 4.6). Hierbei wird die Haut über dem Punkt mit Daumen und Zeigefinger der linken Hand gedehnt und gespannt. Dann führen Sie den schnellen Hautstich durch. Wichtig ist hierbei eine präzise Punktlokalisation. In muskelarmen Bereichen können Sie die Haut der Akupunkturstelle mit einer Hand hervorziehen und die Nadel dann mit der anderen Hand schnell einstechen (Hautfaltmethode).

Ein andere Methode als die beschriebene, bei der man die Nadel zwischen Daumen, Mittel- und Zeigefinger hält, ist die «Fingerdruckmethode». Hierbei wird die Nadel mit Daumen und Zeigefinger am Nadelgriff gehalten. Gleichzeitig wird mit dem Mittel- oder Ringfinger derselben Hand der Rand der Akupunkturstelle gedrückt, wobei die Nadel entlang dieses Fingers gelenkt und dann unter Druck schnell in die Haut eingestochen wird.

4.2.2 Stichrichtung und Stichwinkel

Der eigentliche Einstich mit der Nadel kann in verschiedene Richtungen erfolgen (s. Abb. 4.10). Dabei ist der Einstichwinkel abhängig von der Körperregion, der Muskeldicke und der durchgeführten Stimulationsmethode. Zumeist erfolgt der Einstich senkrecht (90°). Diese Methode (◘ Abb. 4.7) wird vor allem in Regionen mit erhöhtem Muskel- oder Fettanteil (z.B. Gesäß) bevorzugt.

Ein schräger Einstich (◘ Abb. 4.8) mit einem Winkel von 30–60° erfolgt vor allem in Regionen mit dünner Muskelschicht oder bei leptosomen Patienten.

Praxistipp

In Bereichen, wo Organverletzungen erfolgen können (z.B. Thorax: Pneumothorax), sollte möglichst schräg eingestochen und mit der Hautfaltmethode kombiniert werden.

Bei Arealen mit sehr dünner Muskel- oder Fettschicht, beispielsweise im Gesicht oder an Knochenstellen am Schädel, wird sehr flach gestochen und ein Winkel von < 20° verwendet (◘ Abb. 4.9).

◘ Abb. 4.10 zeigt die Einstichwinkel im Vergleich.

4.2.3 Stichtiefe

Die Stichtiefe variiert je nach Konstitution des Patienten. Es wird tiefer bei adipösen Patienten, bei jüngeren Patienten (keine Kinder) und vor allem muskelreichen Stellen gestochen. Eher flach sticht man bei sehr schlanken Patienten, bei älteren Menschen und bei Kindern sowie bei muskelarmen Stellen.

Nach dem Einstechen sollte die Nadel schmerzfrei liegen. Das DeQi-Gefühl ist hierbei ausgenommen, es sei denn, der Patient kann dies überhaupt nicht tolerieren. In diesem Fall kann die Nadel etwas aus der Haut herausgezogen werden. In seltenen Fällen muss sie sogar neu gesetzt werden.

De-Qi-Gefühl

Das DeQi-Gefühl oder auch De-Qi-Sensation ist ein Anzeichen für eine richtig ausgeführte Akupunkturnadelung. Das De-Qi-Gefühl tritt unabhängig vom Hautschmerz auf. Typische Empfindungen beim Legen der Nadeln sind ein Kribbeln oder Prickeln an der Punktionsstelle oder etwas, das man einem elektrischen Stromstoß ähnelt, der entlang des gesamten Meridians auftreten kann. Auch können Taubheitsgefühle, eine Art Druckgefühl oder ein Wärmegefühl (seltener auch Kältegefühle) als De-Qi-Sensation auftreten. Manchmal ist es auch ein in der Tiefe des Gewebes empfundenes Gefühl, welches so stark sein kann, dass es Schmerzcharakter annimmt. Auch werden Empfindungen ähnlich einer Elektrisierung beschrieben, welche häufig dann entlang der Leitbahnen fließen. DeQi kann aber auch erst nach Stimulation der Nadeln auftreten. Ein Fehlen des De-Qi-Gefühls ist allerdings kein Hinweis auf eine schlecht durchgeführte Akupunktur. Oft erhält der Patient das De-Qi-Gefühl bei richtiger und präziser Punktlokalisation, Einstichtiefe und Stichrichtung.

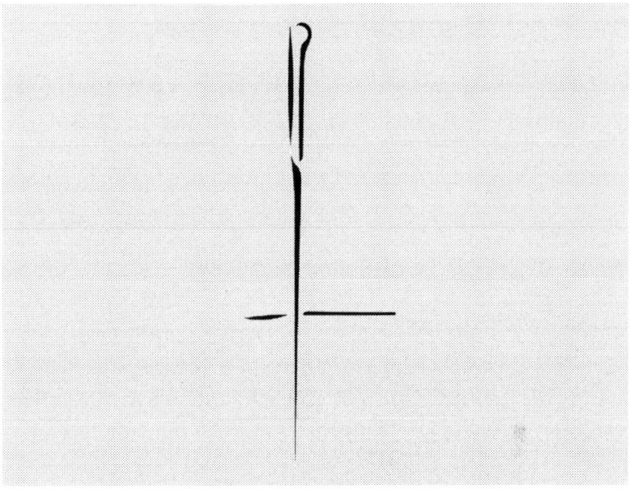

Abb. 4.7
Einstichwinkel 90°

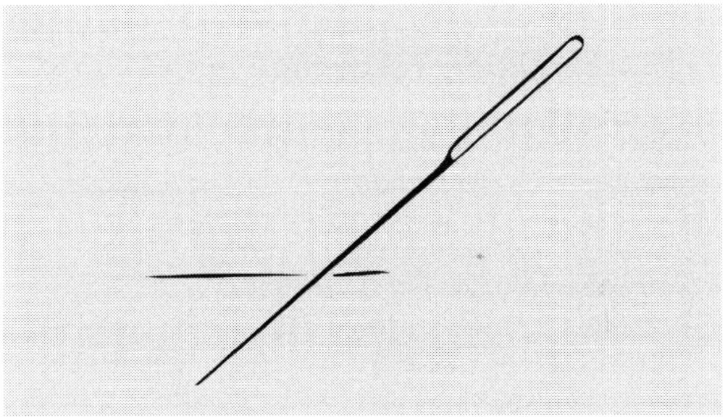

Abb. 4.8
Einstichwinkel 45°

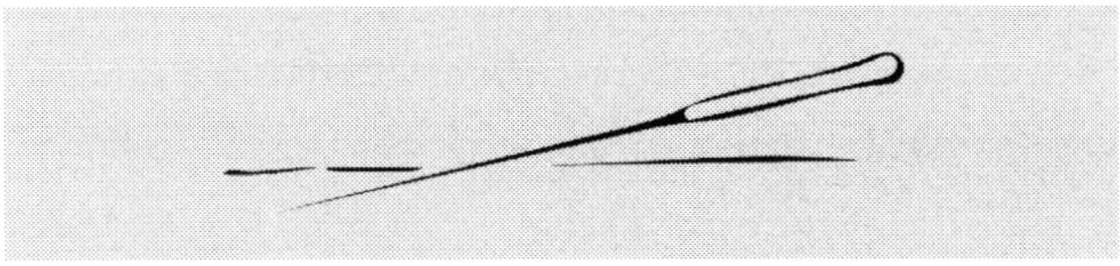

Abb. 4.9
Einstichwinkel 20°

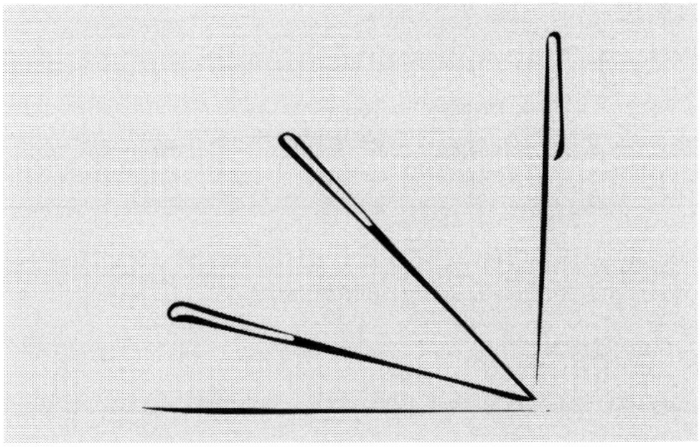

Abb. 4.10
Einstichwinkel im Vergleich

Praxistipp

Um selbst ein Gefühl für die Nadelung zu erhalten, sollten Sie sich von einem erfahrenen Akupunkteur Nadeln setzen lassen. Achten Sie dabei auf das eintretende De-Qi-Gefühl.

4.2.4 Verweildauer der Nadeln

Die Verweildauer der einzelnen Nadeln hängt von der Erkrankung, dem Alter und der Konstitution des Patienten, aber auch von dessen individueller Empfindlichkeit ab. Ein bewährter Richtwert sind 20–30 Minuten pro Sitzung. Dies gilt sowohl für die Körperakupunktur als auch für die Ohrakupunktur. Bei einer zu kurzen Verweildauer wird die angestrebte Therapiewirkung nicht erzielt. Bei einer zu langen Verweildauer kann es eventuell zu Kreislaufstörungen mit Übelkeit und Schwindel am Ende der Behandlung kommen.

4.2.5 Stimulationsmethoden

Zu (fast) jeder Akupunktursitzung gehört die manuelle Stimulation der Nadeln. Die Stimulationen werden angewandt, um das DeQi-Gefühl auszulösen oder um es zu erhalten. Dafür gibt es verschiedene Möglichkeiten:

■ Heben und Senken der Nadel

Hier wird nach Erreichen der Punkttiefe die Nadel gleichmäßig und wiederholt in die tieferen Schichten gesenkt und anschließend in die oberflächlichen Schichten zurückgezogen.

■ Drehen der Nadel

Hier wird die Nadel nach Erreichen der Punkttiefe um die eigene Achse gedreht.

Praxistipp

Beim Drehen der Nadel muss man sehr sorgsam sein, da sich sonst Gewebe um die Nadel wickelt.

■ Klopfen der Nadel

Mehrmals auf den Griff der Nadel, den Mittel- oder Zeigefinger schnellen lassen (◘ Abb. 4.11).

■ Streichen der Nadel

Mit dem Zeigefinger von unten nach oben über den Griff der Nadel streichen. Vorher wird die Nadel vorsichtig festgehalten, um sie zu fixieren.

■ Wippen der Nadel

Hierbei werden mit dem Griff der Nadel kreisende und/oder wippende Bewegungen durchgeführt.

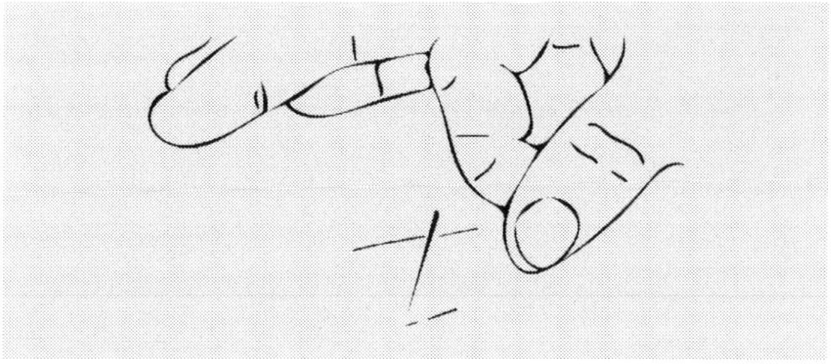

Abb. 4.11 Nadel-Stimulationsmethode: Klopfen

Praxistipp

Die Techniken sind auch kombinierbar. Zumeist werden das Drehen, das Heben und das Senken der Nadel miteinander verbunden.

Die Wirksamkeit einer Akupunkturbehandlung hängt u.a. von der adäquaten manuellen Stimulation und dem damit verbundenen DeQi-Gefühl ab. Sollten jedoch Schmerzen unabhängig vom DeQi-Gefühl auftreten, sollte die Stimulation nicht weitergeführt werden.

In Abhängigkeit von der Konstitution des Patienten und seiner Erkrankung gibt es nun verschiedene Möglichkeiten, was mit der Manipulation der Nadel erreicht werden kann (s. Tab. 4.1). So können nach Erreichen des DeQi-Gefühls Methoden zur Stärkung (Tonisierung) oder zum Ableiten (Sedierung) angewendet werden.

Stärkung (Tonisierung)

Diese Methode wird bei Erkrankungen angewendet, die auf eine «Schwäche von Qi» zurückzuführen sind. Sie sind u.a. gekennzeichnet durch Kälte, Mangeldurchblutung, einen schwachen Puls oder eine Unterfunktion der Organe. Auch degenerative Erkrankungen gehören in diese Kategorie.

Die Tonisierung geschieht mit der Intention, das Qi des Patienten wieder zu stärken. Hierbei werden wenige und dünne Nadeln verwendet, die in Meridianrichtung gestochen werden. Die Verweildauer ist vergleichsweise lange. Stimuliert wird entweder gar nicht oder aber nur sehr mild. Bei der Tonisierung zählt die Stimulationstechnik «Klopfen der Nadel» (s.o.) mit den langsamen Vibrationen des Nadelgriffs zu den wichtigen Methoden.

Neben der eigentlichen Akupunktur mit Nadeln gehört für die Tonisierung auch die Moxibustion zu den relevanten Anwendungen, um das Qi des Patienten wieder zu heben. Diese Art der Behandlung wird häufig bei Erkrankungen vom Schwäche-Typ gewählt.

Ableitung (Sedierung)

Diese Methode wird vor allem bei Erkrankungen des Fülle-Typus und bei Blockaden von Qi angewandt. Die Erkrankungen vom Yang-Charakter sind durch eine «Fülle der Lebensenergie» und gleichzeitig meist auch durch eine Stagnation gekennzeichnet. Hitze, ein «voller» Puls, eine Überfunktion der Organe und/oder entzündliche Erkrankungen werden zu dem Fülle-Typus gezählt. Die Sedierung geschieht hierbei mit der Intention, den Fülle-Zustand abzuleiten bzw. die Stagnation wieder aufzuheben. Es werden einfache Nadeln verwendet, die gegen Meridianrichtung gestochen werden. Die manuelle Stimulation der Nadel ist kräftig, und die Nadeln verbleiben vergleichsweise kurz (s. Tab. 4.1).

Tab. 4.1 Tonisierung und Sedierung

Stärkung/Tonisierung	Ableitung/Sedierung
Bei Schwäche-Erkrankungen	Bei Fülle-Störung/Stagnation
Dünne Nadeln	Normale/dickere Nadeln
Kurzer Nadeleinstich	Langsamer Nadeleinstich
Milde Stimulation	Kräftige Stimulation
In Meridianrichtung stechen	Gegen Meridianrichtung stechen
Lange Nadelverweildauer	Kurze Verweildauer
Ggf. Moxibustion	Kräftige Nadelstimulation
Abschluss der Nadelung unblutig	Punkte offenlassen, ggf. mit Nachbluten
Nadeldrehung im Uhrzeigersinn	Gegen den Uhrzeigersinn drehen

Nach traditioneller Vorstellung kann der Therapeut zusätzlich oder als Abschluss die gewählten Punkte bluten lassen. Schon Patienten ohne psychische Begleiterkrankungen empfinden dieses Ableitungsverfahren im besten Fall nur als unangenehm. Wer diese Methode bei seinen Patienten anwenden möchte, sollte sie vorher gut aufklären und Sinn und Zweck dieses Verfahrens darlegen.

Neben den beiden Methoden der Stärkung und der Ableitung gibt es noch eine dritte, die zur Anwendung kommen kann, wenn das Wesen der Erkrankung noch nicht ganz klar ist.

Ausgleichende Methode

Diese Methode liegt zwischen Tonisieren und Sedieren und fördert ebenfalls das Fließen von Qi. Tab. 4.1 stellt die beiden häufigen Verfahren mit ihrer jeweiligen Durchführung einander gegenüber.

4.3 Besondere Methoden

4.3.1 Laserakupunktur

Bei diesem Akupunkturverfahren werden spezielle Lasergeräte verwendet. Im Gegensatz zu chirurgischen Lasern arbeiten die Geräte in der Akupunktur nur im Milliwattbereich. Da sich dieser technische Bereich auch ständig weiterentwickelt, lohnt sich daher ein vergleichender Blick auf die aktuellen Lasergeräte, welche zurzeit auf dem Markt sind.

Der Vorteil der Laserakupunktur zur herkömmlichen Akupunktur liegt darin, dass es bei diesem Verfahren die Gefahr traumatischer Nebenwirkungen (z.B. Pneumothorax) nicht gibt, da die Haut des Menschen nicht durchstochen wird. Auch ist die Laserakupunktur vor allem bei sehr ängstlichen Patienten gut anwendbar. Auch bei Kindern ist dies manchmal die bessere Methode als eine Akupunktur mit Nadeln, da sie schmerzlos ist. Sie wird daher besonders gut toleriert. Ein weiterer, nicht unerheblicher Vorteil ist das minimierte Infektionsrisiko.

Je nach Anwendungsindikation können die Frequenzen des Lasergerätes variiert werden. So kann der Therapeut zwischen 10 Hz mit einer leichten Regulation auf Tonisierung oder Sedierung und bis zu 8000 Hz für akute oder chronische Schmerzzustände variieren.

Praxistipp

Auf dem Markt exisitieren einige Geräte mit fest programmierten Frequenzgruppen. Vor dem Kauf eines solchen Gerätes sollte man sich ausführlich beraten lassen.

Anwendungsdauer

Am Akupunkturpunkt wird für ungefähr 15–30 Sekunden der Laserstrahl angewandt. Bei schmerzhaften Triggerpunkten oder akuten Schmerzen kann die Behandlung dann von einer Minute bis zu fünf Minuten ansteigen. Bei vorhandenen Schleimhautaffektionen (z.B. Herpes labialis oder Aphten) kann die Behandlung auch 2–5 Minuten dauern.

4.3.2 Schröpfen

Bei dieser Methode wird ein regional begrenztes Vakuum auf einen bestimmten Bereich der Körperoberfläche erzeugt. Schröpfen ist über den asiatischen Raum hinaus bekannt und fand in vielen antiken Kulturen seine Anwendung. Es kann bei der Behandlung schmerzhafter Bereiche angewandt werden, beispielsweise bei Myogelosen, die recht gut zu ertasten sind.

Diese Art der Therapie beinhaltet zuerst keine Zuordnung zu Akupunkturpunkten. Man kann allerdings über bestimmte Akupunkturpunkte, über Ashi-Punkte und bestimmte Schmerzareale (zumeist Rückenbereich) das Schröpfen anwenden. Zum Schröpfen werden so genannte Schröpfgläser (◘ Abb. 4.12) verwendet. Dies sind Glashohlkugeln mit einer großen Öffnung. Im asiatischen Raum werden auch andere Materialien als Glas für die Schröpfgefäße genutzt.

Es gibt zwei Arten des Schröpfens:
- unblutiges Schröpfen und
- blutiges Schröpfen.

Unblutiges Schröpfen Beim unblutigen Schröpfen wird die Luft innerhalb des Schröpfglases kurzzeitig erhitzt. Dies geschieht meistens mit dem Abbrennen eines alkoholgetränkten kleinen Wattebausches. Dann wird das Glas schnell auf die Haut aufgesetzt. Die nun abkühlende Luft erzeugt das Vakuum.

Blutiges Schröpfen Beim blutigen Schröpfen wird fast genauso verfahren – mit dem Unterschied, dass zuvor das zu schröpfende Areal angestochen oder angeritzt wird. Bei dieser Methode darf der Behandler nur Glasschröpfköpfe verwenden, die zuvor desinfiziert bzw. sterilisiert wurden.

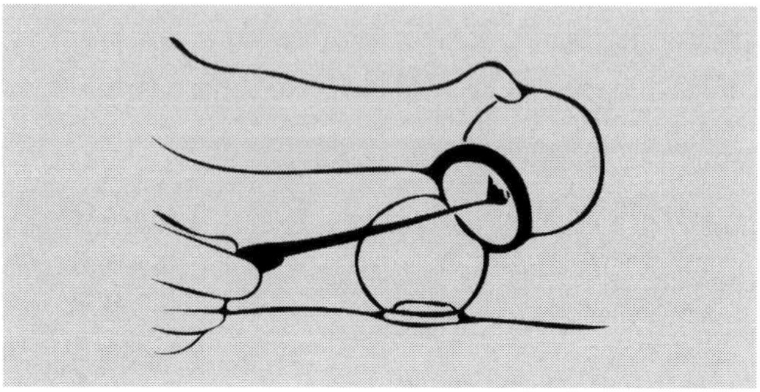

Abb. 4.12 Schröpfen

Praxistipp

Bei der Entfernung der Schröpfgläser muss man genügend Zellstoff bereithalten. Die Wunde sollte anschließend mit steriler Gaze oder Pflaster bedeckt werden.

Die Dauer der Behandlung variiert bei beiden Verfahren zwischen 5 und 15 Minuten.

- **Indikation**

Schröpfen wird vor allem bei Fülle-Syndromen angewandt, zudem bei stark schmerzhaftem Muskelhartspann und Myogelosen.

- **Kontraindikation**

Das Schröpfen (insbesondere das blutige) darf nicht beim Leere-Syndrom bzw. bei geschwächten Patienten anwgendet werden. Auch für Patienten mit Blutgerinnungsstörungen oder Marcumar-Patienten ist es ungeeignet.

4.4 Weitere Verfahren

Zur Vollständigkeit möchte ich noch weitere wichtige Methoden vorstellen, die in der Akupunktur bzw. in der TCM angewandt werden können.

4.4.1 TENS-Stimulation und Elektrostimulation

In beiden Verfahren wird Strom verwendet. Die Elektrostimulation wurde im Zusammenhang mit der Akupunkturanästhesie gegen Ende der 1950er-Jahre entwickelt. Hierbei wird die Stimulation mittels eines schwachen elektrischen Stroms durchgeführt. Es werden Elektroden an die Akupunkturnadeln geklemmt und ein schwacher Strom mit unterschiedlichem Impulsmuster angelegt. Diese Akupunkturmethode kann für verschiedene Gebiete der Akupunktur angewendet werden, u.a. bei starken chronischen Schmerzen (z.B. rheumatischen Schmerzen) oder bei anderen schmerzhaften Erkrankungen, wenn die manuelle Stimulation nicht mehr ausreicht.

! **Bei besonderen Schmerzzuständen, wie beispielsweise bei Migräne oder der Trigeminusneuralgie, sollte die Elektrostimulation nicht verwendet werden, da diese die Schmerzen eher verstärken kann.**

Kontraindikation

- Herzrhythmusstörungen
- Herzschrittmacher
- Epilepsie
- Fieber
- Schwangerschaft

Bei Komplikationen wie unerwünschte Kreislaufreaktion (Blutdruckabfall oder -anstieg) oder Ohnmacht sollte die Elektrostimulation abgebrochen werden.

Praxistipp

Den Patienten sollte man – wie auch bei allen Methoden – nie unbeaufsichtigt lassen.

4.4.2 QiGong und TaiQi

Dies sind zwei wunderbare Möglichkeiten, um auch seine eigene Gesundheit zu pflegen. Hier wird über bestimmte Bewegungen mit dem Qi gearbeitet. TaiQi gehört zu den Kampfkünsten Chinas. QiGong ist ein Teilgebiet der traditionellen chinesischen Medizin bzw. wird zu den so genannten inneren Kampfkünsten gezählt. Es wird vor allem zu Erhaltung und Wiederherstellung der Gesundheit praktiziert. Neben bestimmten Konzentrations- und Meditationsübungen ist QiGong vorwiegend eine besondere Form der Atemübung, wobei der Atem auf die einzelnen Bewegungen abgestimmt wird. Für diese Übung ist die richtige Körperhaltung sehr wichtig. Ebenso sollte die Muskulatur entspannt sein und der Geist ruhig. Es gibt unterschiedliche Haltungen für einzelnen Übungen. So kann der Praktizierende sitzen oder aber auch stehen, wobei er bei der letzten Haltung die Arme bogenförmig, halb geschlossen vor dem Körper hält. Einzelne Haltungen werden zu verschiedenen Bewegungsabläufen zusammengefasst, beispielsweise zu der bekannten Acht-Brokat-Übung. Um die korrekte Haltung und die darauf abgestimmte Atmung zu erlernen, lohnt sich der Besuch eines Kurses, da diese Anforderungen aus Büchern meist nur sehr schwer zu erlernen sind. Viele Sportvereine bieten hierzu Kurse an, und es gibt mittlerweile auch bei den Krankenkassen entsprechende Angebote.

4.4.3 Moxibustion

> Was die Arznei nicht heilt, heilt das Messer. Was das Messer nicht heilt, heilt das Feuer. (Hippokrates)

Hippokrates meinte allerdings wohl eher die Feuerchirurgie, nicht die Moxibustion. Eigentlich schade. Vielleicht hätte diese Methode der Heilbehandlung auch bei ihm großen Anklang gefunden. Im Vorfeld möchte ich erwähnen, dass die Moxibustion nicht nur in der chinesischen Medizin, sondern in der gesamten asiatischen Heilkunde verwendet wird – häufig auch ohne gleichzeitige Nadelung.

Bei der Moxibustion werden die Akupunkturpunkte mit glimmenden Beifuß erwärmt (Artemisia vulgaris). Beifuß ist eine Heilpflanze, welche in Europa und Asien gleichermaßen beheimatet ist. Die Blätter der Pflanze werden getrocknet, und nach ihrer Reinigung wird daraus ein watteartiges Pulver hergestellt.

Ein großer Vorteil von Beifuß ist, dass es sehr gut haftet und sich in vielfältige, verschiedene Formen bringen lässt. Eine weitere wichtige Eigenschaft ist, dass es nur langsam glimmt und dabei eine wohldosierte Wärme abgibt.

Wirkung

Die Moxibustion stärkt das Yang und wird u.a. bei Schwäche-Erkrankungen angewendet. Sie stimuliert das Immunsystem und vertreibt Kälte, wobei sie auch Feuchtigkeit aus den Meridianen und den Organen löst. Zudem löst sie Qi- oder Blut-Stagnationen durch eine Qi-Zirkulationsförderung. Des Weiteren wirkt die Moxibustion beruhigend und beeinflusst stressbedingte Erkrankungen positiv.

Indikation

Ebenso wie die Akupunktur mit ihren Nadeln kann die Moxibustion auf eine sehr lange Tradition zurückschauen. (Es würde den Rahmen sprengen, diese im Einzelnen zu erläutern, doch wer sich dafür besonders interessiert, der findet auch eine Fülle an Literatur.) Kurz zusammengefasst kann man sagen, dass die Moxibustion bei Erkrankungen vom Schwäche-Typus sowie bei Erkrankungen durch Kälte und Feuchtigkeit angewendet wird. Erkrankungen vom Schwäche-Typus besitzen Yin-Charakter und zeichnen sich durch eine Schwäche von Qi aus. Diese Schwäche der Lebensenergie kann in den Meridianen oder in den Organen vorliegen. Insbesondere bei chronischen Erkrankungen liegt diese Art der Schwäche vor. Meistens existieren dazu auch chronische, dumpfe Schmerzen. ◘ Tab. 4.2 gibt einen kurzen Überblick, wie diagnostisch auf eine Schwäche-Erkrankung geschlossen werden kann.

Eine der Hauptindikationen der Moxibustion sind Erkrankungen mit chronischem Charakter, z.B.

- Asthma bronchiale,
- chronische Bronchitis,
- chronische Diarrhö,
- Hypotonie,
- Depressionen,
- chronisches Erschöpfungssyndrom.

◘ Tab. 4.2 Differenzierung zum Schwäche-Typus

Mangel-Syndrom/Schwäche-Typus	
Konstitution	Blass, eher schwach
Verhalten	Insgesamt verlangsamt, lustlos, apathisch
Schmerzen	Dumpf, chronisch, Druck bessert meist
Zunge	Blass
Puls	Leer, schwach
Stimme	Leise, schwach
Atmung	Oberflächlich, Dyspnoe

Auswahl der Punkte

Ebenso wie bei der Akupunktur mit Nadeln geht man bei der Moxibustion von der individuellen Konstitution und Symptomatik des Patienten aus. Im Vorfeld erfolgen die Diagnostik und die Zuordnung nach chinesischen Gesichtspunkten. Moxibustion wird, wie schon erwähnt, bei Schwächestörungen angewandt. Wichtige Punkte sind u.a. die so genannten Tonisierungspunkte. Diese werden in zwei Gruppen eingeteilt: allgemeine und spezielle Tonisierungspunkte.
Exemplarisch werden im Folgenden einige dieser Tonisierungspunkte vorgestellt:

Allgemeine Tonisierungspunkte für das Qi
- KG/Ren 6
- KG/Ren 8 nur Moxibustion, keine Akupunktur
- Di 10
- Ma 36
- Mi 6

Spezielle Tonisierungspunkte der einzelnen Meridiane
- Lu 9
- Di 11
- Ma 41
- LG/Du 3
- Bl 67
- Ni 7
- Le 8

Kontraindikation

Moxibustion darf nicht angewendet werden, wenn eine Erkrankung vom Fülle-Typus vorliegt. Auch folgende Punkte gelten als Kontraindikationen:
- fieberhafte Infekte,
- akute Entzündungen,
- Blutungen,
- Schwangerschaft,
- Hypertonie,
- Punkte über oberflächlichen Gefäßen, Krampfadern o.Ä.

Ungünstig ist die Moxibustion zudem bei Patienten mit schlecht heilender Haut (pAVK oder Diabetes mellitus). Überdies sollte man sie bei Kleinkindern wegen der sehr empfindlichen Haut nicht anwenden. Auch wird Moxibustion an bestimmten Lokalisationen nicht angewendet: Ohr, Schleimhäute, Gesicht und Kopf generell.

Technik

Es gibt verschiedene Methoden, die Moxibustion anzuwenden. Es gibt die direkte und die indirekte Moxibustion.

Direkte Moxibustion

Bei der direkten Anwendung besteht die Gefahr von Verbrennungen und Blasen- oder Narbenbildung. Sie wird bzw. wurde in China oft angewandt, ist allerdings für unsere Patienten nicht zu empfehlen.

Indirekte Moxibustion

▪ Moxibustion mit Moxazigarre

Hierbei ist das Moxakraut zu Moxastangen, zu den so genannten Moxazigarren (◘ Abb. 4.13) gerollt. Diese Zigarre wird an einem Ende angezündet und zum Glimmen gebracht.

Mit der glimmenden Spitze der Moxastange nähert man sich dem ausgewählten Akupunkturpunkt und verharrt bei ungefähr 1 cm, bis der Patient ein deutliches Hitzegefühl verspürt (◘ Abb. 4.14). Dann geht man auf ungefähr 3–4 cm Entfernung. Im Anschluss nähert man sich mit der Zigarre wieder der Haut, bis das Hitzegefühl erneut zu spüren ist. Den ganzen Vorgang wiederholt man ungefähr 8-mal pro Akupunkturpunkt.

Auch bei dieser Methode sollte man behutsam vorgehen und aufpassen, dass keine Verbrennungen entstehen. Insgesamt wird die Haut so weit erwärmt, bis sie eine deutliche Rötung aufweist. Die Moxazigarren sind im Fachhandel zu erhalten. Dies ist die gebräuchlichste Methode der Moxibustion.

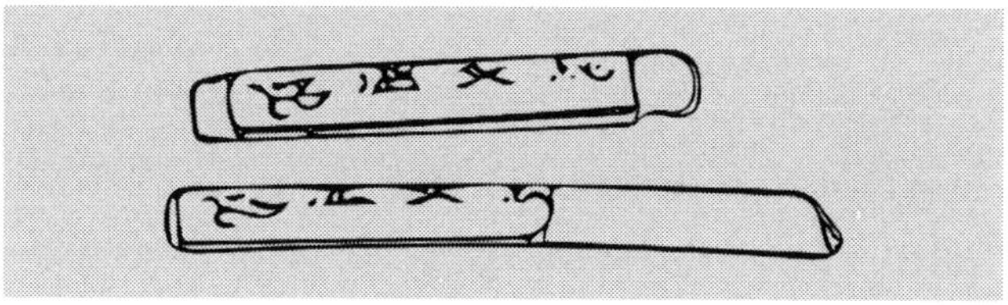

◘ Abb. 4.13
Zwei Moxazigarren

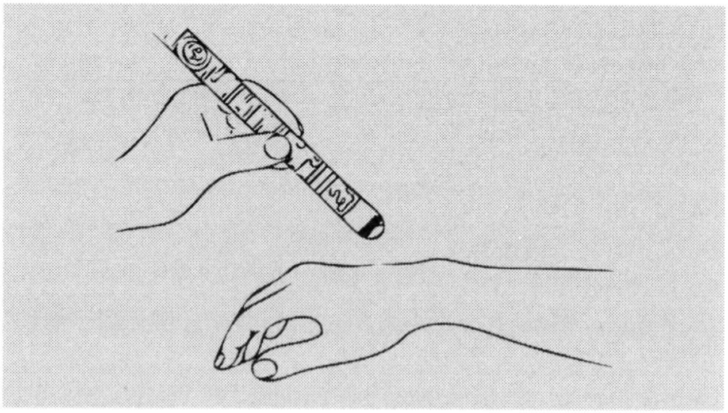

◘ Abb. 4.14
Moxibustion mit Moxazigarre

▪ Moxibustion mit Moxakegel

Bei dieser Methode wird auf dem ausgewählten Akupunkturpunkt eine ungefähr 0,5–1 cm dicke Scheibe frischen Ingwers oder Knoblauchs gelegt (◘ Abb. 4.15). Auf dieser Scheibe wird dann ein kleiner Kegel Moxakraut entzündet. Auf diese Art kann eine große Wärmemenge in die Tiefe des Gewebes dringen. Es sollte kein Hitzeschmerz entstehen. Wenn der Patient deutliche Hitze verspürt, wird die Scheibe zusammen mit dem Moxakegel zum nächsten Akupunkturpunkt verschoben.

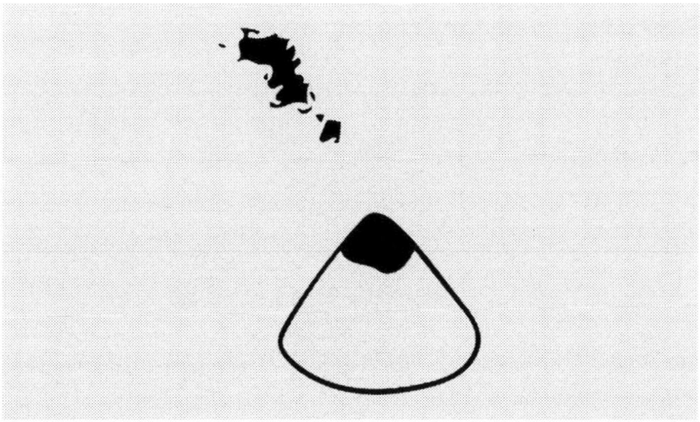

Abb. 4.15 Moxakegel

Jeder Punkt wird ungefähr 4- bis 8-mal erhitzt. Auch bei dieser Methode sollte eine sichtbare Hautrötung entstehen. Beim Verschieben der Scheibe muss der Behandler vorsichtig agieren, damit auch hier keine Verbrennungen entstehen. Durch die Anwendung der «Isolationsschicht» zwischen dem Maxokraut und der Haut kann die Intensität der Moxabehandlung variieren. Auch wird dem verwendeten Isolationsmaterial eine eigene Aktivität zugesprochen. So wird Ingwer z.B. bei Krankheitszuständen angewendet, die durch Leere und Kälte bedingt sind (z.B. Abdominalschmerzen, Erbrechen usw.).

Praxistipp

Die indirekte Moxibustion muss an einzelnen Akupunkturpunkten durchgeführt werden – nicht an mehreren gleichzeitig.

■ Moxibustion mit Moxakasten

Hier wird das Moxakraut in einem besonderen Kasten abgebrannt (Abb. 4.16). Es handelt sich um ein Metall- oder Holzkästchen mit siebartigem Boden über der Haut. Der Abstand zur Haut variiert, ist aber im Durchschnitt 2–5 cm groß. Diese Methode wird vor allem im Lumbal- und Abdominalbereich verwendet. Hierbei wird ein relativ großes Hautareal angewärmt.

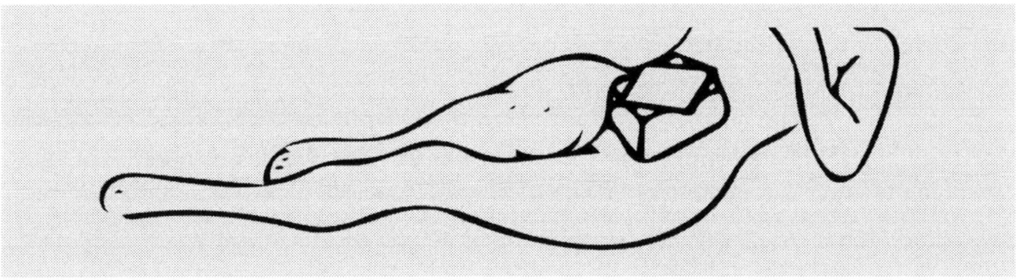

Abb. 4.16 Moxakasten

■ Moxanadel (Wärmenadel)

Hierzu verwendet man Nadeln mit Metallgriffen. Die metallene Nadel ist ein sehr guter Wärmeleiter, welcher die Hitze in die Tiefen des Gewebes überträgt. Zusammengefasst ist es eine schonende Art der Moxibustion. Bei dieser Methode wird der Nadelgriff mit dem Moxakraut umwickelt. Dann wird die Nadel in den Akupunkturpunkt gestochen. Im Anschluss wird das Kraut entzündet, sodass es glimmt (◘ Abb. 4.17). Zum Schutz vor herabfallender Asche wird auf die Haut eine Papierscheibe gelegt (um den gewählten Akupunkturpunkt).

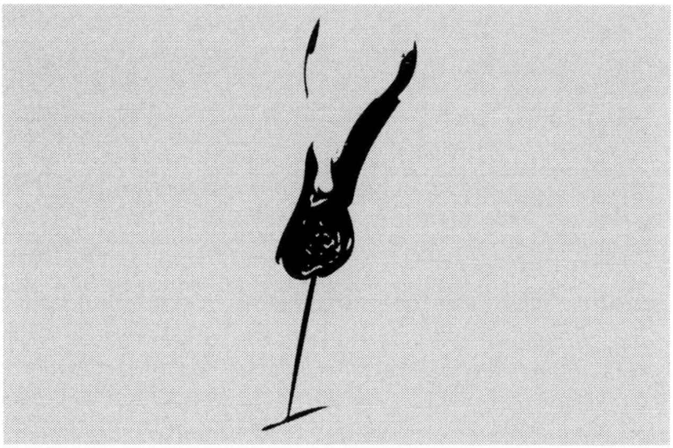

◘ **Abb. 4.17** Wärmenadel

Eine weitere Variante der Wärmenadel ist das Moxen mit einer speziell dafür vorgesehenen Nadel. Hier besitzt die Nadel eine Art «Hütchen», in das die Moxawolle gelegt und dann angezündet wird. Auch hier wird die Wärme von der Nadel in die Tiefe geleitet.

Praxistipp

Der Patient muss während der Moxabehandlung immer beaufsichtigt werden. Überdies müssen eine kleine Schale sowie eine Pinzette zum raschen Entfernen der Nadel und des Krautes griffbereit sein.

▪ Besonderheit: Bauchnabel

Der Bauchnabel wird nicht genadelt. Dieser Akupunkturpunkt gilt als verboten. Allerdings darf man ihn moxen. Hierbei wird beim liegenden Patienten der Bauchnabel mit Salz gefüllt. Darüber wird eine frische Scheibe Ingwer gelegt und darauf das Moxakraut als Kügelchen geformt und abgebrannt.

▪ Anmerkung zur Selbstbehandlung

In der Behandlung von Patienten mit vorwiegend somatischen Beschwerden hat sich die Moxibustion als Selbstbehandlungsmethode als hilfreich und nützlich erwiesen. Vor allem Patienten mit einer Schwächestörung profitieren von dieser Behandlungsart und erfahren eine deutliche Linderung ihrer Beschwerden. In Bezug auf Patienten mit psychischen Erkrankungen liegen noch nicht genügend Erfahrungen vor.

Ansonsten wird die Moxibustion täglich für ungefähr 2–3 Monate angewendet, bis die Symptomatik rückläufig ist. Der Akupunktur-Therapeut markiert vorher die zu behandelnden Punkte, welche der Patient auch immer wieder nachzeichnen kann. Im Vorfeld sollte eine ausführliche Aufklärung über die Moxibustion erfolgen. Es bleibt dem Therapeuten überlassen, ob er mit seinem Patienten eine Selbstbehandlung mit dieser Methode in Erwägung zieht oder es lieber selbst durchführt.

4.5 Komplikationen und Kontraindikationen

Praxistipp

Vor dem Behandlungsbeginn ist eine klare Diagnosestellung aus westlicher Sicht wichtig. Eine Akupunkturbehandlung sollte nicht durchgeführt werden, wenn die Reserven des Organismus zur Selbsthilfe erschöpft sind oder wenn andere Behandlungsmethoden deutlich wirksamer sind.

Besprechen Sie vor der eigentlichen Akupunkturbehandlung Ihr Vorgehen. Viele Patienten haben Angst vor den Nadeln. Zeigen Sie sie und besprechen mögliche Komplikationen.

4.5.1 Komplikationen

■ Hautinfektionen

Ursachen Unsterile Nadeln, unzureichende Hautdesinfektion, «Vergessen» von Nadeln

Maßnahmen Therapie der Infektion nach westlichen Leitlinien

Praxistipp

Ganz wichtig sind eine sorgfältige Hautdesinfektion, die Verwendung von sterilen Einmalnadeln und der Verzicht auf Dauernadeln.

■ Verletzung innerer Organe

Ursachen Nichtbeachtung von Stichtiefe (Cave: Pneumothorax) und Stichrichtung, schlechte Nadelungstechnik

Maßnahmen Dokumentation, Erkennen des Schweregrades der Verletzung, ggf. stationäre Aufnahme

Praxistipp

Selbstverständlich muss der Behandler die Nadelungstechnik beherrschen. Wichtig ist zudem Sorgfalt bei asthenischen Patienten. Man sollte lieber kleinere Nadeln verwenden.

■ Kollaps

Ursachen Bei Patienten mit übermäßiger Angst oder Anspannung, mit geschwächtem Allgemeinzustand, bei zu starker Nadelstimulation, bei Nadelung im Hungerzustand, starkem Blutverlust oder starkem Schwitzen

Maßnahmen Nadeln sofort entfernen, Schocklagerung, Patient warmhalten

Praxistipp

Fragen Sie den Patienten vorher, ob er vor jeder Punktnadelung «gewarnt» werden möchte oder nicht. Anpannung kann durch eine freundliche Atmosphäre gemildert werden.

▪ Hämatom oder Blutung

Ursache Ungenügende Nadeltechnik und Punktion von größeren Blutgefäßen

Maßnahmen Dokumentation, Kompression der Punktionsstelle, bei großen Hämatomen kalte Kompressen, ggf. Heparinsalbe

Praxistipp

Achtung in Gebieten mit großen Blutgefäßen (Bl 40), hier ist eine gute Nachkontrolle wichtig. Ebenso vor dem Einstechen und der Verwendung von sterilen Einmalnadeln.

▪ Schmerz bei Einstich

Zu unterscheiden vom DeQi-Gefühl, Vermeidung durch die richtige Punktlokalisation sowie eine gute Nadelungstechnik

Praxistipp

Man sollte unbedingt erst einmal mit einem «Dummy» üben (z.B. fester Wattebausch).

▪ Schmerz bei schon liegender Nadel

Die Nadelposition kann man durch leichtes Zurückziehen der Nadel korrigieren.

▪ Einschränkung der Verkehrstüchtigkeit

Diesbezüglich ist eine Patientenaufklärung vor der Behandlung sehr wichtig. Die meisten Menschen verspüren nach der Behandlung eine erhebliche Müdigkeit und haben eine verzögerte Reaktionszeit. Dies ist keine wirkliche Nebenwirkung und in vielen Fällen auch gewünscht. Der Patient sollte nur vorher Bescheid wissen und seinen Tagesplan ggf. danach ausrichten (z.B. seine Einkäufe vorher erledigen etc.).

Hinweis: Verletzungen von Organen (Lunge, Herz, Niere etc.) sind in der Literatur beschrieben, treten jedoch äußerst selten auf und nur bei grob fahrlässiger Akupunkturanwendung oder mangelnden anatomischen Kenntnissen. Diese Art der Verletzung stellt einen schweren Kunstfehler dar. Übertragungen von Infektionserkrankungen wie Hepatitis oder AIDS fanden sich in der Anfangszeit, sollten aber durch das Anwenden von sterilen Einmalnadeln vermieden werden und wären ansonsten ebenso als Kunstfehler zu werten.

4.5.2 Kontraindikation

Es gibt nur wenige Kontraindikationen für eine Akupunkturbehandlung, doch die wenigen sollten beachtet werden. Manche erklären sich von selbst, trotzdem möchte ich sie hier erwähnen.

Akupunktur sollte nicht bei akuter Interventionspflicht angewandt werden, wie z.B. bei Ileus, bei Perforationen, beispielsweise im Gastrointestinaltrakt. Auch bei Patienten mit erhöhter Blutungsneigung (z.B. bei Hämophilie oder Antikoagulation) sind Nadelungen kontraindiziert. Hier kann auf andere Techniken zurückgegriffen werden, etwa auf die Laserakupunktur. Keine Nadelung darf in vorgeschädigtem Gewebe stattfinden, wie bei Hautinfektionen, Verbrennungen oder bei Ekzemen.

Eine relative Kontraindikation ist die Schwangerschaft. Hier sollte nur ein erfahrener Akupunkteur die Behandlung durchführen, d.h. jemand, der bereits mit Schwangeren zu tun hatte, da durch falsche Nadelung und falsche Punktauswahl die Wehen zu früh ausgelöst werden können. Nicht die Punkte Di 4, Mi 6, Bl 60 und Bl 67 stechen, auch die Punkte im Bauchbereich und eine starke Stimulation sollte man vermeiden.

4.6 Auffinden der Akupunkturpunkte

Am Anfang einer erfolgreichen Akupunkturbehandlung steht neben einer differenzierten TCM-Diagnostik und dem Aussuchen der relevanten Punkte das korrekte Auffinden dieser Punkte. Es gibt verschiedene Methoden, um die Akupunkturpunkte am Körper zu lokalisieren: Eine der einfachsten Möglichkeiten besteht darin, die Hilfe eines elektrischen Gerätes in Anspruch zu nehmen. Diese Geräte nutzen den elektrischen Hautwiderstand, um die Punkte aufzufinden. Sie werden vor allem in der Ohrakupunktur verwendet, seltener in der Körperakupunktur.

Für die Körper- und Schädelakupunktur kann sich der Behandler oft an anatomischen Strukturen orientieren: Viele der gesuchten Punkte sind an eindeutig anatomischen Stellen zu finden, z.B. an bestimmten Stellen von Muskeln, in Gelenkspalten oder prominenten knöchernen Strukturen. Mit ein wenig Erfahrung kann der Behandler mit seinen Fingern die richtige Stelle ertasten. Meist «fällt» der Finger fast von selbst an den richtigen Ort. Um Punkte aufzufinden, die nicht an auffälligen Stellen sitzen, kann der Behandler auf eine chinesische Maßeinheit zurückgreifen.

4.6.1 Maßeinheit Cun

In der chinesischen Medizin werden Strecken am Körper traditionellerweise in Cun gemessen. Im Gegensatz zum offiziellen chinesischen Cun (1 Cun = 2,5 cm) ist das Cun in der Medizin proportional zum jeweils zu messenden Körper zu sehen. Im Verlauf des Lebens ändern sich diese Proportionen (◘ Abb. 4.18).

Diese relative Maßeinheit wird entweder durch die Entfernung zwischen bestimmten «landmarks» des Körpers definiert (Körper-Cun) oder durch die Benutzung der Dicke bzw. der Länge von Fingern (Finger-Cun) (s. Abb. 4.20).

In der Praxis werden die meisten Punkte mithilfe der zuletzt genannten Technik aufgesucht (s. Tab. 4.3). Hierbei ist zu beachten, dass der Finger des Patienten als Referenz für die Maßeinheit verwendet wird, nicht der des Behandlers – es sei denn, die Finger

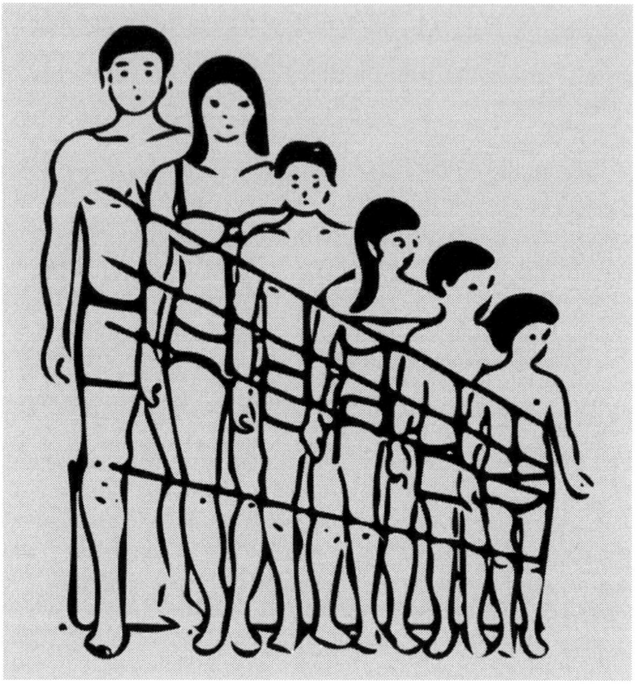

Abb. 4.18 Proportionen von Kind zu Erwachsenen

gleichen sich von ihren Proportionen her. Das Körper-Cun basiert hingegen auf Proportionen bestimmter Körperbereiche, welche in eine Anzahl von Einheiten eingeteilt werden kann (z.B. Schienbein; Abb. 4.23). Zum Abmessen können Maßbänder verwendet werden oder aber Techniken wie die der «gespreizten Hände» (s. Abb. 4.23). Diese Technik ist einfach zu erlernen und rasch anzuwenden. In Verbindung mit der Finger-Cun-Methode und dem Ertasten des Punktes ist es eine der effizientesten Techniken zur korrekten Punktlokalisation.

Finger-Cun

Das Finger-Cun ist eine an den Fingern des Patienten festgelegte Maßeinheit. Am häufigsten wird der Daumen des Patienten (Abb. 4.19) verwendet. Abb. 4.20 zeigt das Finger-Cun an unterschiedlichen Bereichen der Hand.

Sollten größere Strecken abzumessen sein, kann auch die gesamte Hand zur Messung herbeigezogen werden (Tab. 4.3). In Abb. 4.21 sind die Cun der Hand zu sehen.

Körper-Cun

Das Körper-Cun orientiert sich an den Körpermaßeinheiten:

- **Kopf**
  - Vordere zu hinterer Haarlinie: 12 Cun
  - Augenbraue zu Stirnhaaransatz: 3 Cun
  - Unterrand von Processus spinosus HWK 7 zu Nackenhaaransatz: 3 Cun
  - Re. zu li. Processus mastoideus: 9 Cun

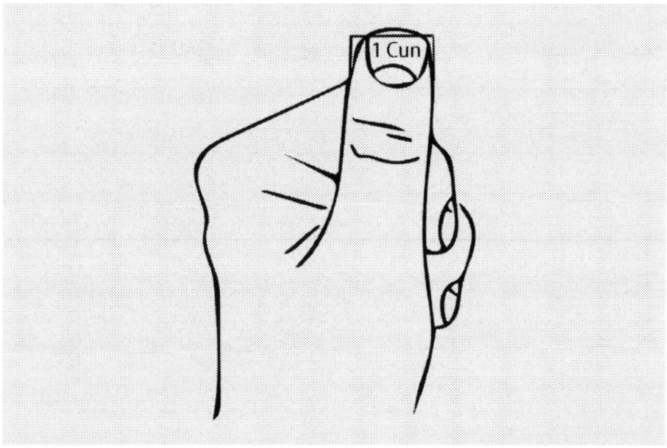

Abb. 4.19
Finger-Cun: Daumen

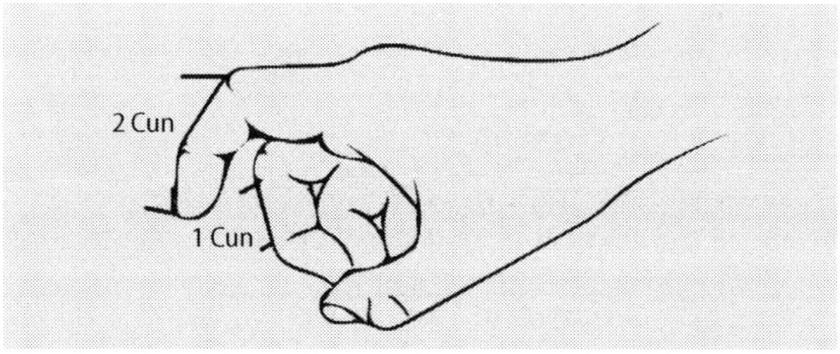

Abb. 4.20 Finger-Cun

Tab. 4.3 Erklärung des Finger-Cuns

A	1 Cun Daumen-Maß	Breite des Daumens an seiner breitesten Stelle
B	2 Cun Zeigefinger-Maß	Distanz von Phalanx media und Phalanx distalis zusammen
C	1 Cun Mittelfinger-Maß	Wenn Mittelfinger und Daumen sich berühren, Abstand Articulationes interphalangeae
D	1,5 Cun Zweifinger-Maß	Breite des Zeige- und Mittelfingers
E	2 Cun 3 Querfinger-Maß	Breite des Zeige-, Mittel- und Ringfingers, wenn sie aneinanderliegen
F	3 Cun Querfinger-Maß	Breite, wenn alle vier Finger geschlossen sind

Thorax und Abdomen

- Mittelpunkt der sternoxiphoidalen Symphyse bis Bauchnabel: 8 Cun
- Bauchnabelmitte bis zum oberen Symphysenrand: 5 Cun
- Von re. zur li. Brustwarze: 8 Cun
- Achselhöhle bis zum freien Ende der 11. Rippe: 12 Cun

Rücken- und Lendenbereich

Hier dienen als Orientierungshilfen für die Punkte, die anatomischen Lagebeziehungen zu den Wirbeldornfortsätzen und die Interkostalräume.

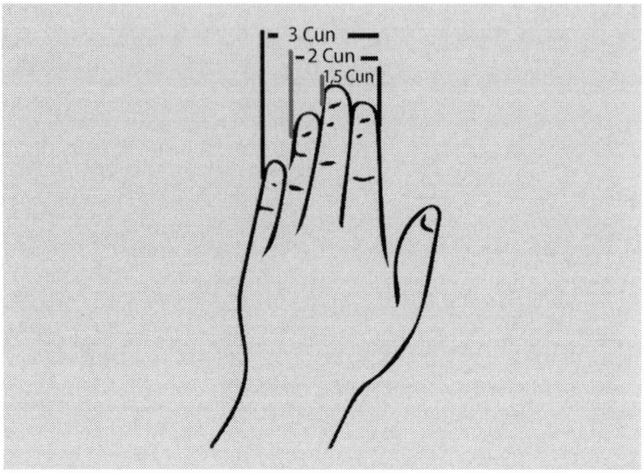

Abb. 4.21 Hand-Cun

Orientierungspunkte:

- Dornfortsatz HWK 7
- Unterrand der Scapula-Höhe BWK 7
- Höchste Punkt der Beckenschaufel LWK 4
- Spina iliaca post. sup. in Höhe S2
- Vom Dornfortsatz BWK 1 bis zur Spitze des Os coccygeums: 30 Cun

Obere Extremitäten

- Vordere Achselfalte bis Ellenbogen: 9 Cun
- Ellenbogen bis Handwurzelfalte: 12 Cun

Untere Extremitäten

- Symphysenoberrand bis obere Grenze des medialen Epikondylus des Femurs: 18 Cun
- Von Prominenz des Trochanter major bis Kniegelenksfalte: 19 Cun
- Kniebeugenfalte bis Oberrand des Malleolus lateralis: 16 Cun
- Glutealfalte bis Kniebeugefalte: 14 Cun
- Medialer Condylus tibiae bis Spitze des Malleolus medialis: 13 Cun
- Oberrand des Malleolus lateralis bis Fersenunterrand: 3 Cun

Praxistipp

Stellen Sie sich ein elastisches Maßband selbst her. Es sollte ca. 1–2 cm breit und ungefähr 40 cm lang sein. Teilen Sie es in 2-cm-Abstände ein. Optional können Sie es auch von 1 bis 20 durchnummerieren. Dieses Maßband wird dann an die zu messende Strecke angelegt und dann auf die erforderte Cun-Länge gestreckt. Damit erhalten Sie das individuelle Cun des Patienten.

Praxistipp

Zum Auffinden von Punkten des oberen Körpers: Legen Sie das Maßband so an, dass acht Maßeinheiten zwischen der Bauchnabelmitte und sternoxiphoidalen Symphyse vorhanden sind.
Zum Auffinden der Punkte im unteren Körper: Legen Sie das Maßband so an, das fünf Maßeinheiten zwischen der Bauchnabelmitte und oberen Symphysenrand vorhanden sind.

Gespreizte Hände

Die Technik der gespreizten Hände ist sehr gut geeignet, um schnell den Mittelpunkt einer vorgegebenen Strecke aufzufinden (s. Abb. 4.23). Hierbei sind die kleinen Finger jeder Hand am zu messenden Endpunkt der Strecke. Beide Hände sind über diese Strecke gespreizt (daher der Name). Die Daumen treffen sich in der Mitte und kennzeichnen so den aufzufindenden Mittelpunkt.

▪ Beispiel 1

Um Du 20 aufzufinden, sind beide Hände seitlich am Kopf des Patienten angelegt, wobei die kleinen Finger jeweils die Spitze des Ohres berühren (◘ Abb. 4.22). Die Daumen treffen sich bei Du 20.

▪ Beispiel 2

Um den Mittelpunkt der 16 Cun langen Strecke zwischen Kniebeugenfalte bis Oberrand des Malleolus lateralis zu finden, werden die kleinen Finger jeweils an dem Endpunkt angelegt. Die Mitte wird durch die Daumen markiert (◘ Abb. 4.23).

◘ **Abb. 4.22** Wancura und Kopf

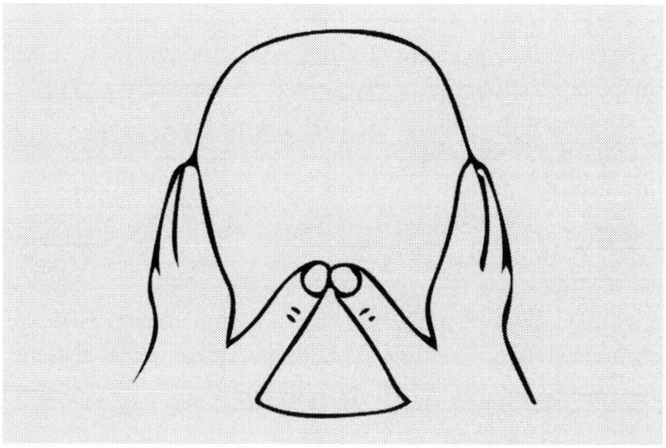

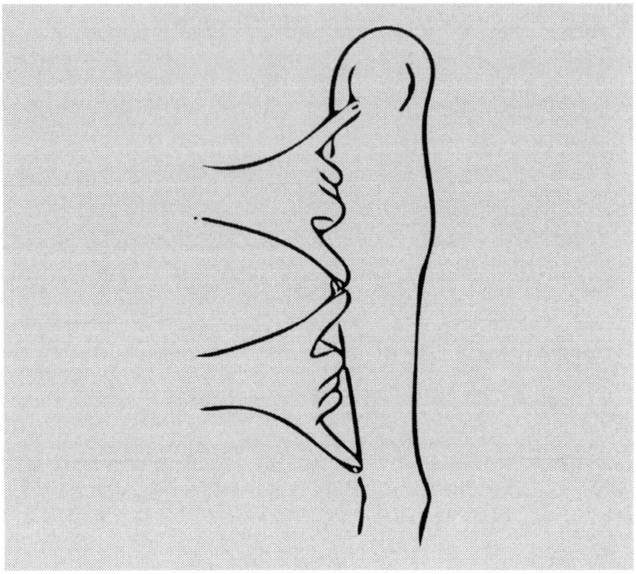

Abb. 4.23 Wancura

4.7 Entwicklung des Behandlungskonzeptes und Setting

Die chinesische Akupunktur verläuft schrittweise. Zu Beginn einer Behandlung stehen die schulmedizinische und die chinesischen Diagnosestellung. Letztere ist der integrale Bestandteil der weiteren Akupunkturbehandlung. Sie beinhaltet u.a. die Diagnose der Störungen der Leitbahnen und die Puls- und Zungendiagnostik. Nach der Diagnose entwickelt man eine Therapiestrategie in Form eines Therapieplans. Dieser beinhaltet die Auswahl der Punktkombination und die Art der Nadelung, je nachdem, ob der Akupunkteur mit Moxibustion oder mit Laserakupunktur arbeitet oder zusätzlich Mikrosysteme (z.B. Ohr) nutzt oder nicht. Auch können neben der Akupunktur weitere Behandlungsmethoden in die Therapiestrategie einfließen, z.B. Ernährungsveränderungen und bestimmte Entspannungsverfahren (QiGong, TaiChi etc.). Zu Beginn sollte sich der Behandler schon im Klaren sein, in welcher Art und Weise er die Nadelung und deren Stimulation durchführen möchte – tonisierend oder eher sedierend.

Das Setting sollte ruhig sein und eine entspannte Atmosphäre ausstrahlen. Der Patient sollte während der Behandlung liegen. Sofern dort keine Nadeln gesetzt werden, ist eine kleine Rolle unter der Kniekehle empfehlenswert, vor allem für ältere Patienten. Musik oder diverse Duftlämpchen sind Geschmacksache. Ob sie zum Einsatz kommen, sollte vorher mit dem Patienten besprochen werden. Der Patient soll sich entspannen und seinen Fokus von der Außenwelt nach innen richten. Es soll eine Atmosphäre von Geborgenheit geschaffen werden. Wichtig hierfür sind ruhige Räume. Mehrere Kabinen nebeneinander – offen in einem hektischen, laufenden Betrieb – sollte man vermeiden.

Die Verweildauer der Nadeln beträgt im Durchschnitt 20–40 Minuten. Die ausreichende Anzahl von Sitzungen und die Behandlungshäufigkeit (z.B. 10 Behandlungen mit einer Behandlung pro Woche) sollten zu Beginn festgelegt werden. Die Nadelung selbst sollte präzise durchgeführt werden. Das erfordert ein exaktes Aufsuchen der Punkte, dann erfolgt die Nadelstimulation mit dem Hervorrufen des De-Qi-Gefühls.

Sollte sich etwas im Verlauf der Behandlung seitens des Patienten verändern, so scheuen Sie sich nicht, Akupunkturpunkte zu variieren. Der Therapieplan wird nach Änderung des Symptombildes angepasst und ist nicht starr bis zur letzten Sitzung festgelegt.

Auch wenn es für viele als selbstverständlich gilt, möchte ich darauf hinweisen, dass der Patient nicht dafür da ist, von uns mit Nadeln versehen zu werden. Er muss vorher über das, was wir mit ihm vorhaben, informiert werden. Ein ausführliches Gespräch über die Diagnose und den Therapieplan sorgt für Sicherheit. Auch wenn Veränderungen vorgenommen werden – und sei es nur eine einzelne Nadelveränderung –: Sagen Sie ihrem Patienten, warum Sie etwas machen. Er wird es Ihnen danken.

Praxistipp

Schreiben Sie zu jedem Ihrer Patienten einen Therapieverlauf – es kann ruhig stichpunktartig sein. Interessant ist es, wenn Sie sehen, wie welche Punkte oder Kombinationen bei welchen Patienten besonders gut geholfen haben oder welche eine besondere Wirkung erzielt wurde. Auch haben Sie dann einen Überblick über den Verlauf und die Variationen, die Sie vorgenommen haben.

Das war nun ein allgemeiner Überblick. Doch wie kommen wir nun überhaupt zu einer chinesischen Diagnose?

Vom Störungsbild zur Akupunkturbehandlung

Doris Krüger

D. Krüger, *Akupunktur bei psychischen Erkrankungen*
DOI 10.1007/978-3-662-53677-3_5

In diesem Kapitel wird dem Leser leicht verständlich eines der wichtigsten Dinge in der TCM nähergebracht. Die Ba Gang – das chinesische Diagnostiksystem – wird einzeln erklärt und durch Bilder anschaulich dargestellt. Die einzelnen Kriterien werden beschrieben. Zusätzlich werden zwei wichtige Diagnosemöglichkeiten der chinesischen Ärzte erklärt: die Puls- und die Zungendiagnostik. Zum Schluss erfolgt eine Zusammenfassung darüber, wie man von den Symptomen des Patienten nach chinesischer Sicht zu einer Behandlung kommt.

5.1 Ba Gang – diagnostische Leitkriterien

Vor jeder Akupunkturbehandlung steht eine vollständige Untersuchung. Diese sollte nach den Standards der westlichen Medizin durchgeführt werden. Der Sinn dahinter ist, eine Verschleppung möglicher gravierender Erkrankungen zu verhindern und eine klare Ausgangssituation für die Akupunktursitzung zu schaffen.

Für die eigentliche Akupunkturbehandlung ist dann eine erneute Befunderhebung nach chinesischen Gesichtspunkten notwendig, da man als Behandler nicht nur Symptome oder Befunde behandelt, sondern den kompletten Menschen. Hierbei benutzt die chinesische Medizin einige spezielle Methoden.

Wichtig zu erwähnen ist, dass die Akupunktur nicht nur das Stechen von irgendwelchen Punkten ist oder Abarbeiten von einfachen, kochrezeptartigen Punktkombinationen, sondern auf der Anwendung der chinesischen Diagnose beruht. Wie alle anderen Gedanken in der chinesischen Medizin, so beinhaltet ihre Diagnostik auch polare Kategorien. Dieses Diagnosesystem wird die «acht diagnostischen Kriterien» oder auch «Ba Gang» genannt. Dies ist ein einfaches, aber sehr nützliches Schema, um die Krankheitssymptome zu klassifizieren. Die acht Kriterien bilden vier polare Gegensatzpaare.

5.1.1 Gegensatzpaare

- Innen und Außen (chin.: Li und Biao)
- Kälte und Hitze (chin.: Han und Re)
- Leere (Schwäche) und Fülle (chin.: Xu und Shi)
- Yin und Yang

Die Symptomatik einer Erkrankung wird nach diesen acht Kriterien analysiert. Yin und Yang stellen streng genommen ein übergeordnetes Prinzip dar, sodass es eigentlich nur sechs Kriterien sind. Sie erfassen dabei das Gesamtbild. Die drei anderen Kategorien geben dann konkrete Aussagen zu Lokalisation (Li/Biao), Dynamik (Xu/Shi) und dem Wärmeverhalten (Han/Re) des Krankheitsbildes. Man spricht von einer Yin/Yang-Störung auf den verschiedenen Ebenen.

Erkrankungen mit ihren Symptomen werden nach diesen vier Paaren bzw. acht diagnostischen Kategorien analysiert. Damit erhält der Behandler einen Überblick, ob der aktuelle Zustand des Patienten eher in die eine oder in die andere Richtung tendiert. Wie bereits erwähnt, werden Erkrankungen als Störungen des Qis in den Organen oder Meridianen interpretiert und dann in diesen acht Kriterien beschrieben. Ist das Qi gestört, kommt es zu einer Disharmonie zwischen Yin und Yang (s. Abb. 1.2) in den Organen bzw. Meridianen, was zu Störungsmustern (Syndromen) führt. Ein Syndrom bedeutet hierbei nicht nur die Summe aller Symptome, sondern beinhaltet auch deren Ursachen und Interpretation.

Die Ergebnisse der Ba Gang stellen keine Absolutwerte dar. Sie geben vielmehr eine Tendenz in eine bestimmte Richtung an.

Nach der Zuordnung entsteht dann die Diagnose im chinesischen Sinne. Im Anschluss daran lassen sich die therapeutischen Konsequenzen ableiten.

Bei Leere (Schwäche) wird aufgefüllt, bei Fülle wird wiederum abgeleitet. Bei Kälte wird erwärmt, bei Hitze wird abgekühlt. Bei Störungen des Außen wird die Oberfläche von pathogenen Faktoren befreit, wohingegen bei Innen-Störungen das Qi, das Blut oder Yin und Yang wieder harmonisiert werden. Dies wäre die Aufgabe des Therapeuten, die er mithilfe der Akupunktur erreichen kann.

5.1.2 Kriterium: Innen/Außen

Dieses Kriterium beinhaltet die Lokalisation der Erkrankung und beschreibt deren Eindringtiefe. Sie ist entscheidend für die weitere Therapieplanung und Diagnostik, da die Therapie äußerer oder innerer Erkrankungen in der chinesischen Medizin grundverschieden ist (◘ Tab. 5.1).

Wenn ein Patient eine Außen-Erkrankung hat, so ist es meistens damit getan, die pathogenen Faktoren zu bekämpfen und die betroffene Leitbahn zu behandeln. Die äußeren Erkrankungen sind durch Störungen der Meridiane und der Kollateralen gekennzeichnet. Sie treten vor allem an der Peripherie und der Oberfläche des Körpers auf und sind durch akute Schmerzen im Bereich der Extremitäten, des Kopfes oder der Gelenke sowie einer Empfindlichkeit gegenüber Wetterfaktoren gekennzeichnet (◘ Tab. 5.1). Ursache hierfür sind äußere pathogene Faktoren wie Kälte, Wind, Hitze, Trockenheit oder Feuchtigkeit. Typische äußere Erkrankungen wären beispielsweise lokale Gelenkerkrankungen oder periphere Neuralgien.

Wenn es sich um eine Innen-Erkrankung handelt – wie die meisten psychosomatischen und chronischen Erkrankungen –, benötigt der zu Behandelnde eine ausführlichere Dia-

◘ Tab. 5.1 Innen/Außen – Kriterien zur Differenzierung

	Außen	Innen
Lokalisation	Oberfläche: Haut, Muskeln, Leitbahnen, Abwehr-Qi	Erkrankung der inneren Organe, Qi oder Blut – hier dann weiterführende DD nach den Funktionskreisen
Ursachen	Pathogene Faktoren dringen in oberflächliche Schicht ein	Entstehung von Innen heraus (sieben Emotionen, tieferes Eindringen der pathogenen Faktoren)
Verlauf	Meist akut	Meist chronisch
Puls	oberflächlich	Tief
Symptome	Schmerz, empfindliche Oberfläche	Diverse Störungen
Konzept	Vertreiben der pathogenen Faktoren	Harmonisieren und Funktionskreise stärken

gnose und eine längere Therapie. Die inneren Erkrankungen sind Disharmonien der Zang- und Fu-Organe mit oftmals chronischem Charakter. Sie sind u.a. gekennzeichnet durch Abdominal- oder Thoraxschmerzen, Fieber, gastrointestinale Störungen, Erbrechen, Durchfall etc. Zugleich können Schmerzen entlang der Meridiane ausstrahlen.

Bedingt sind innere Erkrankungen durch innere Ursachen. So sind die Störungen des Organsystems u.a. durch ein Übermaß an Gefühlen wie Angst, Wut, Schreck, Trauer oder Erregung bedingt. An dieser Stelle muss ich an die Fünf-Elemente-Theorie erinnern.

◘ Tab. 5.1 gibt noch einmal einen kurzen Überblick über die Unterschiede der Innen- und Außen-Kriterien.

5.1.3 Kriterium: Kälte/Hitze

Dieses Kriterium gibt Auskunft zum Temperaturverhalten der Erkrankung (s. Tab. 5.2). Meist trifft man in der Praxis auf Mischbilder oder Übergangszustände. So kann sich ein anfängliches Kältesyndrom in ein Hitzesyndrom oder umgekehrt umwandeln. Entscheidend ist hier die Puls- und Zungendiagnostik, welche noch im Verlauf des Buchs näher erklärt wird. Zusätzlich liefert die Frage nach dem Trinkverhalten oft wertvolle Hinweise (z.B: Viel Durst? Welche Art der Getränke? Heiße oder kalte Getränke?).

Praxistipp

Eine Moxabehandlung kann gut bei Kältesyndromen eingesetzt werden.

In ◘ Tab. 5.2 werden die Kriterien der Hitze bzw. Kälte einander gegenübergestellt:

◘ Tab. 5.2 Hitze-/Kälte-Kriterien zur Differenzierung

	Hitze	Kälte
Ursachen	Pathogene Hitze dringt ein, innerer Yin-Mangel	Pathogene Kälte dringt ein, innerer Yang-Mangel
Allgemeine Symptome	Eher gerötetes Gesicht, Fieber	Anämisch, blasses Gesicht, Kältegefühl
Bevorzugte Lebensmittel	Kalte Getränke und Speisen	Warme Getränke und Speisen
Temperaturverhalten	Abneigung gegen Hitze	Abneigung gegen Kälte
Durstverhalten	Durst	Wenig Durst
Ausscheidung	Neigung zu Obstipation, dunkel gefärbter Urin	Wechselnder Stuhl, heller Urin
Puls	Schneller Puls	Langsamer Puls
Zunge	Eher gelblicher Zungenbelag, roter Zungenkörper	Weißer Zungenbelag, eher blasser Zungenkörper
Verhalten	Unruhig, dysphorisch, gereizt, agitiert	Langsam, introvertiert, matt

5.1.4 Kriterium: Fülle/Leere (Schwäche)

Die Begriffe Fülle und Leere beschreiben zwei prinzipielle Reaktionsrichtungen des Organismus auf pathogene (äußere oder innere) Faktoren (s. Tab. 5.3). Dieses Kriterium beinhaltet die aktuelle Konstitution des Patienten. Fülle-Zustände sind meist durch ein Überwiegen der äußeren pathogenen Faktoren wie Wind, Hitze usw. oder aber durch eine Stauung von Qi und/oder Blut gekennzeichnet. Leere-Zustände sind hingegen durch eine Störung der Homöostase von Qi, Blut, Yin und Yang charakterisiert. Auch bei diesem Kriterium ist die Zungen- und Pulsdiagnostik wichtig zur Unterscheidung.

Praxistipp

Nicht irritieren lassen: Es existieren auch Mischbilder. Ein Patient der im Allgemeinen ein Leere-Syndrom darstellt (z.B. chronische Erschöpfung, blasse Zunge), kann dennoch ein lokales Fülle-Syndrom aufgrund einer Stagnation von Qi oder Blut haben, beispielsweise akute, berstende Kopfschmerzen.

Eine direkte Konsequenz für die Therapie aus diesem Kriterium wäre: Bei Fülle ableitende Techniken und bei Leere auffüllende Techniken verwenden. In ◘ Tab. 5.3 sind die Gegensätze von Fülle und Leere aufgelistet.

◘ **Tab. 5.3 Fülle/Leere – Kriterien zur Differenzierung**

	Fülle	Leere
Ursachen	Pathogene Faktoren Fehlverteilung von Qi und/oder Blut	Schwäche der Funktionskreise
Zunge	Dicker, schmieriger Zungenbelag Großer, kräftiger Zungenkörper	Kaum Zungenbelag Kleiner, blasser Zungenkörper
Puls	Stark, voll	«Leer», schwach
Verhalten	Schnelle Bewegungen, agitiert, kräftig, laute Stimme	Schwach, blass, eher apathisch, lustlos, eher leise Stimme
Krankheitsverlauf	Akut und heftig	Chronisch, eher schleichend

Therapieprinzipien bei Fülle
- Starke Reizart
- Eher dickere Nadeln
- Eher viele Nadeln
- Kräftige Stimulation
- Ableitend
- Kürzere Behandlungsdauer
- Häufigere Behandlungsfrequenz (2- bis 3-mal in der Woche)

Therapieprinzipien bei Leere
- Schwache Reizart
- Dünnere, feine Nadeln
- Wenige Nadeln
- Leichte Stimulation
- Meist «auffüllend»
- Moxibustion möglich
- Eher längere Behandlungsdauer
- Behandlungsfrequenz der Konstitution des Patienten angepasst (1-mal pro Woche)

5.1.5 Kriterium: Yin/Yang

Die Symptome eines Hitze-Syndroms, agitiertes Verhalten usw. können wie ein Yang-Zustand wirken. Yin-Zustände gehen mit Leere-Zeichen (Schwäche-Zeichen) und u.a. Verlangsamung einher und können daher wie ein Kälte-Syndrom aussehen (s. Tab. 5.2). Wie bereits erwähnt, sind Yin und Yang als übergeordnete Kategorie der Ba Gang zu verstehen. Daher ist es wichtig, vor allem bei Innen-Erkrankungen die Kriterien Hitze/Kälte und Fülle/Leere miteinander zu vergleichen, um einen relativen von einem absoluten Yin- bzw. Yang-Zustand zu unterscheiden.

In den folgenden Abbildungen sind die unterschiedlichen Fülle- und Leere-Zustände sowie ihre zugehörigen Yin- und Yang-Zustände dem Idealzustand (◘ Abb. 5.1) gegenüber dargestellt.

Die Fülle-Zustände können entweder eine Yang-Fülle (◘ Abb. 5.2) oder eine Yin-Fülle (◘ Abb. 5.3) beinhalten:

Die Leere-Zustände beinhalten einen Mangel an Yang (◘ Abb. 5.4) oder Yin (◘ Abb. 5.5).

Die Kälte-Zustände können entweder durch einen Mangel an Yang (vgl. Abb. 5.4) oder aber durch ein Übermaß an Yin (vgl. Abb. 5.6) hervorgerufen werden.

Bei den Hitze-Zuständen oder den so genannten Yang-Zuständen kann entweder eine Yang-Fülle (◘ Abb. 5.7) vorliegen oder aber ein Mangel an Yin (◘ Abb. 5.8), eine «Leere-Hitze».

Das Prinzip ist eigentlich sehr einfach.

Wenn Sie die Symptome des Patienten zu den beschriebenen Kriterien eingeteilt haben, erhalten Sie am Ende die chinesische Diagnose. Die Ba Gang stellen hierbei eines der Grundprinzipien dar. Zusätzlich können Sie die fünf Wandlungsphasen (s. Tab. 1.2) zur Diagnosefindung mit hinzunehmen.

Abb. 5.1
Idealzustand

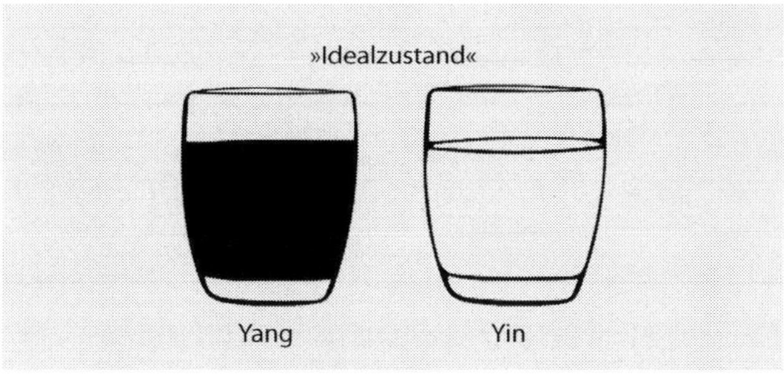

Abb. 5.2
Fülle-Zustände Yang

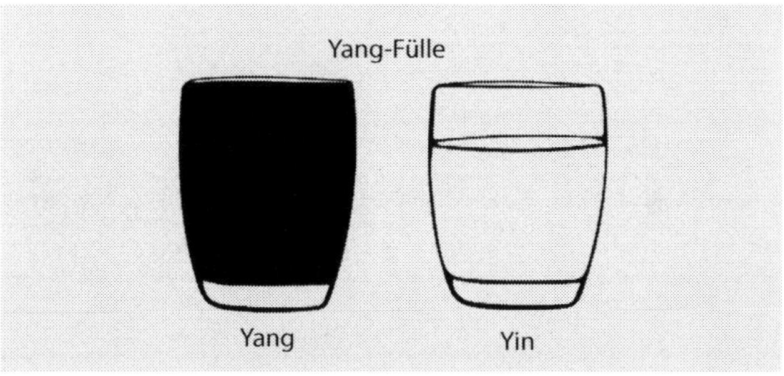

Abb. 5.3
Fülle-Zustände Yin

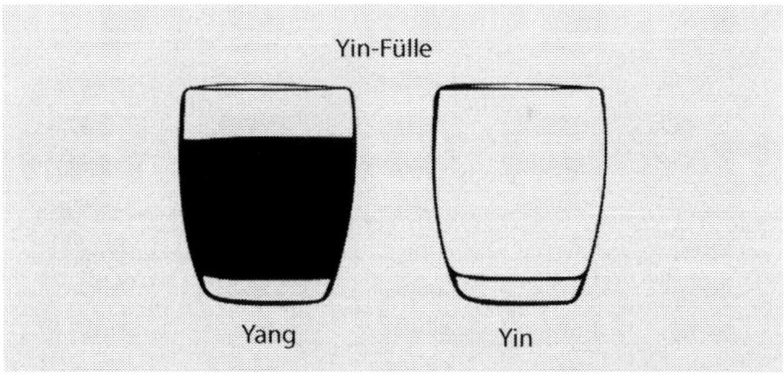

Abb. 5.4
Leere-Zustände Yang

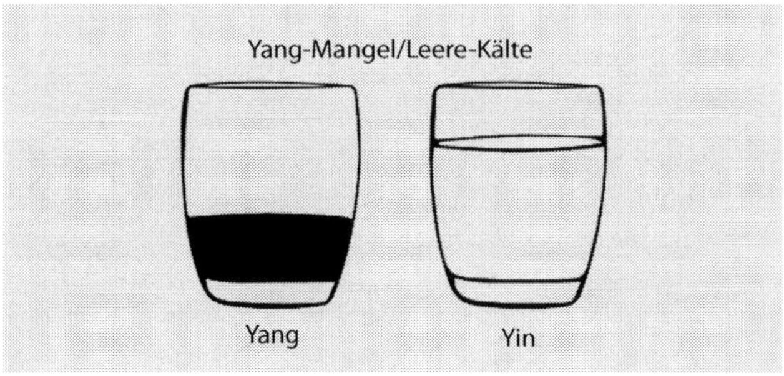

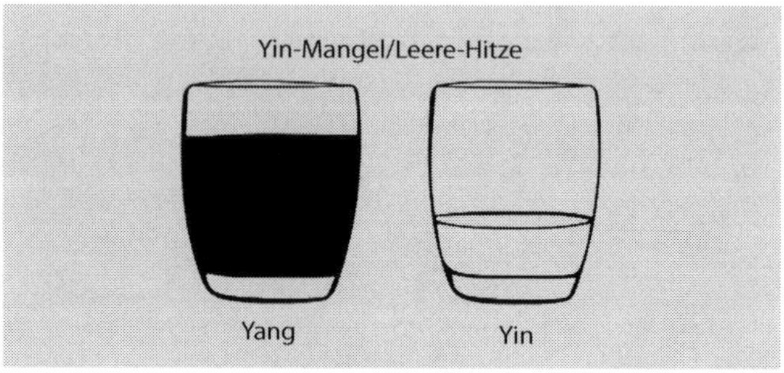

Abb. 5.5
Leere-Zustände Yin

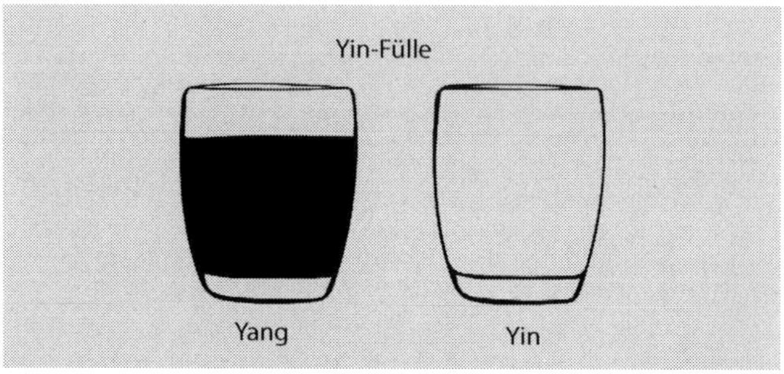

Abb. 5.6
Yin-Fülle

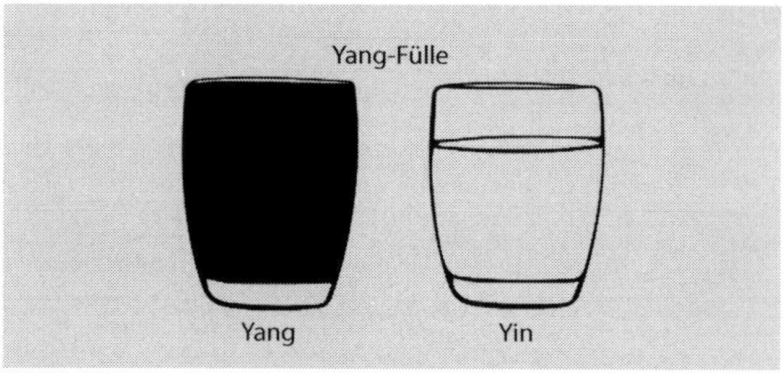

Abb. 5.7
Hitze-Zustände: Yang-Fülle

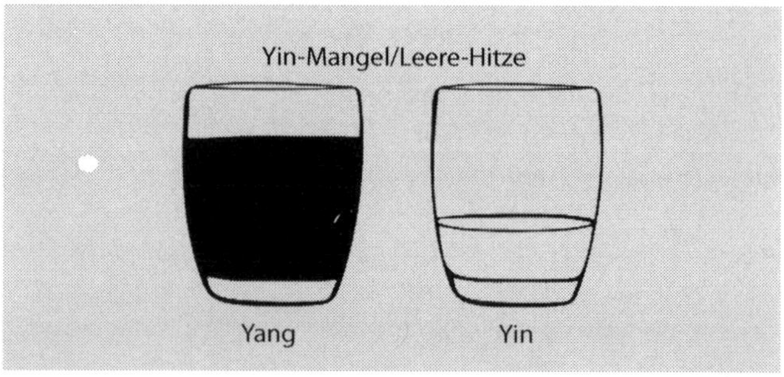

Abb. 5.8
Hitze-Zustände: Yin-Mangel

5.2 Puls- und Zungendiagnostik

5.2.1 Pulsdiagnostik

Innerhalb der chinesischen Medizin hat die Pulsdiagnostik eine lange Tradition, und sie änderte sich im Laufe der Jahrhunderte mit wachsendem Wissen dynamisch. Aktuell werden meist 28 unterschiedliche Pulse gelehrt, welche sich in sieben Gruppen einteilen lassen. Diese können allerdings in der Literatur unterschiedlich dargestellt werden. In diesem Buch soll nur ein kurzer Überblick gegeben werden.

Die unterschiedlichen Pulsqualitäten lassen sich in folgende Gruppen einteilen:

▪ Gruppen

- Oberflächliche Pulse
- Tiefe Pulse
- Verlangsamte Pulse
- Beschleunigte Pulse
- Schwache Pulse
- Volle Pulse
- Unregelmäßige Pulse

▪ Lokalisation

Man benutzt hauptsächlich den Puls am Handgelenk, an der A.radialis. Das Handgelenk wird in drei Bereiche eingeteilt (◘ Abb. 5.9):

- Cun entspricht Lu 9,
- Guan 0,5 Cun proximal von Lu 9,
- Chi entspricht Lu 8.

◘ **Abb. 5.9** Pulsdiagnostik

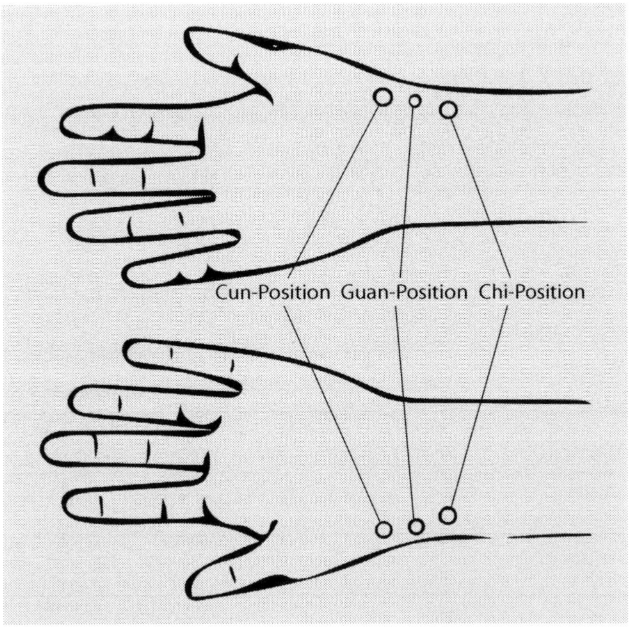

Hierfür nutzt der Behandler drei Finger (Palpationsfinger):
- Zeigefinger (Position Cun),
- Mittelfinger (Position Guan),
- Ringfinger (Position Chi).

Nachdem die Positionen belegt sind, kann der Puls in verschiedenen Tiefen mit unterschiedlichem Druck lokalisiert werden:
- leichter Druck (tastet nur die Haut),
- mittlerer Druck (tastet die Muskulatur),
- starker Druck (tastet Knochen und Sehnen).

▪ Einteilung der Tastbefunde

Damit eine möglichst eindeutige Pulsdiagnose durchgeführt werden kann, benötigt man Übung und vor allem Konzentration. Im Anschluss sollten folgende Informationen geklärt sein:

Lokalisation des Pulses:
- oberflächlich
- normal
- tief

Kraft des Pulses:
- Fülle
- Leere

Frequenz des Pulses:
- schnell
- langsam

Rhythmus des Pulses:
- regelmäßig
- unregelmäßig

Konsistenz des Pulses:
- weich
- hart

Qualität des Pulses:
- gleitend
- gespannt

Diese Zuordnung gibt einen guten Überblick über die Möglichkeiten der chinesischen Pulsdiagnostik, mit deren Hilfe der Behandler alleine durch das Tasten und Befunden des Pulses eine Idee bezüglich der zugrunde liegenden Erkrankung seines Patienten erhält.

5.2.2 Zungendiagnostik

Ebenso wie die Pulsdiagnostik gehört die Zungendiagnostik zu den Hauptuntersuchungsverfahren in der traditionell chinesischen Medizin. Zur Erinnerung: Die TCM legt ihr Augenmerk auf das äußere Erscheinungsbild des Patienten, welches als Spiegelung der inneren Vorgängen angesehen wird.

In der chinesischen Medizin geht man davon aus, dass die Zunge mit den Meridianen, den inneren Organen, dem Qi, dem Blut und den Körperflüssigkeiten in Verbindung steht und sich deren Zustand auf der Zunge widerspiegelt. Das heißt: Jedes Organ ist einem eigenen Bereich auf der Zungenoberfläche zugeteilt (■ Abb. 5.10).

■ **Abb. 5.10** Zungendiagnostik

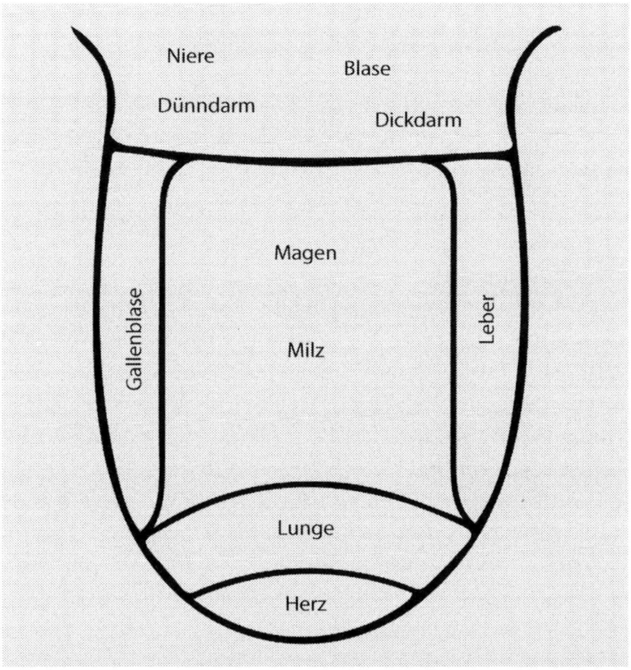

Zuteilung der Zungenoberfläche und der Organe

- Die Zungenspitze ist dem Bereich Herz und Lunge zugeteilt.
- Im mittleren Zungenbereich sind der Magen und die Milz lokalisiert.
- An der Zungenwurzel liegt der Bereich Niere und Blase.
- An den Zungenrändern ist der Bereich für Leber und Galle angesiedelt.

Worauf wird bei der Betrachtung der Zunge geachtet?

■ Farbe des Zungenkörpers

Hierbei wird die Farbe unabhängig vom Zungenbelag betrachtet. Die Farbe spiegelt die Kondition des Körpers wider und ist unabhängig von kurzfristigen Veränderungen wie körperlicher Anstrengung oder Stress. Die Farbe kann sehr unterschiedlich sein und von blass bis rot oder livide und bläulich variieren.

Zungenkörper

Hierbei wird die Beschaffenheit des Zungenkörpers betrachtet, d.h. den Fragen nachgegangen, ob die Zunge dick oder dünn ist, ob sie geschwollen ist und ob sie lang oder kurz ist. Des Weiteren wird darauf geachtet, ob es Faszikulationen gibt, ob die Zunge schlaff ist oder zu einer Seite abweicht. In diesem Fall sollten neurologische Erkrankungen ausgeschlossen werden. Auch schaut man, ob die Zunge Risse, Furchen, Defekte oder Geschwüre aufweist und in welchem Bereich der Zunge diese liegen.

Feuchtigkeit der Zunge

Die Feuchtigkeit gibt Auskunft über die Verteilung der Körperflüssigkeiten. Ist die Zunge trocken, so wird es höchstwahrscheinlich einen Gesamt-Flüssigkeitsmangel geben.

Praxistipp

Besonders bei älteren Menschen sollte der Behandler auf einen Flüssigkeitsmangel achten, da dies zu einer deliranten Symptomatik führen kann.

Ist die Zunge zu nass, gibt es eine Flüssigkeitsansammlung.

Zungenbelag

Hierbei wird auch auf die Farbe des Belags geachtet. Der Belag gibt darüber Auskunft, ob mehr Hitze oder Kälte im Körper vorhanden ist. So zeigt gelber Belag ein Übermaß an Hitze an, wohingegen ein weißer Belag eher für Kälte spricht.

Die Dicke des Belags zeigt die Stärke des pathogenen Faktors im Körper an. Die Verteilung kann Auskunft darüber geben, ob sich eine Erkrankung in das Körperinnere ausbreitet oder von innen nach außen gedrängt wird. Ein stark lokal begrenzter Belag gibt Auskunft darüber, ob ein bestimmtes Organ betroffen ist.

Vorteile der Zungendiagnostik

- Die Zungendiagnostik ist objektiver als die Pulsdiagnostik.
- Sie ist für den Therapeuten schnell und leicht zu erkennen.
- Sie gibt wertvolle Hinweise auf chronische Erkrankungen.
- Der Patient kann zu Hause selbst seine Zunge kontrollieren und damit den Therapieverlauf beeinflussen.

Nachteile der Zungendiagnostik

- Die Zungendiagnostik ist nicht präzise bei der Diagnosestellung.
- Die Beschaffenheit des Belags kann verändert werden, z.B. durch Medikamente.
- Die Farbe kann durch kurz vor der Behandlung eingenommene Nahrungsmittel verändert werden (Rote Bete/Kaffee).
- Durch spezielle Behandlung (Zungenbürste) wird der Belag abgekratzt.

Faktoren, welche die Zungendiagnose beeinflussen

Das Aussehen der Zunge ist abhängig von verschiedenen Faktoren, sodass bei ihrer Inspektion verschiedene Faktoren beachtet werden müssen, die sonst die Diagnose verfälschen könnten:

- Getränke wie Milch, Joghurt-Drinks, Karottensaft, Rote Bete, Cola und verschiedene Säfte beeinflussen die Zungenfarbe

- Rauchen die Patienten oder trinken sie längere Zeit über Kaffee oder Tee, kann sich der Zungenbelag verfärben
- Verschiedene Medikamente können sich auf den Zungenbelag auswirken
- Ebenso können verschiedene Präparate Einfluss auf die Zungenfarbe haben
- Nahrungsmittel können sich auf die Zungenfarbe auswirken (Beispiel: Wenn der Patient scharfe Nahrungsmittel zu sich nimmt, ist die Zunge meist tiefer rot)

Praxistipp

Es ist sinnvoll, die Inspektion der Zunge bei nüchternen Patienten vorzunehmen, um so möglichst wenige Verfälschungen zu haben.

5.3 Zusammenfassung: Vorgehen bei der TCM-Diagnostik

Im Folgenden noch einmal ein kurzer Überblick über das Vorgehen bei einer TCM-Diagnose.

- **Zu Beginn der TCM-Diagnosestellung**
  - Krankheitsauslösende Faktoren feststellen
  - Ba Gang – das Wesen der Erkrankung erkennen
  - Der Ort und das Ausmaß der Erkrankung bestimmen
  - Die Dynamik der Krankheit erfassen

- **Die Arten der Diagnoseerstellung**
  - Qi, Blut, Yin und Yang, Jing, Shen
  - Die Zang- und Fu-Organe

Praxistipp

Auch wenn der Akupunkteur vornehmlich psychische Erkrankungen behandelt, sollte er Erkrankungen anderer Fachgebiete nicht aus den Augen lassen.

- **Die verschiedenen Klassifikationssysteme für die Diagnoseerstellung**
  - Ba Gang (die acht Leitkriterien)
  - Störungen durch externe Faktoren – klimatische Einflüsse (Wind, Kälte, Hitze, Sommerhitze, Feuchtigkeit)
  - Störungen durch interne Faktoren – Emotionen (Freude, Wut, Grübeln, Trauer, Angst, Schreck, Sorge)
  - Andere Faktoren (Lebensumstände) – Ernährung, Überbelastung etc.

- **Mit fünf Fragen zur Diagnose**
  - Welche Leitbahn ist betroffen?
  - Liegt ein äußerer und/oder innerer pathogener Faktor vor?
  - Welche Grundsubstanzen sind betroffen und wie sind sie verändert?

- Welche Zang Fu sind betroffen und wie verändert?
- Wie ordnet es sich nach den Ba Gang ein? Innen/Außen, Fülle/Leere, Hitze/Kälte

Symptome/Befunde führen zum → Syndrom → führt zur → Therapie.

Zusätzlich nutzen Sie die Zungen- und Pulsdiagnostik, die wertvolle Hinweise geben.

Zu Beginn steht eine gründliche Anamnese mit einer gründlichen Beschwerdeerhebung (Was? Wann? Wo? Wie?). Hierbei wird nach allen aktuellen Beschwerden gefragt. Danach wird nach den früheren Beschwerden gefragt (um die Dynamik zu erfassen). Dann folgt die Inspektion mit Zungendiagnostik. Im Anschluss erfolgt das Tasten mit der Pulsdiagnostik. Auch das Hören (Spricht der Patient kraftvoll? Leise?) und das Riechen (Mundgeruch? Besonderer Körpergeruch?) geben Hinweise auf verschiedene Erkrankungen. Dann erfolgt die Einordnung nach dem Klassifikationssystem BaGang, und danach erstellen Sie den Behandlungsplan.

5

Praxistipp

Wenn Ihre Symptomdiagnose nicht mit der Pulsdiagnose bzw. der Zungendiagnose übereinstimmen sollte, gilt: Verwerfen Sie Zunge oder Puls und verlassen Sie sich auf die Beschwerden.

Akupunktur bei psychischen Erkrankungen

Psyche in der TCM

Doris Krüger

D. Krüger, *Akupunktur bei psychischen Erkrankungen*
DOI 10.1007/978-3-662-53677-3_6

Der zweite Teil des Buches beginnt damit, wie aus chinesischer Sicht die Psyche zu definieren ist. Ausführlich wird in diesem Zusammenhang auf den Aspekt von Shen eingegangen. Es werden die unterschiedlichen Aufgaben von Shen dargestellt und zusammen mit den den Zang-Organen näher erläutert. Auch werden die inneren pathogenen Faktoren, die zu psychischen Erkrankungen führen können, näher betrachtet.

Ein Buch über Akupunktur für psychische und emotionale Schwierigkeiten zu schreiben wäre sinnfrei, ohne zuerst das Konzept von «Mind und Spirit» in der chinesischen Medizin anzuschauen und vorzustellen. Dieses kann nur begriffen werden, wenn man dieses Konzept im Kontext der chinesischen Kultur betrachtet. Dabei darf man die Terminologie nicht auf das westliche Konzept von Geist und Seele anwenden bzw. übersetzen, da die Chinesen in der TCM darunter etwas anderes verstehen.

Das Wort Geist (Shen) wurde im Buch des «Gelben Kaisers» mit den unterschiedlichsten Bedeutungen verwendet. Was bedeutet Shen? Nach TCM ist Shen eine der lebenswichtigsten Substanzen des menschlichen Körpers und gehört zu den nichtgreifbaren Arten von Qi.

Die Bedeutungen, die uns interessieren, sind

- die Denkaktivität,
- das Bewusstsein,
- die Selbstidentität,
- das Gedächtnis,
- die Einsichtsfähigkeit.

Shen meint aber auch die Gesamtheit der psychisch-spirituellen Aspekte des Menschen. Maciocia beschreibt in einem Buch fünf Aspekte von Shen (Maciocia 2009). Shen sitzt im Herzen, seine Teilaspekte sind allerdings auch in anderen Organen zu finden und besitzen auch eigene Namen. Neben dem Shen-Aspekt des Herzens gehören dann die Wanderseele (hun) der Leber, die Körperseele (po) der Lunge, der Intellekt (yi) der Milz und die Willenskraft (zhi) der Niere zum gesamten Shen. Zusammengefasst nennt Maciocia diese Aspekte Seele. Ich bezeichne diese Aspekte lieber als Teilaspekte von Shen und nutze den Begriff «wu shen» (wu = fünf).

Shen meint aber auch noch eine subtile Qualität des Lebens. Der «Glanz» des Gesunden, welches man häufig in der Diagnose verwenden kann. Er zeigt sich in den Augen oder der Gesichtsfarbe, der Zunge und/oder dem Puls.

> **Shen zeigt unterschiedliche Bedeutungen und vermittelt verschiedene Vorstellungen. Es handelt sich um eine vitale Substanz, welche sich auch nach außen ausdehnen kann und so die Beziehung zwischen dem Individuum und seiner Umwelt vermittelt. Das chinesische Schriftzeichen für Shen besteht aus zwei Bestandteilen, die genau diese Vorstellung untermalen.**

Wie bereits erwähnt, fand in der chinesischen Medizin keine Trennung zwischen Körper und Geist, wie dies in der westlichen Medizin geschah, statt. In der chinesischen Sichtweise bedeutet Shen eine Form von Qi. In diesem Fall ist es die feinste und immateriellste Qi-Form.

Die enge Verflechtung des Körpers mit dem Geist wird durch die Verbindung von Qi, Jing (Essenz) und Shen hervorgehoben. Diese werden auch die drei vitalen Substanzen genannt. Jing (Essenz) ist hierbei der Ursprung und die biologische Basis des Geistes.

» Die beiden Essenzen, die eine Yin, die andere Yang, vereinigen sich, um Leben zu formen; die Essenz von Mutter und Vater vereinigen sich, um den Geist zu formen.
(Zhang Jiebin 1982, S. 49)

Hier zeigt sich die Vorstellung, dass aus den beiden Kräften eine Einheit entsteht und dem neu entstandenen Leben als Potenzial mitgegeben wird. Die Essenzen von Mutter und Vater vereinigen sich, um dem gezeugten Wesen den Geist mitzugeben. Sie stellen die biologische Grundlage dar und sind damit die materiellen Pole zum immateriellen Shen.

Diese Essenz wird in der Niere gespeichert. Wir können uns dies wie ein Reservoir vorstellen, welches im Laufe des Lebens abnimmt. Dieses Reservoir kann man jedoch mit der zugeführten Nahrung beeinflussen, da der Geist auch aus der verfeinerten Essenz von Wasser und Nahrung stammt (Lingshu jing 1981).

Der Geist des Menschen bezieht seine biologische Basis aus der in der Niere gespeicherten Essenz Jing und der von Lunge, Magen und Milz nachgeburtlichen Essenz Qi. Dazu kommt das feinstoffliche Qi (Shen), welches im Herzen sitzt:

- Jing (Essenz) – Niere
- Qi – Lunge, Milz und Magen
- Shen – Herz

Wir können uns diese Arten von Qi auch wie eine Abstufung seiner Manifestationsdichte bzw. seiner Aggregatzustände vorstellen. Jing ist hierbei die dichteste Qi-Form, Qi selbst stellt eine Zwischenform dar, und Shen ist die feinstofflichste Form von Qi. Shen ist aber nie ohne Bezug zum Körper zu sehen und immer mit der physischen Ebene verknüpft.

Die Aktivität des Geistes, also seine Beweglichkeit und alles, was wir unter der Aktivität verstehen, hängt von Jing und Qi ab. Jing kann daher auch u.a. als «Wurzel des Geistes» angesehen werden. Aus dieser Vorstellung lässt sich schließen, dass der Geist bzw. seine Aktivität leidet, wenn Jing und/oder Qi erschöpft sind. Dies kann sich dann in Depression, Ängstlichkeit oder Verwirrung äußern.

Umgekehrt gilt: Wenn der Zustand des Geistes gestört ist – z.B. durch emotionale Faktoren –, der Mensch also deprimiert, ängstlich oder instabil wird, dann wirkt sich dies auch auf Qi und/oder Jing aus. Emotionaler Stress bringt auf Dauer das normale Funktionieren des Qis durcheinander. Je nach Dauer und Intensität des einwirkenden Stresses kann das Qi in seinen normalen Fluss wieder zurückfinden, doch lange anhaltende Anspannungen führen zu einer «Verletzung» von Jing.

Als Bild kann man sich hier noch einmal das Symbol von Yin und Yang vor Augen führen (s. Abb. 1.2). Die wechselseitige Interaktion zwischen Jing, Qi und Shen ist ein essenzieller Gedanke der chinesischen Medizin und deren Sicht auf Körper und Geist. Ein körperliches Ungleichgewicht kann den Geist des Menschen beeinträchtigen, und ein psychisches (emotionales) Ungleichgewicht kann umgekehrt den Körper beeinträchtigen und auch eine sichtbare körperliche Pathologie hervorbringen.

Jing, Qi und Shen stehen in ständiger Wechselbeziehung zueinander und beeinflussen sich gegenseitig. Jing beeinflusst Qi und Shen, Shen kann Qi und Jing beeinflussen.

6.1 Aufgaben von Shen

Das Herz ist der Sitz des Geistes. Diese Aussage ist ohne historischen Kontext nicht nachvollziehbar. Daher beleuchten wir diesen kurz: Im Feudalsystem gibt es einen Herrscher, der über einen Hofstaat regiert und damit über sein gesamtes Volk. In China war dies der Kaiser, der über Beamte, Generäle und Soldaten regierte. Dieses in der Gesellschaft vorhandene System wurde in die TCM übernommen. Das Herz zeigte sich als wichtiges Organ, und damit war es der Sitz des Kaisers – der Sitz des Geistes.

Dieser Geist im Herzen (Shen) ist für die verschiedensten mentalen Aufgaben zuständig:

- Gedächtnis,
- Bewusstsein,
- Denken,
- Einsichtsfähigkeit,
- Erkenntnis (die «Aha-Erlebnisse»),
- Intelligenz,
- Schlaf (und seine Qualität) und die Träume,
- Ideen,
- Gefühle.

Dazu ist Shen auch für Schmecken, Riechen, Appetit, Hören und Sehen zuständig. Diese Aktivitäten werden jedoch nicht nur allein von Shen ausgeführt. Es besteht vielmehr eine Überlappung zwischen den Funktionen verschiedener Organe.

Betrachten wir einmal genauer das Gedächtnis. Wir unterteilen das Gedächtnis in zwei Varianten: das explizite und das implizite Gedächtnis.

Explizites Gedächtnis Dieses ist für die Erinnerung an (mehr oder weniger) kürzlich vergangene Ereignisse zuständig. Hier wird die Erinnerung gespeichert, das, was wir vor einigen Monaten erlebt haben und was wir beispielsweise an Fakten gelernt haben. Dieses Gedächtnis hängt sowohl von Shen als auch von den Nieren und der Milz ab.

Implizites Gedächtnis Dieses ist für die Erinnerung daran zuständig, wie wir Fahrrad fahren, ein Instrument spielen oder eine gewisse Bewegung beim Sport ausführen. Auch wenn wir eine solche Tätigkeit jahrelang nicht mehr durchgeführt haben, so sind wir dennoch zu ihr imstande, wenn wir sie wieder aufnehmen. Das implizite Gedächtnis hängt vornehmlich von Shen (und daher vom Herzen) ab.

Allein an dieser Unterteilung wird deutlich, dass das Gedächtnis zwei verschiedene Aufgaben hat. Einmal meint es das Können, sich Fakten zu merken, und auf der anderen Seite meint es die Fähigkeit, sich zu erinnern. Beides hängt vom Shen ab, aber auch von Niere und Milz (ein Beispiel für die Überlappung verschiedener Funktionen der Organe).

Kleinere Ungleichgewichte können von diesem System bis zu einem gewissen Grad «abgepuffert» werden, doch wenn sich das Gleichgewicht nicht wiederherstellt, wird die Pathologie sichtbar. Wenn der Geist stark ist, so ist auch das Denken, das Gedächtnis etc. klar. Wenn der Geist schwach ist, so ist das Gedächtnis lückenhaft und das Denken träge und verlangsamt.

6.1.1 Bewusstsein

Betrachten wir die Aufgabe «Bewusstsein». Die ICD kennt zwei Arten von Bewusstseinsstörungen: die qualitativen und die quantitativen.

Quantitative Bewusstseinsstörung Die quantitative Bewusstseinsstörung meint die Abstufung vom Wachzustand, über benommen zu somnolent zu soporös und zuletzt komatös.

Qualitative Bewusstseinsstörung Unter den qualitativen Störungen sind Bewusstseinsverschiebung, Bewusstseinstrübung und Bewusstseinseinengung zu verstehen.

Der gesunde Zustand des Menschen schließt diese Störungen aus. Das Bewusstsein umfasst demzufolge die Wachheit des Geistes, die Gesamtheit der Wahrnehmung und der Gedanken. Sich quasi seiner selbst bewusst zu sein.

Wir verlieren das Bewusstsein, wenn Shen schlagartig erschöpft ist. Oder aber das Bewusstsein ist gestört, wenn Shen blockiert ist und das Bewusstsein z.B. auf eine Thematik eingeengt ist. Solch eine Bewusstseinsveränderung kann man beispielsweise in verschiedenen Abstufungen bei Phobien oder Zwangsgedanken sehen.

Im psychopathologischen Befund beschreiben wir das Bewusstsein unserer Patienten und auch den formalen und inhaltlichen Gedankengang. Auch hierbei beschreiben wir gleichzeitig eine Funktion von Shen. Neben diesem Bewusstsein ist es vor allem für uns Psychiater das Unbewusste, das uns interessiert. Shen umfasst alle Arten von Bewusstsein, und das umschließt auch das Unbewusste. Hier findet sich eine Verknüpfung zu einem weiteren Punkt, den Shen mit einschließt: zu den Ideen. Unsere inneren Bilder, unsere Mythen und Vorstellungen und auch letztlich die Kraft unserer Inspiration sind ein Teil von Shen.

6.1.2 Einsicht

Eine weitere Aufgabe von Shen ist die Fähigkeit zur Einsicht. Dies meint mehr als nur die Fähigkeit, hinter die Fassade des Alltags zu blicken und die dahinter liegenden Mechanismen zu erkennen. Es beschreibt vielmehr die Fähigkeit, sich nicht nur seiner selbst bewusst zu sein, sondern sich selbst zu erkennen (Einsicht zu gewinnen), was dann zur Selbsterkenntnis führen kann. Die Fähigkeit der Einsicht ist für unsere Selbsterkenntnis und Erkenntnis als Individuum wichtig. Dies ist z.B. bei der Schizophrenie mehr oder weniger stark gestört. Die eigenen Ich-Grenzen wahrzunehmen und zu erkennen fällt unter den Aspekt von Shen. Auch die Erkenntnis, erkrankt zu sein und – daraus folgernd – sich Hilfe zu suchen, gehört zu dem Bereich der Einsicht. Die Erkenntnis hingegen meint eher die Aktivität des Geistes, in Dingen (z.B. Stimuli) Zusammenhänge zu begreifen und «Erkenntnis» zu gewinnen.

6.1.3 Intelligenz

Die Intelligenz hängt von verschiedenen Faktoren ab. Zum einem spielt das Jing (Essenz) des Menschen eine nicht unerhebliche Rolle bei der Festlegung der Intelligenz, zum anderen hängt sie auch von der Milz (Intellekt) ab. Daneben erst spielt das Shen seine Rolle. Ein schwaches Herz und damit ein schwaches Shen (Geist) lassen den Menschen träge erscheinen. Ist das Herz allerdings stark, so ist der Geist stark, und der Mensch wirkt intelligent und klug (das hängt allerdings auch immer von seiner Umgebung ab).

6.1.4 Schlaf

Der Schlaf und die Schlafqualität hängen vom Zustand des Geistes ab. Man könnte diesen Zustand auch als das Nachtbewusstsein bezeichnen. Es ist ein Zustand, den man nicht aktiv wahrnimmt, und wenn, nur durch seine Träume mitbekommt. Wenn der Geist ausgewogen und ruhig ist, dann schläft der Mensch rasch ein, und das Durchschlafen ist gut. Der Schlaf selbst ist erholsam. Wenn der Geist auf Wanderschaft ist (Shen ist unruhig), dann schläft der Mensch schlecht. (Das Störungsbild der Insomnie wird in ► Kap. 13 ausführlich erörtert.)

6.1.5 Weisheit

Auch wenn das Wort in der heutigen Welt ein wenig altmodisch klingt, so beschreibt es doch einen wichtigen Punkt im Aufgabenspektrum von Shen. Es bedeutet, das erworbene Wissen durch Lernen, Erfahrung und Wahrnehmung mit Klugheit kritisch anzuwenden – oder auf deren Anwendung zu verzichten.

6.1.6 Ideen

Ideen werden von manchen als «Hirngespinste» abgetan. Doch es sind Ideen, die für unsere Projekte und unsere Träume zuständig sind. Sie verleihen unserem Leben die Würze und im Endeffekt auch einen Sinn. Unsere gesamte Technik oder unser Fortschritt wäre ohne die «zündende» Idee nicht möglich gewesen.

6.1.7 Gefühle

Hierbei sind nicht die emotionalen Faktoren gemeint, sondern die Fähigkeit, die emotionalen Reize wahrzunehmen und sie zu spüren. Nur der Geist kann Emotionen «fühlen». Er kann sie erkennen und bewerten. Emotionen haben natürlich auch einen Einfluss auf die anderen Organe. Zorn wirkt sich beispielsweise auf die Leber aus, doch die Leber kann dieses Gefühl nicht wahrnehmen. Das Herz «fühlt» den Zorn, da der Geist diese Einsicht bringt. Auch Redeweisheiten wie «Das Herz quillt über vor Sorge» oder «Das Herz ist schwer von Trauer» haben sich in den Volksmund eingeschlichen und beschreiben, dass letztlich alle Emotionen auf das Herz wirken.

Praxistipp

Betrachten sie bei emotional aufgewühlten Patienten einmal die Zungenspitze (natürlich nur, wenn sie es zulassen). Oft kann man hier eine rote Spitze sehen, da die Zungenspitze den Zustand des Herzens widerspiegelt.

Fassen wir zusammen: Im gesunden, sich im harmonischen Gleichgewicht befindenden Zustand ist der Geist klar. Der Mensch hat ein gutes Gedächtnis, sein Bewusstsein und seine Einsichts- und Erkenntnisfähigkeit sind gut und geschärft. Der Mensch schläft gut, Ideen kommen leicht, und außerdem ist sein Gefühlsleben im Fluss und ausgewogen. Wenn das Herz und damit Shen hingegen beeinträchtigt sind, dann ist das Denken nicht klar, das Gedächtnis schlecht, der Schlaf schlecht, die Einsichts- und/oder Erkenntnisfähigkeit beeinträchtigt, das Gefühlsleben im Ungleichgewicht. Der Mensch kann verwirrt sein, sein Handeln ist unklug und kann ihm selbst oder anderen schaden.

Die letzten Punkte finden sich sehr häufig in der klinischen Praxis.

6.2 Shen und seine fünf Organe

Shen ist ein Aspekt von Qi. Somit ist Qi auch eine Ausdrucksform von Bewusstsein. Wie schon beschrieben, gibt es unterschiedliche «Aggregatzustände» von Qi, welche den verschiedenen Organen bzw. den fünf Speicherorganen zugeordnet werden. Hierbei wirkt Shen unterschiedlich auf die fünf Zang-Organe. Die Wirkung wird in fünf Teilaspekte, den «wu shen», unterteilt (wu = fünf), und diese spiegeln die psycho-mentalen Aspekte der fünf Zang-Organe wider (s. Tab. 6.1).

6.2.1 Herz: Shen

Wie bereits beschrieben, gehören hierzu die Bewusstseinsqualitäten. Auch die Präsenz der Persönlichkeit – sowohl die innere als auch die äußere – ist Ausdruck von Shen. Seine Qualität zeigt sich in der Art, wie und mit welcher Kraft sich jemand in der Welt bewegt. Wenn ein Mensch etwas im Gedächtnis speichert, so ist das ebenfalls ein Ausdruck von Shen. Das Speichern von Informationen gehört dem Yin-Aspekt an. Wenn hier Störungen in der Funktion oder Kapazität auftreten, kann das Ausdruck einer Störung von Shen sein, genauer: einer Schwäche (Leere) des Herz-Yin.

Bei Schlafstörungen kann man mit einem wunderbaren Bild beschreiben, dass der Geist auf Wanderschaft ist. Shen reguliert den rhythmischen Wechsel des Schlaf- und Wachzustandes. Nachts wird dessen Aktivität von der Außenwelt eingestellt, und es zieht sich ins Herz zurück. Das Bewusstsein wird nach innen gerichtet, und Shen wird vom Herz-Blut genährt, um für die nächste aktive Tagphase gestärkt zu sein – die Phase, in der das Bewusstsein nach außen gerichtet ist und in der Weltgeschichte umherzieht. Die Schlafstörungen zeigen an, dass das Shen kein Zuhause hat und auch nachts umherschweift. Dies kann an einem Herz-Yin-Mangel oder aber an einer Herz-Blut-Leere liegen. Auch unruhige Träume oder Albträume zeigen eine gestörte Shen-Funktion des Herzens an. Auch hier kann eine Blut-Leere oder ein Yin-Mangel ursächlich sein. Allerdings zeigt sich bei diesem Aspekt eine weitere Überlappung von Organfunktionen, da auch die Leber (als Zang-Organ) am Traumprozess beteiligt ist.

6.2.2 Leber: Hun

Der Shen-Aspekt der Leber wird «Hun» genannt. Oft wird Hun als Wanderseele übersetzt. Allerdings muss man hier aufpassen, dass man die christliche Vorstellung von einer Seele nicht mit der chinesischen Vorstellung verwechselt – die christliche war den Chinesen unbekannt. Ebenso wie Shen an sich, ist Hun als Teilaspekt von Shen nur schwer zu definieren.

Hun soll wie ein Torhüter sein oder ein Tor, das eine Verbindung zwischen unserer Innenwelt und der Außenwelt herstellt. Die Vorstellung von Hun entstand in einer Zeit, die vergleichbar mit unserer mythologischen Vorzeit war. In der europäischen Kultur wurden menschliches Verhalten und psychische Aspekte in einem göttlichen Olymp repräsentiert. Bei Hun ist es ähnlich. Wie eine Wolke (ein Teil des chinesischen Schriftzeichens bedeutet Wolke) kommt und geht Hun wieder. Dieser Shen-Aspekt zieht und wandert und kann sich dabei nach außen wenden und auch nach innen richten. Nach außen nimmt der Menschen hauptsächlich über die Augen Kontakt auf (neben den anderen Sinnen). Wenn wir uns die Funktionskreise noch einmal vor Augen führen, so gehört das Sehen als Sinneswahrnehmung zum Funktionskreis Leber. Auch wenn wir keine Augen nach innen besitzen, kann jeder Mensch nach innen schauen und Kontakt zu seinen inneren Bildern aufnehmen, was sich in unserem Begriff «Introspektion» zeigt.

Diese Kommunikation zwischen Innen und Außen erfordert einen Abgleich beider Welten und ermöglicht uns, Grenzen zu ziehen, Unterscheidungen zu treffen, zu trennen und entschlossen danach zu handeln. Dieser ständige Abgleich ermöglicht die Koordination der körperlichen und psychischen (einschließlich intellektuellen) Funktionen. Hun gehört als Shen-Aspekt zu Yang. Da es wie eine Wolke, also luftig ist, neigt es zu Flüchtigkeit und braucht daher eine gute Erdung – eine Verankerung. Durch seine Beziehung zur Leber (ein Yin-Organ) und zum Blut ist es im gesunden, harmonischen Zustand fest verankert.

Bei Störungen der Leber, oder wenn der Patient unter Blut-Leere leidet, findet das flüchtige Hun keine feste Verankerung mehr und begibt sich auf Wanderschaft. Es kommt zu einer Unstetigkeit und Unruhe des Bewusstseins (s. Tab. 6.1). Die Kommunikation zwischen Innen- und Außenwelt ist gestört, und es kommt zu Störungen des Schlafs und der Träume.

6.2.3 Milz: Yi

Die Milz ist das Organ, das in Verbindung zur Transformation der Nahrung gebracht wird. Nahrung wird aufgenommen, aufgespalten und analysiert, um dann vom Darm resorbiert zu werden. Anschließend wird der Nahrungsbrei weiterverarbeitet. Unbrauchbare Stoffe werden ausgeschieden, andere Stoffe dienen der Energiegewinnung. Anderes wiederum wird zu körpereigenen Stoffen um- und dann aufgebaut. Dies ist, ganz grob zusammengefasst, unsere Verdauung: Von außen wird feste und/oder flüssige Nahrung aufgenommen, transformiert, abgebaut und entweder ausgeworfen oder ein Teil von uns. Dies beschreibt die stoffliche, die materielle Ebene der Verdauung.

Dieser Prozess gilt strukturell auch für den mentalen Bereich. Informationen, Fakten, Eindrücke, Gedanken werden von außen durch unsere Sinnessysteme wahrgenommen und wollen zuerst «verdaut» werden. Ein Beispiel ist das Lernen im Medizin-Studium: Hier wird die Fülle an Informationen auch zuerst in verdauliche Teilaspekte aufgespalten und dann analysiert. Es wird abgewogen, was brauchbar ist und was nicht. Was wir brauchen, wird angenommen und ist dann ein Teil von uns (unserem Wissen), was in unser Konzept eingebaut wird. Was wir nicht brauchen, wird nicht aufgenommen (spätestens nach den absolvierten Prüfungen wieder verworfen). Zumindest im günstigsten Fall. Es kann natürlich auch geschehen, dass der mentale Ballast von unseren Patienten unverdaut und unabgebaut «herumgeschleppt» wird. Interessanterweise besteht ein Teil der tiefenpsychologischen Arbeit mit Patienten darin, einen Teil dieser Verdauung zu übernehmen bzw. den Patienten bei dieser zu unterstützen. Diese unverdauten psychischen Bestandteile zeigen sich in grübelnden Gedankenkreisen (s. Tab. 6.1) oder in festgefahrenen Emotionen, in denen der Patient stecken bleibt wie in zähem Schlick.

Als Teilaspekt von Shen steht die Milz für das Denken, da dieses wie die Verdauung einen Prozess der Aufnahme, Analyse und Transformation darstellt. Denken wird auch «yi» genannt. Die Milz steht im Prozess des Denkens allerdings nicht alleine da. Sie nimmt in allererster Linie Gedanken wahr und kann diese neu arrangieren, Möglichkeiten ausprobieren oder miteinander in Beziehung setzen. Was ihr fehlt, ist das zielgerichtete Ausführen, die Entschlusskraft, die die Gedanken auch umzusetzen hilft. Hierbei erhält sie Unterstützung von der Leber, welche Grenzen ziehen kann, Unterscheidungsvermögen und Entschlusskraft mit sich bringt. Willenskraft zur Durchsetzung der Gedanken wird dann noch von der Niere geliefert.

6.2.4 Niere: Zhi

Willenskraft ist der Shen-Aspekt der Niere und wird als «zhi» bezeichnet. Ein Bewusstseinsimpuls ist flüchtig und wird kaum wahrgenommen. Im nächsten Augenblick ist er schon wieder verflogen. Wenn er jedoch eingefangen wird, kann sich daraus ein ganzer Gedanke formen. Dieser kann ebenso flüchtig sein. Baut man ihn jedoch beharrlich weiter auf, kann sich ein ganzes Konzept entwickeln. Hier unterstützt «zhi» mit seiner Beharrlichkeit und bringt den flüchtigen Impuls zu einer manifesten Gestalt.

Es gibt unterschiedliche Arten von Willenskraft. Zum einen kann sich die Willenskraft auf alle Wesensbereiche erstrecken und umfasst sowohl die psychische und mentale Ebene als auch die körperliche und spirituelle Ebene. Diese Art von Willenskraft unterstützt Verhaltensänderungen, sodass es jemandem beispielsweise möglich ist, sich von einer unliebsamen Angewohnheit zu lösen. Da diese Form des Willens zielgerichtet ist und es vor allem um die Umsetzung und ein aktives Wollen geht, wird diese Willenskraft dem Yang-Aspekt zugeordnet. Diese Willenskraft hilft dem Menschen, sich zu orientieren, Ziele zu verfolgen und damit sein Leben zu gestalten. Sie ist oft mit den eigenen Zielen und Interessen verbunden und dient dem Ego, dem Ich-bezogenen Bewusstsein.

Ein ausgeprägtes Ego findet man oft bei den so genannten Karrieremenschen. Diese Art der Willenskraft kann jemanden dazu bringen, ausschließlich seine Ziele und damit seine Karriere zu verfolgen und darüber hinaus alle anderen Lebensbereiche zu verdrängen. Solch ein Mensch arbeitet ununterbrochen, isst nur noch in der Kantine, nimmt ständig an Konferenzen teil, schläft wenig und vernachlässigt dabei seine Familie und seine eigene Gesundheit. Zu Beginn fühlt sich dieser Mensch wahrscheinlich noch sehr gut damit, da er ja – oberflächlich betrachtet – Erfolg hat. Er verdient Geld und bekommt für die geleistete Arbeit Ansehen, zwei wichtige Aspekte in der Lebensführung des Menschen.

Neben dem zielgerichteten Yang-Aspekt der Willenskraft – dem Ego – gibt es auch einen Yin-Aspekt des zhi. Dieser beschreibt den Willen des Nicht-Wollens. Das mag zunächst möglicherweise verwirrend klingen, doch dieser Form des absichtslosen Willens begegnen wir u.a. im Zen-Buddhismus oder Daoismus. Hier sprechen wir vom «wu wei», vom Nicht-Wollen. Dieses «zhi» ist nicht Ich-bezogen und nicht das Ego.

Der Yin-Aspekt ist mit dem Innehalten und dem inneren Horchen verbunden. Wenn wir unseren vom Ego getriebenen Karrieremenschen noch einmal betrachten, sehen wir oft, dass solch ein Mensch den anderen Bedürfnissen seines Selbst keine Beachtung geschenkt hat. Diese Aspekte sind nicht an den äußeren Dingen interessiert. Oft wissen diese Menschen tief in ihrem Inneren, dass sie sich mehr Zeit für ihre Familie nehmen sollten, damit diese nicht auseinanderbricht, dass sie mal eine Pause bräuchten oder auch eine gesündere Ernährung. Das so benötigte Innehalten wird dann meist erzwungen, indem der Karrieremensch erkrankt, im schlimmsten Fall durch einen Herzinfarkt oder Schlaganfall. Der Yin-Aspekt von zhi hat für die überfällige Ruhe gesorgt – dieser Aspekt ist sehr stark und setzt sich in den meisten Fällen durch. Wenn unser Karrieremensch vorher innegehalten und nach innen gelauscht hätte, wäre ihm möglicherweise solch eine Erkrankung erspart geblieben.

Diese «innere Stimme» existiert in jedem Menschen. Sollte man sich dazu entschließen, auf sie zu hören, kann sie einen führen. Man muss sich nur die Zeit nehmen, sie wahrzunehmen. Wenn man sich den Raum und die Zeit lässt, still zu sein, nichts zu tun und nichts zu wollen, kann man sie wahrnehmen. In bestimmten Arten der Meditation wird genau dies geübt. Für viele Menschen sind diese Momente jedoch unangenehm und werden als Langeweile empfunden, die mit hektischer Aktivität schnell wieder überdeckt wird.

6

Praxistipp

Probieren Sie es doch einmal selbst aus und fangen Sie an zu meditieren. Am Anfang reichen 20 Minuten. Versuchen Sie, den Fluss der Gedanken nicht zu stören und an nichts Bestimmtes zu denken. Am Anfang wird dies vielleicht noch etwas schwerfallen, doch mit der Zeit wird es leichter, und Sie werden sich danach entspannter fühlen.

Zhi als Yin-Aspekt ist genau das, was die Daoisten mit «wu wei», d.h. dem Nicht-Wollen, ausdrücken: Leere und Stille entstehen lassen, um endlich im Einklang mit allem zu sein, mit dem Dao.

6.2.5 Lunge: Po

Der Shen-Aspekt «po» ist ein Yin-Aspekt und der leibliche Bezug des Geistes. Oft wird «po» daher mit «Körperseele» übersetzt. Hier werden die emotionalen, psychischen und vor allem instinktiven Aspekte des Menschen repräsentiert, welche eng mit der körperlichen Ebene verknüpft sind. Die Eigenschaften von «po» entsprechen fast noch der animalischen Ebene, wo es noch keine Kontrolle, noch kein bewusstes Handeln gab. Hier reagiert der Mensch instinktiv und ohne über seine Emotionen nachzudenken. Der körperliche Ausdruck wird hierbei von den emotionalen Faktoren geprägt. Die Emotionen werden zu den inneren Krankheitsfaktoren gezählt und den Zang-Fu-Organen zugeordnet (s. Tab. 6.1). Emotionen sind zuerst unbewusst und womöglich nicht mehr als eine Reaktion auf Wahrnehmungen und Dinge, die im Außen geschehen. Denken wir beispielsweise an die Furcht. Bei Furcht oder Angst sind körperliche Reaktionen sichtbar. Es kann zu einer Hautrötung kommen, zu Schweißausbrüchen, zu einer schnelleren Atmung usw. Gefahr ruft dieses Gefühl hervor, was dann eine Fluchtreaktion induzieren kann. Dieses kann je nach Situation sinnvoll sein und zum Überleben desjenigen beitragen, der diese Furcht empfunden hat.

Auch Wut kann sich körperlich äußern. Die Muskeln spannen sich an, die Fäuste ballen sich, das Gesicht läuft rot an. Wir sehen hier direkte körperliche Reaktionen auf emotionale Prozesse. Hier zeigt sich, dass Gefühle und Instinkte von allen Shen-Aspekten am stärksten auf körperlicher Ebene verknüpft sind und daher Disharmonien auf emotionaler Ebene sehr oft körperliche Auswirkungen und umgekehrt aufweisen.

Da «po» zum Yin-Aspekt gehört, will dieser in der Erde versinken und ist schwer. Damit dies nicht schon zu Lebzeiten des Menschen geschieht, wurde dieser Shen-Aspekt im leichtesten Zang-Organ – der Lunge – angesiedelt. Die Lunge wird als Meister-Organ von Qi bezeichnet. Sie hält und bewahrt diesen viel schwereren Shen-Aspekt.

6.3 Emotionale Faktoren

Die Emotionen spielen in den Industrieländern eine immer wichtigere Rolle und werden wissenschaftlich und therapeutisch insbesondere im medizinisch-psychologischen Bereich der Psychiatrie und Psychosomatik untersucht und therapiert. In der TCM sind Emotionen natürliche Ausdrucksphänomene. Sie gelten als antreibende und führende Kräfte, die dem Menschen in Phasen des Wechsels Orientierung geben. In den entsprechenden Situationen dienen sie dazu, das gestörte Gleichgewicht des Menschen mit seiner Umgebung wiederherzustellen. Emotionen werden in der TCM nicht an sich schädigend angesehen, nur ihr Übermaß. Dann gelingt es nicht mehr, durch die geistige Kontrollfunktion (Shen) des Herzens ein harmonisches Gleichgewicht einzuhalten. Die aus der Kontrolle geratenen Emotionen wirken dann schädigend auf die Zang-Organe, indem sie den Qi- und den Xue(Blut)-Fluss beeinträchtigen.

Allerdings kann auch umgekehrt eine vorbestehende Schädigung des Organs (z.B. der Leber) zur Anfälligkeit für die entsprechende Emotion (in diesem Fall: Zorn/Wut) führen. ◘ Tab. 6.1 gibt einen Überblick über die Organe und die zugehörigen emotionalen Faktoren.

Nicht das einzelne Symptom ist wichtig für die Zuordnung zu einem Funktionskreis/Organ, sondern die Einordnung aller Beschwerden zu einem Syndrom, welches der Akupunkteur dann behandelt.

Die in der Tabelle aufgeführten Emotionen gleichen einem Destillat der verschiedensten Emotionen. Nicht erst seit dem Disney-Film «Alles steht Kopf» wissen wir, dass es Basisemotionen gibt, die kulturübergreifend existieren. Alle anderen Emotionen sind eine Mischung aus diesen Emotionen. Den Therapeuten dürfte dies nicht fremd sein. Auch in der Behandlung von Patienten fragen wir uns, welche Emotionen hinter den verschiedenen Reaktionen stecken, und schaffen uns damit ein Verständnis, um mit dem Patienten weiterarbeiten zu können. Ob wir uns nun eher der analytischen bzw. tiefenpsychologisch fundierten Therapie oder der Verhaltenstherapie zugehörig betrachten, arbeiten wir in den verschiedenen therapeutischen Richtungen mit den Emotionen des Patienten. Wir bedienen uns u.a. der narrativen Umstrukturierung, dem Arbeiten mit dem Inneren Kind, der Klarifikation oder anderer Techniken, um die aus dem Gleichgewicht geratenen Emotionen zu erkennen und wieder in ein harmonisches Gleichgewicht zu bringen. Die TCM betrachtet die Grundemotionen als Antwort von Shen auf Impulse der Umgebung. Dies führt wiederum zu einer Bewegung von Qi, welche jeweils charakteristisch für die jeweilige Emotion ist (s. Tab. 6.1).

Tab. 6.1 Emotionale Faktoren und Organe

Organ	Emotion	Symptome	Ausgelöste Qi-Bewegung
Herz	Freude, Erregung, Begierde	Manische Symptome, Schlafstörung, Arrhythmie, Gedächtnis- und/oder Konzentrationsstörung	Herz-Qi beunruhigt
Milz	Grübeln	Appetitmangel, depressive Symptome, Qi-Mangel	Bindet Qi der Milz
Lunge/Milz	Sorge	Spannungsgefühl im Thorax/ Oberbauch, oberflächliche Atmung, Blässe, Appetitmangel	Bindet Qi von Milz, Lunge und Leber
Lunge/Herz	Trauer, Reue	Leise Stimme, Dyspnoe, Beklemmungsgefühl im Thorax; Anämie	Schwächt Lungen-Qi Beunruhigt Herz-Qi
Niere	Angst, generelle Ängstlichkeit, Schrecksamkeit	Leicht zu beunruhigen, häufig Angstzustände, Panikattacken	Schwächt Nieren-Qi Patholog. Auf-/Absteigen des Qi
Niere/Herz	Schock	Störung des Geistes (Shen), Verhaltensauffälligkeiten, Sprachstörungen, Verwirrtheit	Entleert Herz-Qi und Nieren-Essenz
Leber	Zorn; Wut, Frustration, Verbitterung	Dysphorisch-gereizt, Globusgefühl, unregelmäßige Menstruation	Stagnation oder Aufsteigen von Qi

6.3.1 Theorie zur Entstehung von Emotionen

In der TCM wird den Zang-Organen das Generieren von Emotionen als Antwort auf Impulse zugeschrieben. Diese Emotionen nehmen ihren Ausgangspunkt in Form der fünf Willenskräfte. Die dann entstandenen manifesten Emotionen werden als die sieben Leidenschaften bezeichnet.

Es schwirren unterschiedliche Angaben über die Anzahl der Emotionen in der Literatur herum. Manche Autoren beschreiben fünf, andere sechs. Ich habe mich an der klassischen Lehre mit sieben Leidenschaften (sieben innere pathogene Faktoren) orientiert. Die Wahrnehmung benennbarer Gefühle und die Integration des emotionalen Erlebens erfolgt durch Shen im Herzen.

6.4 Fünf Willenskräfte und sieben Leidenschaften

Die fünf Willenskräfte stellen die Fähigkeit dar, Emotionen zu entwickeln, wobei die Emotion als körperliche Reaktion wahrgenommen, aber noch nicht ausgedrückt werden kann. Diese werden (wie schon beschrieben) jeweils einem Zang-Organ zugeordnet.

- Zorn: der Leber
- Euphorie/Freude: dem Herzen
- Trauer: der Lunge

- Nachdenken/Grübeln: der Milz
- Furcht: den Nieren

Auch in unseren umgangssprachlichen Redewendungen findet sich diese Einteilung erstaunlicherweise wieder. So sagen wir «Das ging mir an die Nieren», wenn wir Furcht ausdrücken wollen, und «Dem ist etwas über die Leber gelaufen», wenn wir jemanden beschreiben, der gerade Frust und Wut mit sich herumträgt.

Ergänzt werden die fünf Willenskräfte durch Schreck und Sorge/Besorgnis, womit wir die sieben pathogenen inneren Einflüsse (die sieben Leidenschaften) nun komplett haben. Dies sind aus der TCM-Sicht die manifesten Emotionen, welche mit spezifischen Bewegungen des Qi korrelieren. So werden in dem Klassiker des Gelben Kaisers diese Bewegungen folgendermaßen beschrieben:

» Der Zorn entspricht aufsteigendem Qi (…), Euphorie entspricht sich mäßigendem Qi, Trauer entspricht sich verlierendem Qi, Furcht entspricht nach unten sinkendem Qi (…), Schreck entspricht chaotischem Qi (…), Nachdenken entspricht verknotetem Qi. (Huangdi Neijing Suwen 1979, S. 58)

Die aus dem Gleichgewicht geratenen und damit schädigenden Emotionen sind in der TCM die prototypische Ursache für innere Erkrankungen. Wir bezeichnen sie in der westlichen Medizin als psychosomatische Erkrankungen.

Aufgrund ihrer charakteristischen Qi-Dynamik schädigende Emotionen
- Der Zorn – vorwiegend die Leber
- Die Euphorie/Freude – vorwiegend das Herz
- Die Trauer – vorwiegend die Lunge
- Das Nachdenken/Grübeln – vorwiegend die Milz
- Die Besorgnis – vorwiegend Lunge und Milz
- Die Furcht – vorwiegend die Niere
- Der Schreck – vorwiegend Herz und Niere

▪ Zorn
Der Zorn entspricht einem plötzlich und stark aufsteigenden Qi. Körperlich kann sich diese Emotion in Form von Kopfschmerzen, Ohrgeräuschen, Schwindel, roter Gesichtsfarbe, Druck oder Schmerzen auf der Brust, Schmerzen im Bereich der lateralen Rumpfpartien und einem bitteren Geschmack im gesamten Mundraum äußern.

▪ Euphorie
Die Freude/Euphorie entspricht einer Zerstreuung/Verlangsamung des Qi. Dies äußert sich in Schlafstörungen, Herzrasen, Herzklopfen, Beklommenheit, Übererregbarkeit. Im Extremfall mündet es in eine Manie.

▪ Euphorie vs. stille Freude
Die Euphorie steht für eine vor allem extrovertierte Begeisterung, wie man sie bei besonders guter Musik, Festivals oder anderen Events empfindet. Dieser Begriff wird zur Beschreibung der pathologischen Zustände verwendet – im Gegensatz zu der stillen inneren Freude, wie man sie beim Lesen eines guten Buchs und im Zustand der Harmonie empfindet.

- **Trauer**

Diese Emotion entspricht einer Schwächung des Qi. Trauer gilt wie in der westlichen Tradition als eine wichtige Emotion zur Verarbeitung bei Verlusterfahrungen. Pathologisch wird diese Emotion dann, wenn sie den Menschen daran hindert, am normalen Leben teilnehmen zu können. Sie kann sich in Form von Blässe, Druck auf der Brust, einer leisen Stimme und Schwierigkeiten beim Atmen äußern.

- **Nachdenken/Grübeln**

Diese Emotion entspricht einem gestauten, verknoteten Qi. Körperlich kann es sich in Form von Appetitlosigkeit, Müdigkeit, Blässe und Verdauungsstörungen äußern.

- **Besorgnis/Sorge**

Diese Emotion entspricht wie das übermäßige Nachdenken/Grübeln einem gestauten und verknoteten Qi. Das chinesische Wort für Besorgnis «you» kann auch mit Kummer und/oder Beklemmung übersetzt werden. Körperlich äußert es sich ebenfalls ähnlich wie das Grübeln: mit Verdauungsstörungen, Appetitlosigkeit, Müdigkeit. Zusätzlich kann eine erschwerte Atmung, Druck oder ein unangenehmes Gefühl auf der Brust hinzukommen.

- **Furcht**

Diese Emotion entspricht einem übermäßigen Absinken des Qi. Körperlich kann es sich in Inkontinenz, Herzklopfen, Schlafstörungen, Nachtschweiß und Verwirrungszuständen äußern.

- **Schreck**

Diese Emotion entspricht der chaotischen Bewegung von Qi. Da diese sowohl die Nieren als auch das Herz angreift, kann es sich körperlich in Form von Herzklopfen, Nachtschweiß, Schlafstörungen, einer gestörten Atmung, Verwirrtheitszuständen, Ohrgeräuschen und Schwindel äußern.

- **Schreck vs. Furcht**

Warum die Differenzierung zwischen Schreck und Furcht? Beide Emotionen gehören zu der Wandlungsphase Wasser. Jedoch ist der Schaden, den die Emotion Furcht dem Einzelnen zufügt, deutlich größer und schwerwiegender, als es der Schreck vermag.

Schrecken ist eine vorübergehende Emotion, welche für einen Moment vorhanden ist und dann auch wieder vorübergeht. Hierbei kann der Betroffene emotional zu seiner Ausgangslage zurückkehren. Die Furcht allerdings kann kumulieren. Sie sammelt sich immer weiter an und kann auch weiter zunehmen. Wie wir es vom Teufelskreis der Angst her kennen, gerät der Patient in einen Kreislauf, der eine Eigendynamik besitzt, bis die Furcht sich von selbst nicht mehr auflösen kann. In diesem schwerwiegenden Stadium kann der Geist geschädigt werden. Aus chinesischer Sicht baut das Yin dann ab.

Eine Emotion bzw. Fähigkeit kommt in den klassischen Basisemotionen nicht vor, ist aber für den Menschen ebenso wichtig wie diese. Die Entschlussfähigkeit bzw. der Mut zum Handeln bringt den Menschen erst in die Lage, Dinge anzupacken oder auch Neues zu wagen. Jeder kennt vielleicht Menschen, die zu keinem Ergebnis kommen, weil sie sich nicht entscheiden können. Damit ein Mensch handlungsfähig ist und in der Lage ist, Entscheidungen zu treffen, benötigt dieser nicht nur einen wachen Geist, sondern auch eine gewisse Form von Mut. Die TCM betrachtet mit ihrem Feudalsystem die Gallenblase als eine Art Richter, die es ermöglicht, diese Entscheidungen zu fällen.

> Die Gallenblase hat das Amt eines Richters inne, von dem die Entscheidungen ausgehen. (Huangdi Neijing Suwen 1979, S. 59)

Menschen mit Schwierigkeiten, Entscheidungen zu treffen, besitzen aus chinesischer Sicht konstitutionell eine schwache Gallenblase. Meist sind sie auch eher mutlos, schreckhaft und furchtsam.

Literatur

Huangdi Neijing Suwen (1979) The Yellow Emperor's Classic of Internal Medicine – Simple Questions. People's Health Publishing House, Peking (Erstveröffentlichung ca. 100 v. Chr.)

Lingshu jing (1981) Spiritual Axis. People's Health Publishing House, Peking 1981 (Erstveröffentlichung ca. 100 v. Chr.)

Maciocia G (2009) The Psyche in Chinese Medicine. Treatment of Emotional and Mental Disharmonies with Acupuncture and Chinese Herbs. Churchill Livingstone, Edinburgh

Qin Yueren (2004) Nanjing jiaoshi. Classic of Difficulties. Scientific and Technical Documents Publishing House, Peking (Erstveröffentlichung ca. 100 n. Chr.)

Zhang Jiebin (1982) Leijing. Classic of Categories. People's Health Publishing House, Peking. (Der «Klassiker der Kategorien» wurde von Zhang Jiebin verfasst und ca. 1624 veröffentlicht)

Kriterien zur Punktauswahl

Doris Krüger

D. Krüger, *Akupunktur bei psychischen Erkrankungen*
DOI 10.1007/978-3-662-53677-3_7

In diesem Kapitel werden die Kriterien zu einer Punktauswahl unter psychologischen Gesichtspunkten erklärt. Ebenso wird ein näherer Blick auf die Meridiane geworfen und die Möglichkeiten der psychischen Beeinflussung mittels besonderer Punkte dargestellt. Auch werden die Leitsymptome bei einem gestörten Fluss von Qi oder Blut näher betrachtet.

Es ist dem Behandler überlassen, nach welcher Strategie er verfährt. Er wird sich möglicherweise mit seinen Erfahrungen, die er in der Behandlung mit Akupunktur gewonnen hat, für andere Punkte entscheiden oder die empfohlenen Punkte noch ergänzen wollen. (Daher möchte ich alle Leser an dieser Stelle zu einem Dialog einladen: Wenn Sie Ideen, Anregungen haben oder ein Feedback geben wollen, sagen Sie uns Bescheid.) Man kann die Punkte nach verschiedenen Herangehensweisen zusammenstellen:

- nach den klassischen Krankheitszuständen,
- nach den westlichen Syndromen und Manifestationsmustern,
- symptomatisch, unterstützend,
- mit speziellen Punkten bei der spezifischen Indikation für psychische Störungen,
- mit Hinzuziehen bestimmter Mikrosysteme (z.B. Ohr).

Die Akupunktur wurde auf Grundlage der Differenzierung von Krankheitsbildern eingesetzt (► Kap. 5). Dies bedeutet, dass in Form von bestimmten Punktkombinationen das gesammelte Erfahrungswissen zur Behandlung bestimmter Symptomkomplexe dargestellt wurde. Die Behandlung der uns heute geläufigen «Musterdiagnose» mittels eines Akupunktur-Schemas ist im Prinzip der Entwicklung des 20. Jahrhunderts geschuldet.

Bei der Auswahl des geeigneten Kategoriesystems zur Musterdiagnose ist Folgendes zu beachten: Das häufig beschriebene System der fünf Wandlungsphasen wird zur Verdeutlichung der pathogenetischen Zusammenhänge verwendet (s. Abb. 1.3). Es dient hervorragend dafür, Akupunktur etwas greifbarer und verständlicher zu machen, wird aber kaum mehr für eine adäquate Therapieplanung verwendet. Hierfür haben sich besonders folgende Systeme als geeignet herausgestellt:

- Ba Gang (► Abschn. 5.1),
- Yin und Yang (s. Abb. 1.2),
- das System der pathogenen Faktoren,
- Qi, Xue und die Körperflüssigkeiten,
- die Zang und Fu.

Als Ergebnis erhält der Behandler das Syndrom oder auch das «Manifestationsmuster» (z.B. Milz-Qi-Schwäche). Anhand des Syndroms werden die Akupunkturpunkte ausgewählt. In Schriften der traditionellen Akupunktur werden vornehmlich Krankheiten und ihre Symptome dargestellt, hier werden bewährte Punktkombinationen zu bestimmten Krankheitsbildern beschrieben. Zusätzlich besitzt jeder Akupunkturpunkt eine ihm zugeschriebene Wirkung bzw. eine Indikation. Dieser eine Akupunkturpunkt ist somit bei bestimmten Erkrankungen besonders effektiv.

Zusammenfassung

Die Emotionen in der TCM ähneln dem Konzept der uns bekannten Basisemotionen. Der Umgang mit Emotionen ist Bestandteil der uns vertrauten therapeutischen Arbeit und auf verschiedenen Arten möglich. Zusätzlich zu den uns bekannten Möglichkeiten (z.B. Exploration/Transformation, imaginative Übungen, Arbeiten mit Inneres-Kind-Anteilen) können wir das Modell der fünf Wandlungsphasen für das Zusammenspiel der Emotionen nutzbar machen.

7.1 Punkte der Hauptleitbahnen mit Bezug zu den Emotionen und zu Shen

In den beiden vorhergehenden Kapiteln wurden das Shen mit seinen Aufgaben und seinem Bezug zu den Zang-Organen sowie die Emotionen als innere pathogene Faktoren vorgestellt. Einige wichtige Akupunkturpunkte wurden hierbei auch schon genannt. Wenn wir nun mit dem gewonnenen Wissen die Hautpmeridiane betrachten, so gibt es auf fast jedem Hautpmeridian Punkte, welche die psychische und/oder emotionale Ebene beeinflussen. Da Shen im Herzen sitzt, besitzen der Meridian von Herz und Perikard sowie der zweite Ast des Blasen-Meridians eine besondere Bedeutung. Diese spielen bei der Behandlung von psychisch-emotionalen Problemen eine herausragende Rolle.

Beginnen wir mit dem offensichtlichsten Meridian: dem Herz-Meridian.

7.1.1 Herz-Meridian

Dieser Meridian steht in direkter Verbindung mit dem Organ Herz, welches ein Zang-Organ ist. Wie bereits erläutert, beherbergt es Shen und steht damit im Zentrum der psychisch-mentalen Funktionen.

Die meisten Punkte dieses Meridians wirken auf Shen und das emotionalen Erleben sowie die emotionalen Verarbeitung und den Verstand (◘ Tab. 7.1). Die Punkte des Herz-Meridians können somit bei vielen Indikationen eingesetzt werden, welche mit Shen und all seinen Aufgaben und Funktionen zu tun haben.

◘ **Tab. 7.1** Wichtige Punkt beim Herz-Meridian

Punkte	Indikation	Wirkmechanismus
He 8	Angst, Palpitation, Trauer, Sorge	Beruhigt Shen
He 7	Angst, Furcht, Palpitation, Unruhe und Desorientierung, Schlaflosigkeit, Depression	Beruhigt Shen
He 6	Angst, Palpitation	Beruhigt Shen, reguliert Xue
He 5	Furcht, Trauer, Unruhe, Palpitation, Depression	Beruhigt Shen, stabilisiert die Emotionen
He 3	Vergesslichkeit, Manie, manisches Lachen	Beruhigt Shen, klärt Hitze, transformiert Schleim

Tab. 7.2 Wichtige Punkte beim Perikard-Meridian

Punkte	Indikation	Wirkmechanismus
Pe 7	Angst, Furcht, Trauer, Weinen, Unruhe, Manie, Schlaflosigkeit	Beruhigt Shen, klärt Hitze des Herzens
Pe 6	Angst, Furcht, Palpitation, Trauer, Manie, Palpitation	Beruhigt Shen

Wichtige Punkte

He 3, He 5, He 6, He 7 und He 8 beruhigen Shen. He 5 und He 7 wirken auch auf emotionale Faktoren ein. Sie werden u.a. bei Depressionen, Angst, Furcht, Sorge, Ärger und Trauer eingesetzt. He 7 wird gerne bei psychischen Unruhezuständen sowie bei Schlafstörungen verwendet.

7.1.2 Perikard-Meridian

Der Perikard-Meridian gehört wie der Herz-Meridian zur Wandlungsphase Feuer. Wie das Herz selbst schützt Perikard vor pathogenen Faktoren und hat die gleiche psychisch-emotionale Wirkung.

Wichtige Punkte

Die am häufigsten verwendeten Punkte sind Pe 6 und Pe 7. Beide wirken beruhigend auf Shen, wobei Pe 6 der Hauptpunkt der Perikardleitbahn bei psychischen Störungen ist. Er wirkt sich auf den Thoraxraum und das Epigastrium aus. Aufgrund dieser anatomischen Gegebenheit hat der Punkt Einfluss auf das emotionale Erleben, welches sich dort körperlich äußern kann, wie z.B. Angst oder auch Trauer (Tab. 7.2). Er wirkt aber auch, wenn Palpitationen oder Schlafstörungen vorhanden sind.

7.1.3 Lungen-Meridian

Der Lungen-Meridian gehört zu den Yin-Meridianen. Wie bereits im Abschnitt zum Shen beschrieben (► Abschn. 6.1), beherbergt die Lunge den Shen-Aspekt «po», der vor allem Instinkte, Triebe und Emotionen repräsentiert.

Wichtige Punkte

Wichtige Punkte des Lungen-Meridians sind Lu 3 und Lu 7 (Tab. 7.3).

Lu 3 Lu 3 soll einen beruhigenden Einfluss auf den Shen-Aspekt «po» haben. Mithilfe dieses Punktes gewinnt man in gewissem Maße Einfluss auf sein Ego. Es ist auch der triebhafte Teil der Psyche gemeint. Abseits der Sexualität wird darunter Gier, die Sucht nach Konsum und Besitzstreben verstanden. Konsum und Sucht stehen hierbei dicht beieinander, so können z.B. bei Raucherentwöhnung und bei Essstörungen Punkte des Lungen-Meridians verwendet werden. Weitere Indikationen für Lu 3 sind Trauer, Schlafstörungen, Gedächtnisschwierigkeiten und Vergesslichkeit.

■ Tab. 7.3 Wichtige Punkte beim Lungen-Meridian

Punkte	Indikation	Wirkmechanismus
Lu 7	Vergesslichkeit, Palpitation	Löst Emotionen
Lu 3	Trauer, Vergesslichkeit, Schlaflosigkeit, Desorientierung	Beruhigt Shen-Aspekt «po»

Lu 7 Lu 7 wird bei den Indikationen, die auch für Lu 3 gelten, eingesetzt. Darüber hinaus besitzt Lu 7 einen deutlichen Effekt auf die Emotionen. Mit Bezug zum Thorax und Plexus solaris besitzt er Zugang zu Bereichen, wo sich emotionales Erleben auf körperlicher Ebene äußern kann. Lu 7 kann genutzt werden, um diese Emotionen zu lösen.

7.1.4 Nieren-Meridian

Wie die eigentlichen Nieren ist auch der Nieren-Meridian mit Jing assoziiert, und seine Punkte stellen somit die körperliche Wurzel des Lebens dar. Sie dienen der Kommunikation zwischen Herz und Nieren.

■ Wichtige Punkte

Ni 1 Dies ist der Anfangspunkt dieses Meridians und befindet sich an der Fußsohle. Symbolisch erdet er uns und verbindet uns mit dem Boden, auf dem wir stehen. Dieser Punkt beruhigt Shen und schützt vor einem Verlust von Qi, wobei dieser Punkt auch bei Bewusstlosigkeit indiziert ist. Des Weiteren ist dieser Punkt bei Leere-Zuständen der Niere indiziert, z.B. bei Jing-Leere oder Yin-Leere. Auch wenn die Kommunikation zwischen Herz und Niere gestört ist, wird dieser Punkt genadelt. Symptomatisch stehen Unruhe, Nervosität oder Agitation im Vordergrund. Auch Schlaflosigkeit, Verwirrung, Furcht und/oder Wut können als Symptome auftreten.

Praxistipp

Wenn Sie Ni 1 nadeln wollen, sollten Sie beachten, dass dieser Punkt an der Fußsohle sehr empfindlich ist. Daher verzichten Sie, wenn möglich, auf Manipulationen der Nadel.

Ni 4 Dieser Punkt wirkt sich besonders auf die Emotionen aus. Er stabilisiert den Gefühlshaushalt und wirkt sich stabilisierend auf die Verbindung zwischen Lunge und Niere aus. Indikationen sind Symptome von Angst oder Furcht, Unruhe und Agitation sowie das Gefühl von Wut und die Neigung zu Wutausbrüchen. Auch bei dem Gefühl, unglücklich zu sein, kann dieser Punkt genadelt werden.

Ni 6 Auch dieser Punkt beruhigt Shen und wirkt sich auf die Kommunikation zwischen Herz und Nieren aus, was sich wiederum auf das emotionale Gleichgewicht auswirkt. Mit diesem Punkt übt man Einfluss auf die Bewegung von Yin. Damit wird die Balance zwischen Yin und Yang beeinflusst. Er ist bei Insomnie, aber auch bei Somnolenz indiziert.

Tab. 7.4 Wichtige Punkte beim Nieren-Meridian

Punkte	Indikation	Wirkmechanismus
Ni 9	Manie, Schleim, Verwirrtheit, manisches Verhalten	Transformiert Schleim
Ni 6	Angst, Trauer, Schlaflosigkeit	Beruhigt Shen, reguliert Yin
Ni 4	Angst, Furcht, Palpitation, Wut, Unruhe, Demenz	Stabilisiert die Emotionen, stärkt den Willen
Ni 1	Furcht, Wut, Schlaflosigkeit, Unruhe, Verwirrung	Beruhigt Shen, stellt Bewusstsein her

7

Ni 9 Dieser Punkt klärt Hitze und transformiert Schleim. Seine Indikation besteht hauptsächlich bei Schleim- oder Schleim-Hitze-Zuständen des Herzens. Symptomatisch zeigt sich dies in Manie, Verwirrtheit, Raserei oder auch agitierter Depression bzw. bei manisch-depressiven Zuständen (Tab. 7.4).

7.1.5 Milz-Meridian

Der Funktionskreislauf Milz stellt im Konzept der fünf Wandlungsphasen die Erde dar und steht im Auftrag der Ernährung und Verdauung. Dinge werden umgewandelt und für den Organismus aufgearbeitet. Qi und Xue werden bereitgestellt, welche von allen Organen benötigt werden. Auch das Herz benötigt diese beiden Stoffe. Eine Störung der Milz kann dementsprechend eine Störung des Herzens nach sich ziehen, was wiederum zu Störungen von Shen führen kann. Diese drücken sich dann in psychischen und/oder emotionalen Problemen aus. Auch kann sich eine Fehlfunktion der Milz in Feuchtigkeit und Schleim äußern, was zu einer Stagnation von Qi und Xue führt, welche sich wiederum in emotionalen Schwierigkeiten äußern können.

Wichtige Punkte

Mi 4 Dieser Punkt beruhigt Shen, löst Feuchtigkeit auf und reguliert Qi. Er besitzt einen positiven Einfluss auf der Ebene von Gefühlen. Bei Dysfunktionen des Milz-Meridians kann es zu Unruhe, Manie und/oder Schlaflosigkeit kommen. Auch bei einer Blut-Leere des Herzens, welche durch eine Milz-Leere hervorgerufen wurde, kann dieser Punkt genadelt werden. Hier sind dann vor allem Schlaflosigkeit und Unruhe im Vordergrund.

Mi 5 Dieser Punkt wirkt ähnlich wie Mi 4 auf das Herz. Seine Indikation ist ähnlich. Besonders bei Grübeln bzw. Gedankenkreisen ist er indiziert.

Mi 6 Dieser Punkt ist einer der wichtigsten Punkte bei der Behandlung psychosomatischer Störungen. Er besitzt eine breit gestreute Wirkung, wobei er das Qi und Xue stärkt, dieses bewegt und Feuchtigkeit und Schleim löst. Er stärkt das Yin und tonisiert u.a. die Nieren. Dies sind nur wenige Beispiele, um seine Wirkungen zu beschreiben. Mi 6 harmonisiert und stärkt das Herz und Shen. Dieser Punkt unterstützt die körperliche Seite des Organismus und fördert einen insgesamt gesunden Körper, in dem Shen wohnen kann. Bekannt ist das Sprichwort «In einem gesunden Körper lebt ein gesunder Geist». Dies

Tab. 7.5 Wichtige Punkte bei Milz-Meridian

Punkte	Indikation	Wirkmechanismus
Mi 6	Emotionale Disharmonie, Schlaflosigkeit, Palpitation, Schleim	Beruhigt Shen, bewegt Xue
Mi 5	Melancholie, Depression, Unruhe, Manie, Grübeln	Beruhigt Shen
Mi 4	Schleim, Schlaflosigkeit, Unruhe, Depression, Manie	Beruhigt Shen

beschreibt ganz gut, wofür Mi 6 da ist (Tab. 7.5). Er ist außerdem ein Kreuzpunkt des Milz-, Leber- und Nieren-Meridians und tonisiert damit alle drei Yin-Meridiane.

Praxistipp

Die Punktkombination He 7 und Mi 6 eignet sich zur Behandlung sehr vieler psychosomatischer Erkrankungen. He 7 stärkt und harmonisiert Shen, Mi 6 stärkt und harmonisiert den somatischen Aspekt.

7.1.6 Leber-Meridian

Wie wir bereits sahen, befindet sich in der Leber der Shen-Aspekt «hun». Die Leber ist für den freien Fluss von Blut und Qi und damit auch für den der Emotionen zuständig. Wenn «hun» nicht ausreichend genährt wird, entsteht das Gefühl von Ängstlichkeit und Furcht – wenn allerdings das Leber-Qi stagniert und damit in Fülle gerät, wird der Mensch reizbar und schnell wütend.

Wichtige Punkte

Le 2 Dieser Punkt ist bei aufsteigendem Leber-Feuer indiziert. Leber-Feuer zeigt sich bei emotionaler Symptomatik mit Reizbarkeit, Raserei, Wut, Wutanfälle, Schlaflosigkeit, Agitiertheit und/oder Epilepsie. Bei einer Leere zeigen sich eher Verwirrtheit und Furcht.

Le 3 Dieser Punkt verteilt das Leber-Qi und ist ein Hauptpunkt zur Behandlung von aufgestauten Emotionen und Stress. Hier finden sich die Patienten, die über einen längeren Zeitraum hinweg körperliche und/oder psychische Spannung aushalten mussten. Emotional zeigen sich solche Patienten gereizt, angespannt, depressiv oder weisen Stimmungsschwankungen auf. Diese emotionalen Symptome weisen auf eine Leber-Qi-Stagnation hin. Le 3 kann dann mit der ableitenden Nadelungstechnik genadelt werden.

Le 5 Dieser Punkt ist ebenfalls bei emotionalen Schwierigkeiten indiziert. Er verteilt das Leber-Qi und wirkt außerdem auf den Rachenbereich. Er wird bei Globus-Gefühlen (z.B. im Rahmen von Angst) genadelt, wobei dieses Gefühl auch bei Sorgen, bedrückt sein oder Depressionen auftreten kann (Tab. 7.6).

Tab. 7.6 Wichtige Punkte beim Leber-Meridian

Punkte	Indikation	Wirkmechanismus
Le 5	Angst, Schreck, Sorgen, Depression	Verteilt Qi
Le 3	Angst, Schlaflosigkeit, Qi-Stagnation, Reizbarkeit, emotionale Schwankungen	Nährt Leber-Yin, reguliert Qi und Emotionen

7.1.7 Dünndarm-Meridian

Der Dünndarm-Meridian ist nur indirekt mit dem Herzen verknüpft. Trotzdem besitzen zwei Punkte dieses Meridians eine Wirkung auf den emotionalen Bereich (Tab. 7.7)

▪ Wichtige Punkte

Dü 3 Dieser Punkt beruhigt Shen und klärt Hitze und Wind. Dü 3 ist ein Öffnungspunkt für «Du Mai» und wirkt damit auf das Gehirn, sodass er bei Erkrankungen wie bei einer manischen Depression eingesetzt werden kann.

Dü 5 Auch dieser Punkt beruhigt Shen. Er wird bei Symptomen wie Agitation, Manie oder Unruhe eingesetzt.

7.1.8 Dickdarm-Meridian

Dieser Meridian zählt zum Yangming und führt Qi und Blut. Yangming lässt sich leicht erhitzen, und wenn dann dieses «Feuer» zum Herzen geleitet wird, wird Shen unruhig, Zustände der Agitation können auftreten. Yangming bedeutet «reich an Blut und Qi». Hieraus kann man schließen, dass sich gut ableitend behandeln lässt, ohne dass die Gefahr besteht, gleich einen Leere-Zustand zu induzieren.

▪ Wichtige Punkte

Di 4 Dieser Punkt leitet aus. Er besitzt die Eigenschaft, auch lange Aufgestautes zu lösen und auszuleiten. Daher kann es passieren, dass Patienten bei der Nadelung von Di 4 anfangen zu weinen und sich die Tränen lösen, die sie lange zurückhielten. Dieser Punkt macht keinen Unterschied zwischen Schweiß, Menstruationsblut, dem ungeborenen Kind oder Emotionen. Jede Emotion, wenn sie sich aufgestaut hat, kann mit diesem Punkt gelöst werden. Allerdings können die bis dahin gehüteten Schutzwälle eingerissen und lange

Tab. 7.7 Wichtige Punkte beim Dünndarm-Meridian

Punkte	Indikation	Wirkmechanismus
Dü 5	Verwirrung, Manie	Beruhigt Shen, klärt Hitze
Dü 3	Manische Depression	Beruhigt Shen, stärkt die Willenskraft

Tab. 7.8 Wichtige Punkte beim Dickdarm-Meridian

Punkte	Indikation	Wirkmechanismus
Di 5 und 7	Raserei, Furcht, Unruhe, agitierte Depression, übermäßiges Lachen	Beruhigt Shen, klärt Yang-Ming-Feuer
Di 4	Angestaute Emotionen	Löst Emotionen

Verdrängtes wieder aktualisiert werden. Daher ist bei diesem Punkt große Sorgfalt angebracht. Labile Patienten könnten überfordert werden.

Erst wenn ein therapeutischer Schutz vorhanden ist, sollten Sie Di 4 stechen, da dieser die Schutzmauer einreißen kann, die unsere Patienten so lange aufrechterhalten haben.
Und: Besondere Vorsicht bei Schwangeren. Mit der Nadelung von Di 4 kann der Geburtsvorgang eingeleitet werden.

Di 5 und Di 7 Beide Punkte klären das Yangming-Feuer, wenn Shen in Unruhe versetzt wurde. Indiziert sind beide Punkte bei Fülle-Symptomatik mit agitierter Depression, Manie, Raserei, Unruhezustände oder Furcht und unsinnigem Lachen (Tab. 7.8).

7.1.9 Magen-Meridian

Der Magen-Meridian wirkt sich auf Verdauung und Transformation von Nahrung aus. Zusammen mit der Milz bildet der Magen ein gemeinsames System und stellt dem Organismus Qi und Xue zur Verfügung. Gleichzeitig ist der Magen-Meridian Bestandteil der Yangming-Achse und klärt Feuer, wobei er auch für die Körperabwehr zuständig ist, Schleim löst, sowie innere und äußere Feuchtigkeit verhindert. Verbunden ist der Magen-Merdian mit dem Herzen und mit Du Mai.

Wichtige Punkte

Ma 36 Ein sehr wichtiger Punkt. Ma 36 ist der He-Punkt des Magens und gehört zu den Hauptpunkten in der Akupunktur. Er besitzt eine breite Indikation und beruhigt u.a. auch Shen. Eingesetzt wird er bei Agitation, Unruhe und Insomnie. Er transformiert Schleim und beseitigt Feuchtigkeit. Daher wird er bei Raserei, Wut, Manie, agitierter Depression und Logorrhö verwendet. Zudem kommt er bei Symptomen wie Sorgen, Kummer und Traurigkeit zur Anwendung.

Ma 40 Luo-Punkt des Magen-Meridians. Dieser Punkt wirkt schleimlösend und wird auch bei psychischen Problemen, die durch Schleim entstehen, verwendet. Sie zeigen sich u.a. in Verwirrtheit.

Ma 41 Dieser Punkt klärt Yangming-Feuer. Symptomatisch zeigt sich dies mit überwiegend manischen und agitierten Symptomen. Auch bei Zeichen einer Blut-Leere kann er genadelt werden. Sie zeigen sich in Gefühlen von Trauer und Furcht oder in häufigem Weinen.

Tab. 7.9 Wichtige Punkte beim Magen-Meridian

Punkte	Indikation	Wirkmechanismus
Ma 45	Agitierte Depression, Manie, übermäßiges Träumen, Schlaflosigkeit	Beruhigt Shen, klärt Hitze
Ma 44	Depression	Beruhigt Shen
Ma 41	Trauer, Weinen, Raserei, Unruhe, Manie, Schreck	Beruhigt Shen
Ma 40	Verwirrung, Manie, übermäßiges Lachen, Unruhe	Beruhigt Shen, klärt Schleim
Ma 36	Depression, Unruhe, Wut, Schreck	Beruhigt Shen, nährt Qi und Xue

Ma 44 Dieser Punkt klärt Hitze und beruhigt Shen. Indiziert ist Ma 44 vor allem bei depressiven Erkrankungen mit Rückzug und der Abneigung gegen Geräusche.

Ma 45 Wie die anderen Punkte klärt Ma 45 das Yangming-Feuer und wirkt auf Shen. Indiziert ist dieser Punkt bei Agitation, Insomnie, exzessiven Träumen, manischem Verhalten und übermäßiger Schreckhaftigkeit (Tab. 7.9).

Tipp

Dieser Punkt kann bei sehr schweren Fällen von Insomnie auch mit Moxibustion behandelt werden, um das aufsteigende Yangming-Feuer nach unten zu leiten.

7.1.10 Gallenblasen-Meridian

Viele Punkte des Gallenblasen-Meridians sind vor allem für die neurologisch ausgerichteten Mediziner interessant, da sie auf neurologische Krankheitsbilder wirken. Durch die enge Verbindung mit dem Leber-Meridian kann sich stagnierendes Leber-Qi im Gallenblasen-Meridian zurückstauen. Durch aufgestaute Gefühle oder Stress kann es zu einer Leber-Qi-Stagnation kommen. Die Punkte des Gallenblasen-Meridians können dann dieses aufgestaute Qi wieder in Bewegung bringen (Tab. 7.10).

Tab. 7.10 Wichtige Punkte beim Gallenblasen-Meridian

Punkte	Indikation	Wirkmechanismus
Gb 41	Manie, Unruhe, Schlaflosigkeit	Beruhigt Shen
Gb 40	Stärkt Willens-/Entscheidungskraft	Verteilt Qi der Leber Klärt Hitze
Gb 12	Ärger, Frust	Wirkt auf Leber-Qi-Stagnation

■ **Wichtige Punkte**

Gb 12 Dies ist der Windpunkt des Kopfes. Er beruhigt Shen und ist indiziert bei Schlaflosigkeit, Unruhe und Manie.

Gb 40 Dieser Punkt verteilt das Leber-Qi und klärt Hitze. In der TCM entspricht die Leber dem General, der Strategien entwirft. Die Gallenblase ist hierbei der Sitz der Entscheidungskraft und des Mutes. Gb 40 ist bei mangelnder Entschlusskraft indiziert. Hier sind diejenigen Patienten gemeint, die ständig die gleichen Probleme oder Fragestellungen wälzen, ohne eine Entscheidung zu treffen.

Gb 41 Dieser Punkt öffnet Du Mai. Indiziert ist er z.B. bei Patienten, welche über einen langen Zeitraum Wut, Ärger oder andere Gefühle unterdrückt haben und so in eine chronische Leber-Qi-Stagnation geraten sind. Gb 41 kann die unterdrückten Gefühle freilassen. Wird Du Mai über Gb 41 geöffnet, kann eine schnelle und plötzliche Entlastung der angestauten Gefühle eintreten. Hierüber sollte man sich vorher im Klaren sein und den Patienten auch aufklären. Es kann passieren, dass Patienten nach Nadelung von Gb 41 «reinen Tisch» machen und sich plötzlich ihren eigenen Wünschen und Interessen widmen, die sonst keinen Platz in ihrem Leben gefunden hatten.

7.1.11 Blasen-Meridian

Der Blasen-Meridian ist der längste Meridian des Körpers und steht mit allen Zang-Fu-Organen in Verbindung. Dadurch existiert auch eine Verknüpfung mit der Bildung bzw. dem Metabolismus der Grundsubstanzen, den Aspekten von Shen und somit den Emotionen (s. Tab. 7.11).

■ **Wichtige Punkte**

Bl 9 Dieser Punkt ist bei Qi-Blockaden im Kopf-Hals-Bereich indiziert. Im psychosomatischen Bereich stellt man immer wieder Nacken- und HWS-Beschwerden fest. Als Folge kann es zu einer Störung der Qi-Zirkulation kommen. Bl 9 kann diese Störungen lösen.

Bl 10 In den klassischen Texten der TCM wird wenig über die Wirkung dieses Punktes auf psychischer oder emotionaler Ebene beschrieben. Eine Hauptwirkung von Bl 10 ist, rebellisches Qi wieder abzusenken. Indiziert ist der Punkt auch bei Logorrhö oder Manie.

Der innere Blasenast

Die Punkte des inneren Blasenastes wirken auf die inneren Organe. Hier lassen sich die zu den Zang-Fu gehörigen Gefühlsqualitäten unterstützen, indem man z.B. bei Mangel nährt und bei Stagnation zerstreut. Über die Shu-Zustimmungspunkte besitzt der innere Ast des Meridians eine segmentale Beziehung zu den Zang-Fu. Die Shu-Punkte werden der Zang-Fu-Diagnose entsprechend gewählt.

Der äußere Blasenast

Auf dem äußeren Blasenast liegen Punkte, die ihrem chinesischen Namen nach den fünf Aspekten von Shen entsprechen sollen. Sie liegen parallel zu den entsprechenden Shu-Punkten der Zang-Organe Herz, Lunge, Leber, Milz und Niere. Doch trotz dieser Hinweise finden sich in den alten Texten kaum Indikationen für psychische Störungen. Über die

Wirkung dieser Punkte wird eine kontroverse Diskussion geführt. Ich habe die Chinesen als sehr pragmatische Menschen kennengelernt, sodass die Bezeichnungen wie «Tor des po» oder «Wohnsitz von zhi» auch wirklich in dieser Bedeutung gemeint und dementsprechend indiziert sein können.

Die Punkte eignen sich ebenfalls zur Stabilisierung von emotionalen Zuständen in einem Krankheitsgeschehen.

▪ Wichtige Punkte des äußeren Astes des Blasen-Meridians

Bl 42 Dieser Punkt bedeutet übersetzt so viel wie «Tor des po» und ist mit dem emotionalen und psychologischen Aspekt des Funktionskreises Lunge verbunden. Symptomatisch zeigt sich dies in Trauer, der Tendenz zu starker Haftung an Materiellem oder der starken psychische Abhängigkeit von anderen Menschen. Wie wir bereits wissen, ist «po» sehr körperbezogen, daher gehören auch Störungen des Körperempfindens oder der Körperwahrnehmung, Schmerzen oder eine Überempfindlichkeit der Sinne zu diesem Aspekt. Neben diesen Indikationen kann Bl 42 auch genadelt werden, wenn der Patient das Gefühl hat, seinen eigenen Lebensrhythmus verloren zu haben und ein fremdbestimmtes Leben (z.B. durch Beruf oder Partnerschaft) zu führen, worauf dann Erschöpfung, Frust und/oder Verzweiflung als Symptome folgen.

Bl 43 Dieser Punkt nährt und tonisiert Herz, Lunge, Nieren, Magen und Milz und wird daher bei verschiedenen Leere-Syndromen genutzt. Hierbei wird er auch gerne gemoxt. Außerdem beruhigt er Shen. Indikationen sind u.a. Palpitation, Insomnie, Gedächtnisstörungen und Manie.

Bl 44 Die Übersetzung dieses Punktes («shen tang») bedeutet so viel wie «Halle von Shen». Er liegt parallel zum Shu-Punkt des Herzens (Bl 15) und repräsentiert im weitesten Sinne das Bewusstsein bzw. die Verbindung zu sich selbst. Wenn hier eine Störung auftritt, tritt ein Gefühl von Leere auf. Es wird als eine Art Sehnsucht beschrieben, wobei der Patient dieses Gefühl meist kaum beschreiben kann. Symptomatisch zeigt sich dies in Form von Traurigkeit, Lustlosigkeit, Unzufriedenheit, Freudlosigkeit, Depression, Antriebsarmut, Wut und/oder Angst. Bl 44 kann unterstützend bei der Sinnsuche und der Bewältigung dieser Symptome genadelt werden.

Bl 47 Dieser Punkt («hun men») bedeutet übersetzt «Tor von hun». Hun ist der Shen-Aspekt der Leber und u.a. für die Abgrenzung bzw. Koordination der inneren zur äußeren Welt (und umgekehrt) zuständig. Störungen in diesem Bereich zeigen sich in Störungen der Sinne (z.B. visuell), in mangelnder Entschlusskraft oder in mangelnder Koordination beim Übergang vom Denken hin zum Handeln. Symptomatisch zeigt sich dies außerdem in äußerst unruhigem Schlaf sowie in Albträumen und Angst.

Bl 49 Dieser Punkt ist indiziert bei Patienten, die festgefahren sind – sei es auf emotionaler Ebene oder im Sinne von Gedankenkreisen und Vorurteilen. Der Punkt («yi she») heißt übersetzt «Wohnsitz von Yi». Yi ist der Shen-Aspekt der Milz und für das Denken zuständig. Wenn das Denken allerdings ständig kreist und blockiert ist, kann Bl 49 eine gute Unterstützung sein.

Tab. 7.11 Wichtige Punkte beim Blasen-Meridian

Punkte	Indikation	Wirkmechanismus
Bl 64	Agitierte Depression, Angst, Palpitation	Beruhigt Shen
Bl 62	Agitierte Depression, Schlaflosigkeit, Angst und Palpitation	Bei Yang-Fülle, beruhigt Shen
Bl 52	Mangel an Durchhaltevermögen Mangel an Zielstrebigkeit, schwache Willenskraft	«Wohnsitz des Willens», stärkt Jing und Willen
Bl 49	Gedankenkreisen, Grübeln, Festhalten an Gedanken	Steuert mentalen Aspekt von Shen
Bl 47	Verwirrung, mangelnde Entschlusskraft, Störungen der Sinneswahrnehmung, Angst, Schreck, Depression, Schlafstörung	Reguliert Shen-Aspekt des individuellen Bewusstseins
Bl 44	Innere Leere, Verzweiflung, Depression, Frust, Wut	Verbindet mit Herz
Bl 43	Schlaflosigkeit, Gedächtnisstörung, Palpitation, Manie	Beruhigt Shen und Herz
Bl 42	Trauer, Abschied, emotionale Überempfindlichkeit	Ist «Tor von Po»
Bl 10	Manie	Senkt rebellisches Qi, wirkt auf Emotionen
Bl 9	Qi-Zirkulationsstörung	Aufsteigen von Qi

Bl 52 Dieser Punkt heißt auch «zhi shi» und damit «Wohnsitz des Willens» (oder auch «Palast der Essenz», was den Bezug zu den Nieren und damit der nachgeburtlichen Essenz herstellt). BI 52 stärkt die Essenz. Zhi stärkt das Durchhaltevermögen und die Fokussierung auf ein Ziel. Der Punkt unterstützt die Kraft, welche zentriert und hilft, das Leben zu meistern. Auch kann der Punkt dabei unterstützend wirken, das Ego von der Stimme des Herzens zu unterscheiden und für sich die richtige Entscheidung zu treffen.

Bl 62 Dieser Punkt hilft, das Yang zu regulieren. Mit der ableitenden Nadeltechnik können hier Fülle-Zustände des Yangs, welche mit Erregungs- oder Unruhezuständen einhergehen, behandelt werden. Weitere Indikationen sind Insomnie, Palpitation, Angst und die Neigung zu Furchtsamkeit. Als neurologische Indikation ist die Epilepsie als Ausdruck einer Windstörung des Gehirns zu betrachten.

Bl 64 Der Punkt beruhigt Shen. Indikationen sind vor allem Fülle-Zustände, aber auch agitierte Depression, manische Zustände, Angst und/oder Palpitation (Tab. 7.11).

7.2 Leitsymptome in den fünf Wandlungsphasen

Wir sahen bereits, dass der freie Fluss von Qi und Xue durch die Leber reguliert wird. Zugleich ist sie auch für den freien Fluss der Gefühle zuständig. Bei Erkrankungen im Sinne emotionaler Störungen ist also an einen gestörten Fluss von Qi oder Blut oder

aber einen Mangel daran zu denken. Zusammengefasst lassen sich folgende Störungen definieren:
- Qi-Stagnation,
- Qi-Leere,
- Blut-Stase,
- Blut-Leere.

7.2.1 Qi-Stagnation

Wenn Gefühle entstehen, haben sie eine Wirkung im Menschen. Wenn diese Gefühle unterdrückt werden müssen (weil sie z.B. zu bedrohlich sind), stauen sie sich auf. So wird Ärger nicht adäquat geäußert, sondern staut sich teilweise über Jahre und Jahrzehnte auf. Man spricht dann davon, dass das Qi dieser Gefühlsqualität stagniert. Betrifft diese Stagnation eine Leitbahn, lassen sich typische Symptome einer Qi-Stagnation erkennen:
- Schmerzen, die bei Ruhe und bei Beginn einer Bewegung stärker werden,
- Spannungsschmerzen, die auf Druck sich verschlimmern,
- Besserung der Schmerzen (bei Bewegung).

Auch Kälteabhängigkeit kann ein Hinweis sein.

7.2.2 Qi-Leere/Blut-Leere

Der Fluss von Qi und Blut wird vor allem bei emotionalen und psychischen Belastungen behindert. Die Symptome treten daher akut oder subakut auf. Wenn die seelischen Belastungen andauern, kann es allmählich zu einer Erschöpfung kommen. Die Meridiane werden nicht nur wegen der Blockade des Energiesystems kaum versorgt, sondern auch wegen der Erschöpfung von Qi und/oder Blut. Kennzeichnend für solch eine Leere sind:
- Schmerzen werden bei Druck/Massage besser.
- Schmerzen verschlechtern sich bei Belastung.
- Schmerzqualität wird meist mit dumpf, diffus oder tief angegeben.
- Trophische Störungen können auftreten (bei Blut-Leere ausgeprägter als bei Qi-Leere).

7.2.3 Blut-Stagnation (Blut-Stase)

Der Blutfluss kann ebenfalls aufgrund emotionaler Störungen blockiert werden. Wir erinnern uns: Xue entspricht dem stofflichen Aspekt von Qi. Gefühlsstörungen können sich auf der Ebene des Blutes konkretisieren. Symptomatisch zeigt sich das wie folgt:
- Die Schmerzqualität wird als schneidend oder stechend bezeichnet.
- Das lokale Areal ist berührungs- und/oder druckempfindlich.
- Bewegung verschlimmert.
- Es besteht eine Abneigung gegen Wärme (verstärkt Schmerzen).
- Lokale Entzündungszeichen können auftreten.
- Bei chronischer Stagnation kann es zu soliden Erscheinungen kommen, beispielsweise zu Knoten oder Tumoren.

Demenzielle Störungen

Doris Krüger

D. Krüger, *Akupunktur bei psychischen Erkrankungen*
DOI 10.1007/978-3-662-53677-3_8

In diesem Kapitel geht es um Demenzen. Zunächst wird das Krankheitsbild unter schulmedizinischen Gesichtspunkten erklärt, einschließlich der Behandlungsmöglichkeiten. Im Anschluss wird die Demenz bzw. das Phänomen des Vergessens aus der Sicht der TCM beleuchtet. Die Darstellung möglicher Punktkombinationen zur Behandlung sowie aktuelle Bezüge zu Studien schließen das Kapitel ab.

In der Behandlung psychiatrischer Erkrankungen kommt in der Regel ein multimodales Setting in Frage. Dieses umfasst neben der eigentlichen Therapie je nach Ausprägungsgrad der Erkrankung und Wunsch des Patienten auch eine psychopharmakologische und/oder sozialtherapeutische Behandlung.

Im Rahmen der Behandlung richten sich die Therapeuten nach den vorgegebenen Leitlinien. Durch diesen Behandlungsansatz kann es bei den Patienten zu einer Linderung ihres Leids oder aber zu einer vollständigen Remission kommen. Allerdings weisen auch nicht wenige Patienten nach Beendigung einer solchen Therapie noch Beschwerden auf, oder es kommt zu einem Rückfall in die Erkrankung. Zudem müssen viele, die eine medikamentöse Therapie erhalten, sich mit deren Nebenwirkungen auseinandersetzen.

Der Wunsch nach Optimierung und Erweiterung der Therapiemöglichkeiten ist der Motor der medizinischen Entwicklung. Die Akupunkturtherapie ist eine dieser Möglichkeiten, die in den letzten Jahren zunehmend neben den konventionellen Einsatzgebieten wie der Orthopädie und der Schmerzbehandlung bei psychiatrischen Erkrankungen wissenschaftlich untersucht wurden (vgl. Literaturverzeichnis). Bei Störungsbildern wie Depressionen, in der Behandlung von Süchten sowie bei Schlafstörungen wurden eine Vielzahl von Studien durchgeführt, welche mittlerweile in systematischen Reviews oder Metaanalysen zusammengefasst werden. Wer sich mit den einzelnen Studien näher beschäftigen möchte, kann diese in den Literaturdatenbanken wie www.pubmed.org nachlesen.

8.1 Das Krankheitsbild

Die Demenzen umfassen organisch bedingte psychische Erkrankungen, die durch einen progredienten Abbau kognitiver Fähigkeiten gekennzeichnet sind. Der Schwerpunkt liegt im Bereich der Gedächtnisstörung und der Verhaltensdefizite. Diese Merkmale müssen so stark ausgeprägt sein, dass die Alltagskompetenz vermindert ist. Ätiologisch lassen sich unterschiedliche Arten von Demenzen klassifizieren:

▪ Neurodegenerativ

Zu den neurodegenerativen Demenzen zählen die Alzheimer-Demenz (AD), die frontotemporale Demenz (FD), die Lewy-Körper-Demenz (LKD) und die Demenz bei Chorea Huntington.

▪ Vaskuläre Demenz (VD)

Hierzu gehören diejenigen Demenzen, die als Folge von Multiinfarkten, von Mikroangiopathien oder von den so genannten strategischen Infarkten auftreten.

▪ Gemischte Demenz

Der Name beschreibt die Ätiologie schon recht gut. Diese Demenzen treten als gemischte Form, als Folge von degenerativen und vaskulären Veränderungen auf.

▪ Sekundäre Demenzen

Diese Form der Demenz tritt als Folge einer primären Erkrankung sekundär auf, z.B. als Folge eines Normdruckhydrocephalus (NPH).

Eine der wichtigsten Demenzformen ist mit 60%igem Auftreten die Alzheimer-Demenz (AD). Sie stellt eine primär-degenerative Form dar. Histopathologisch sind Veränderungen gefunden worden, in deren Folge Alzheimer-Fibrillen auftreten (auch «tangles» genannt) und es zu neurofibrillären Verklumpungen kommt. Diese Verklumpungen treten in bestimmten Mustern auf, in Braak-Stadien. Die Braak-Stadien I und II haben ihren Beginn im entorhinalen Kortex. Mit dem Übergang auf den Hippocampus beginnen die Braak-Stadien III und IV. Zuletzt werden die Braak-Stadien V und VI erreicht, wenn dann der Neokortex betroffen ist.

Es existieren unterschiedliche Theorien, welche pathologischen Vorgänge bei einer AD primär vorliegen. Mittels MRT oder CT werden Nervenzelluntergänge sichtbar, die im Bereich des Hippocampus und im frontalen und/oder temporoparietalen Kortex auftreten. Auch kann man oft genug eine globale Atrophie feststellen.

Neurochemisch kommt es zu einem cholinergen Defizit, wobei hier das Enzym Cholinacetyltransferase betroffen ist und es als Folge zu einem Mangel an Acetylcholin kommt. Zusätzlich kommt es auch zu einer Störung im glutamatergen System. So erklärt sich auch der Ansatz der medikamentösen antidementiven Therapie, beispielsweise mit Rivastigmin.

Ansonsten tritt die AD sporadisch auf, wobei als wichtiger genetischer Risikofaktor das E4-Allel des Apolipoprotein-E-Gens aus den bisherigen Forschungen genannt wurde. Behandlungsrichtlinien oder Therapien wurden aus dieser Erkenntnis bisher allerdings noch nicht gezogen. Neben diesem von uns selbst nicht beeinflussbaren Risikofaktor existieren eine Reihe von Faktoren, die das Auftreten einer Demenz begünstigen können. Die Hypertonie, das Vorliegen eines Diabetes mellitus und die Hypercholesterinämie gehören zu denjenigen Faktoren, die sich zumeist mit einer «gesunden Lebensweise» wieder in adäquate Bahnen lenken lassen. Protektiv auf die Gedächtnisleistung wirkt sich eine psychosoziale Betätigung und «lebenslanges» Lernen aus.

Das Leitsymptom der Demenz, unabhängig ihrer Ätiologie, ist die neu aufgetretene (Kurzzeit-) Gedächtnisstörung. Muss man eine Demenz diagnostizieren, steht die Diagnose eines demenziellen Syndroms zu Beginn. Nach den ICD-10-Kriterien ist das demenzielle Syndrom folgendermaßen definiert.

ICD-10-Kriterien für das demenzielle Syndrom

- Abnahme der Gedächtnisleistung
- Abnahme der Leistung in mindestens einem weiteren kognitiven Bereich, wie beispielsweise abstraktes Denken, Urteilsvermögen, Planungs-/Organisationsvermögen oder der Sprache
- Beeinträchtigung der Affektkontrolle, des Antriebs oder des Sozialverhaltens
- Es liegt keine Störung des Bewusstseins vor
- Diese Beeinträchtigung geht schon seit mindestens 6 Monate

Der Schweregrad einer Demenz richtet sich danach, inwieweit die Tätigkeiten des alltäglichen Lebens (ATL) beeinträchtigt sind. Bei einer leichten Demenz sind ATLs beeinträchtigt, aber ein unabhängiges Leben ist noch gut möglich. Bei einer mittelgradigen Demenz können noch einfache Tätigkeiten selbst ausgeführt werden. Die Patienten sind hier allerdings schon auf Hilfe angewiesen. Bei der schweren Demenz sind die Patienten meist vollständig auf Hilfe angewiesen. Hier sind nur noch Fragmente des Langzeitgedächtnis erhalten.

Eine weitere gern verwendete Einteilung der Demenz ist die Einteilung in kortikale und subkortikale Demenzen:

- **Kortikale Demenz**

Hier ist eine Störung spezifisch topografisch lokalisierbarer Funktionen wie Amnesie, Aphasie, Apraxie und Agnosie zu finden (AD und FTD).

- **Subkortikale Demenz**

Hier zeigt sich eine Störung der Basisfunktionen oder der Exekutivfunktionen, wie beispielsweise Störungen der Handlungsplanung, eine psychomotorische Verlangsamung, EPMS oder eine affektive Verstimmtheit. Die Demenz bei M. Parkinson oder Chorea Huntington werden zu den subkortikalen Demenzen gezählt. Eine wichtige Komorbidität und gleichzeitig auch eine wichtige Differenzialdiagnose ist die Depression.

8.2 Therapie

Demenzerkrankungen werden im Rahmen eines Gesamtbehandlungsplans therapiert. Dieser umfasst neben der pharmakologischen Behandlung auch die psychosoziale Intervention für Angehörige. Die Behandlung richtet sich nach dem Schweregrad der Erkrankung und muss auch die Progredienz der Erkrankung in Betracht ziehen. Die Behandler verschiedener Teilbehandlungsbereiche müssen sich im Verlauf der Erkrankung immer wieder aufeinander abstimmen.

Bereiche bei der Demenz-Behandlung
- Soziotherapie
- Psychotherapie
- Pharmakotherapie (antidementive Therapie und psychopharmakologische Behandlung von Begleiterkrankungen)
- Therapie somatischer Begleiterkrankungen
- Angehörigengruppe
- Versorgungsstrukturen (ambulante/stationäre Strukturen und Beratungen, z.B. bezüglich rechtlicher Aspekte etc.)

Bei einer sekundären Demenz ist eine kausale Therapie der Grunderkrankung anzustreben. Bei den anderen Demenzformen ist eine Heilung zum jetzigen Zeitpunkt nicht möglich. Hier gilt es, die Symptome zu lindern und ein selbstbestimmtes Leben so lange wie möglich zu ermöglichen (vgl. die Demenz-Praxisleitlinien: www.dgn.org sowie www.dgppn.de und www.knd-demenzen.de).

Die Pharmakotherapie beinhaltet verschiedene Ansatzpunkte. Zu der Standardtherapie gehören Cholinesterase-Inhibitoren sowie NMDA-Rezeptorantagonisten. Es sollte auch zu Beginn der Erkrankung die höchstmöglich verträgliche Tagesdosis angestrebt werden.

Bei der Alzheimer-Demenz gehören die Cholinesterase-Inhibitoren (Rivastigmin, Galantamin und Donepezil) zur Standardtherapie. Häufig werden diese «off-label» auch bei anderen Demenzformen verwendet. Bei Patienten mit der Diagnose einer gemischten Demenz ist es gerechtfertigt, sie entsprechend der Alzheimer-Demenz zu behandeln. Die Cholinesterase-Inhibitoren sind für die Schweregrade leicht bis mittelgradig zugelassen, während für die schweren Demenzformen Memantine (NMDA-Rezeptorantagonist) Verwendung finden.

Häufig finden sich im Verlauf der Erkrankung Kombinationstherapien, vor allem bei den schweren Verlaufsformen. Entwickelt der Patient dann noch Unruhe oder andere Verhaltensauffälligkeiten und leidet an diversen somatischen Erkrankungen, kommt es nicht selten vor, dass man Patienten mit teilweise mehr als zehn verschiedenen Präparaten behandelt.

8.3 Demenz aus Sicht der TCM

Die TCM machte ursprünglich keinen Unterschied zwischen der Demenz vom Alzheimer-Typus oder den anderen Demenzformen. Sie sieht vielmehr einen Komplex von Ursachen, die zu dem Beschwerdebild führen.

In den vorhergehenden Kapiteln haben wir Shen und seine Teilaspekte sowie Jing kennengelernt. Im Verlauf des Lebens kommt es zu einem stetigen Abbau von Jing, welches in den Nieren gespeichert wird. Wie bereits beschrieben, unterstützt Jing die Milz und stimuliert deren nährende Funktion. Die Milz wiederum hat als Shen-Teilaspekt «yi», welches den Intellekt darstellt bzw. das Formen eines Gedanken. Jing unterstützt auch die Leber und nährt deren Yin und Blut. Eine Abnahme von Jing führt also zur Zunahme von Leber-Yang und/oder zu einer Blutstagnation und einer Verminderung der nährenden Eigenschaften. Damit kommt es zu einer Austrocknung des Körpers, einem Rückgang der Vitalität und letztlich zu einer Verminderung der mentalen Funktionen. Das Gedächtnis wird schlechter, der Gedankengang verlangsamt sich und das Denken ist verworren.

Bei der Formung von Gedanken wird der Shen-Aspekt «yi» benötigt, der ebenfalls abnimmt, wenn Jing abnimmt. Aufgenommene Informationen können nicht mehr richtig verarbeitet werden. Hieraus könnte sich ebenfalls das verworrene Denken erklären lassen.

Im weiteren Verlauf stellt sich ein Ungleichgewicht zwischen Yin und Yang ein. Neben Jing hat die Niere auch die wichtige Aufgabe, u.a. das Mark zu erzeugen. Eine Funktionsschwäche der Nieren, die mit zunehmendem Alter ja gar nicht so selten vorliegt, kann zu einem geschwächten Mark führen, was sich wiederum in einem Abbau des Gehirns zeigt, da das Gehirn durch die Niere genährt wird. Häufig ist das Alter auch mit einer Nierenleere und der daraus resultierenden Schwächung des Marks verbunden, überdies mit einer Milzleere, was dann zur Bildung von innerem Schleim (innerer Feuchtigkeit) führt.

Der Symptomkomplex «Demenz» und die TCM-Ansicht

- Nieren-Leere und Abbau von Jing – Folgen: Verwirrtheit, kognitive Probleme, Abbau des Gehirns
- Yin-Mangel – Folgen: Gedächtnisprobleme, schlechter Schlaf, zu wenig Schlaf, Symptome verstärken sich zur Nacht hin
- Milz-Yang-Mangel – Folgen: kognitive Schwierigkeiten, verminderte Sprache, langsame Bewegungen, verminderter Appetit

- Herz-Milz-Leere (Qi- und Blutleere) – Folgen: Gedächtnisprobleme, Insomnie, schlechte Träume, Müdigkeit, verminderte Sprache
- Schleim vermehrt – Folgen: Verwirrtheit, kognitive Schwierigkeiten, unstrukturiertes Sprechen, vermindertes Sprechen, Depression
- Stagnation im Gehirn – Folge von Kopfverletzungen/Ischämien etc.
- Zustand nach Vergiftungen, die das Gehirn schädigen konnten
- Leber-Depression – Folgen: Agitation, Depression, Wut, Insomnie, kein Appetit und keine Kraft mehr

Neben diesen allgemeinen Alterserscheinungen und den zunehmenden kognitiven Defiziten gibt es auch spezielle Symptome, die auch bei dementen Patienten gehäuft auftreten.

Diese sind:

- verstärkte psychomotorische Unruhe,
- Angst,
- Schlafstörungen (vor allem Ein- und Durchschlafstörungen),
- delirante Zustände.

(Die möglichen zu nadelnden Punkte werden bei den einzelnen Erkrankungen in den jeweiligen Kapiteln aufgelistet.)

8.3.1 Krankheitsbilder

Die Demenz zeichnet sich vor allem durch eine abnehmende Gedächtnisleistung aus. An dieser Stelle möchte ich darauf hinweisen, dass man zum aktuellen Stand der Forschung Demenzen nicht heilen kann. Jedoch bietet sich die Möglichkeit, verschiedene Symptome, die mit dem Erkrankungsbild Demenz einhergehen, zu lindern. So gibt es einige Punkte, die direkt bei Vergesslichkeit eingesetzt werden können.

■ Shang wan – Neigung zum Vergessen

Hier zeigen sich vor allem Störungen des Gedächtnisses beim Behalten von neuen Erinnerungen oder beim Erinnern von älteren gespeicherten Inhalten – in der Extremform auch deren vollständiger Verlust. In der westlichen Medizin findet sich diese Symptomatik bei verschiedenen Formen der Amnesie, bei dissoziativen Störungen, bei der PTBS und auch eben bei den Demenzen.

■■ Mögliche Punkte zum Nadeln

Im Folgenden sind die möglichen Punkte zum Nadeln bei verschiedenen Vergesslichkeitsformen aufgeführt.

Bei Vergesslichkeit

- Lu 7 beruhigt Shen
- He 3 beruhigt Shen, klärt Hitze, transformiert Schleim

- He 7 Hauptpunkt des Herz-Meridians, beruhigt Shen, bei Fülle als auch bei Leere zu verwenden
- Ma 36 beruhigt Shen, nährt Qi und Xue
- KG/Ren 12 harmonisiert Qi, fördert die Verdauung, reguliert Funktion des Magens
- Bl 15 stärkt Qi des Herzens
- LG/Du 20 wirkt beruhigend, sedierend

Bei hartnäckiger bzw. ständiger Vergesslichkeit
- Lu 3 beruhigt Shen-Aspekt «po»
- Lu 7 löst Emotionen
- LG/Du 11 beruhigt Shen, nährt das Herz bei Traurigkeit und Angst
- LG/Du 20 wirkt beruhigend, sedierend
- Pe 6 beruhigt Shen
- Ni 1 beruhigt Shen, stellt Bewusstsein her
- Ni 21 stärkt die Niere
- Di 11 Hitzebehandlung, beseitigt Yang-Überschuss
- He 3 beruhigt Shen, klärt Hitze, transformiert Schleim
- He 7 beruhigt Shen
- He 9 beruhigt Shen, öffnet die Sinne und lässt das Gehirn wieder klar werden
- Bl 15 stärkt Qi des Herzens
- Bl 43 beruhigt Shen und Herz

Patienten können nur genadelt werden, wenn dadurch keine zusätzliche Gefahr für sie besteht. Sollte das Erkrankungsbild der Demenz sich schon so äußern, dass der Patient halluziniert, aggressiv o.ä. ist, sollte man von einer Behandlung mit Akupunkturnadeln absehen.

8.4 Erfolge, Grenzen und Ausblick

Zu dem Erkrankungsbild «Demenz» wurden in den letzten Jahren immer mehr Studien durchgeführt. Es wurden vor allem Studien bei den unterschiedlichen Erkrankungsbildern wie der vaskulären Demenz, der Demenz vom Alzheimer-Typus sowie der leichten kognitiven Störung (MDI) durchgeführt. Eines der Ziele war, die häufigsten und damit möglicherweise am effektivsten Punkte und Punktkombinationen zu ermitteln.

Aus den Studien von Feng et al. (2015) wurden 20 Punkte ermittelt, die in der Behandlung bei AD und VD am häufigsten eingesetzt wurden. Darüber hinaus wurden fünf Gruppen von Akupunkturpunkten beschrieben, welche jeweils eine Eigenschaft gemeinsam hatten:
- Jing-Quell Punkte: Diese Punkte sollen geeignet sein, um das Bewusstsein wieder zu schärfen (z.B. Ni 2)
- Punkte, die im Kopf- oder Gesichtsbereich liegen
- Punkte, die auf den vier Extremitäten liegen
- Punkte des Lenkergefäßes
- Punkte mit einer spezifischen Wirkung (z.B. Rücken-Shu-Punkte)

In weiteren Studien mit insgesamt 585 Patienten wurden Vergleiche zwischen der Wirksamkeit einer Akupunkturintervention und einer medikamentösen Therapie mit Donepezil, Nimodipin oder Piracetam usw. durchgeführt (Zhou et al. 2015). Die Behandlung mittels der Akupunktur lag in diesen Studien zwischen 3 und 24 Wochen. Es zeigten sich eine klinisch signifikante Verbesserung der MMSE-Ergebnisse zugunsten der Akupunkturintervention. Auch zeigte sich die Kombination von Akupunktur und einer Donepezil-Therapie der alleinigen medikamentösen Therapie mit Donepezil überlegen.

Wie im medizinischen Abschnitt dieses Kapitels erklärt wurde, offenbart sich bei einer Demenz u.a. eine hippocampale Atrophie. Interessanterweise zeigte sich (im Tiermodell), dass die Behandlung des Akupunkturpunktes Ma 36 zu einer Zunahme der pyramidalen Neuronen in der hippocampalen Region (Li et al. 2015), zu einer Reduktion der Aß-Ablagerungen (Plaques), einer Erhöhung der BDNF-Expression und einer vermehrten Neurogenese im Hippocampus führte (Li et al. 2014). Mittels fMRT wurde die Wirkung auf das neuronale Netzwerk, welches auch in Ruhe aktiv ist (default mode network oder DMN), bei Stimulation der Punkte Le 3 und Di 4 untersucht (Liang et al. 2014), wobei herausgefunden wurde, dass die Stimulation dieser Punkte das Netzwerk bei AD anregen und modulieren kann. Ebenfalls mittels fMRT wurde aufgezeigt, dass bei Alzheimer-Patienten die Aktivität im präfrontalen und temporalen Kortex mittels Akupunktur stimuliert werden konnte. Diese Regionen werden mit den kognitiven Funktionen und dem Gedächtnis in Verbindung gebracht (Zeng et al. 2013). Als weiterer möglicher Wirkmechanismus der Akupunktur bei demenziellen Erkrankungen wurde auch die Mobilisierung von Stammzellen diskutiert (Ho et al. 2014).

Neben den möglichen Wirkmechanismen der Akupunktur bei Demenzen wurde auch die Wirkung der Akupunktur auf einzelne Symptome wie Schlaflosigkeit bei demenziell erkrankten Patienten untersucht (Kwok et al. 2013). Hierbei wurde herausgefunden, dass sich die Akupunktur deutlich auf die Schlafqualität und signifikant auf die Schlafdauer der Patienten auswirkte.

Zusammenfassend lässt sich sagen, dass einige Studien existieren, die einen interessanten Wirkmechanismus der Akupunktur bei Demenzerkrankungen aufzeigen. Es zeigen sich hierbei die ersten zarten Hinweise auf eine Verbesserung der kognitiven Funktion, wobei man hier von eindeutigen Aussagen allerdings noch weit entfernt ist und sich weitere Studien zur Verifizierung anschließen sollten. Doch allein anhand dieser bereits vorliegenden Studien zeigt sich, dass es einige ungeahnte Möglichkeiten geben kann, um dem Krankheitsbild Demenz begegnen zu können. In jedem Fall stellt die Akupunktur eine therapeutische Zusatzoption in diesem psychiatrischen Bereich dar.

Wer sich für den aktuellen Stand der Forschungen auf den verschiedenen Gebieten interessiert, dem kann ich das Buch «Current Research in Acupuncture» empfehlen (Ying Xia et al. 2013). Neben neurologischen Erkrankungen wie Epilepsie oder Parkinson werden hier auch Angsterkrankungen und Morbus Alzheimer unter dem Gesichtspunkt der Behandlung mit Akupunktur beschrieben.

Literatur

Feng S, Ren Y, Fan S, Wang M, Sun T, Zeng F et al. (2015) Discovery of Acupoints and Combinations with Potential to Treat Vascular Dementia: A Data Mining Analysis. Evid Based Complement Alternat Med 310591

Ho TJ, Chan TM, Ho LI, Lai CY, Lin CH, Macdonald I et al. (2014) The possible role of stem cells in acupuncture treatment for neurodegenerative diseases: a literature review of basic studies. Cell Transplan 23(4–5): 559–566

Kwok et al. (2013) The effectiveness of acupuncture on the sleep quality of elderly with dementia: a within subjects trial. Clinical Interventions in Aging 8: 923–929

Li F, Yan CQ, Lin LT, Li H, Zeng XH, Liu Y et al. (2015) Acupuncture attenuates cognitive deficits and increases pyramidal neuron number in hippocampal CA1 area of vascular dementia rats. BMC Complement Altern Med 15: 133

Liang P, Wang Z, Qian T, Li K (2014) Acupuncture stimulation of Taichong (Liv 3) and Hegu (Li 4) modulates the default mode network activity in Alzheimer's disease. Am J Alzheimers Dis Other Demen 29(8): 739–748

Li X, Guo F, Zhang Q, Huo T, Liu L, Wei H et al. (2014) Electroacupuncture decreases cognitive impairment and promotes neurogenesis in the APP/PS1 transgenetic mice, BMC Complement Altern Med 14: 37

Lu Y, Huang Y, Tang C, Shan B, Cui S, Yang J et al. (2014) Brain areas involved in the acupuncture treatment of AD model rats: a PET study. BMC Complement Altern Med 14: 178

Ying Xia, Guanghong Ding, Gen-Cheng Wu (eds) (2013) Current Research in Acupunture. Springer, Berlin Heidelberg New York Tokyo

Zeng BY, Salvage S, Jenner P (2013) Effect and mechanism of acupuncture on Alzheimer's disease. Int Rev Neurobiol 111: 181–195

Zhou J, Peng W, Xu M, Li W, Liu Z (2015) The effectiveness and safety of acupuncture for patients with Alzheimers disease: a systematic review and meta-analysis of randomizied controlled trials. Medicine (Baltimore) 94(22): e933

Internetadressen

Kompetenznetz Degenerative Demenzen: http://www.knd-demenzen.de

S3-Praxisleitlinien Demenzen (DGPPN, DGN): http://www.dgn.org/leitlinien/3176-leitlinie-diagnose-und-therapie-von-demenzen-2016 (Zuletzt gesehen am 29.10.2016)

Suchtbereich

Doris Krüger

D. Krüger, *Akupunktur bei psychischen Erkrankungen*
DOI 10.1007/978-3-662-53677-3_9

Nicht nur in der Psychiatrie ist das Thema «Sucht» präsent. Auch die traditionelle chinesische Medizin beschäftigt sich hiermit. In diesem Kapitel wird die stoffgebundene Sucht aus Sicht der Psychiatrie und der TCM näher beleuchtet. In diesem Zusammenhang wird das NADA-Protokoll ausführlich zur Behandlung Suchterkrankter erklärt. Danach werden aktuelle Studien vorgestellt. Das Kapitel schließt mit Fallbeispielen aus der Praxis.

9.1 Sucht aus westlicher Sicht

Suchterkrankungen unterliegen aus schulmedizinischer Sicht einem multifaktoriellen Geschehen. Genetische Faktoren und Umweltfaktoren beeinflussen sich hierbei wechselseitig. Ein genetischer Einfluss, vor allem bei Alkoholabhängigkeit, gilt als gesichert. Auch das Verhalten der Peergroup und die Verfügbarkeit von Substanzmitteln sind wichtige Faktoren bei dem Konsum von Drogen. Als prädisponierend gelten auch verschiedene Persönlichkeitsstörungen, wie emotional instabile oder dissoziale Persönlichkeitsstörungen. Hier ist das Risiko zu der Entwicklung einer Abhängigkeit erhöht.

Die verschiedenen Substanzen besitzen unterschiedliche Suchtpotenziale. Die zur Klassifikation gebräuchlichen ICD-10-Kriterien gelten unabhängig von der jeweiligen Substanz. Es wird unterschieden zwischen dem schädlichen Gebrauch einer Substanz und der Abhängigkeit.

Schädlicher Gebrauch (nach ICD-10)

- Das Konsummuster besteht seit mindestens einem Monat oder trat wiederholt in den letzten zwölf Monaten auf.
- Die Art der Störung sollte deutlich festgestellt und bezeichnet werden.
- Es existieren aufgrund des Substanzgebrauchs eingetretene körperliche oder psychische Schäden.

Abhängigkeitssyndrom (nach ICD-10)

Drei oder mehr der folgenden Kriterien müssen gleichzeitig während eines zusammenhängenden Zeitraums von einem Monat bestehen oder, falls sie für eine kürzere Zeit gemeinsam aufgetreten sind, sollten sie innerhalb von zwölf Monaten wiederholt bestanden haben:

- Craving, also ein starkes Verlangen oder eine Art Zwang, die Substanz zu konsumieren
- Kontrollverlust über den Gebrauch der Substanz
- Toleranzentwicklung gegenüber der Substanz
- Entzugssymptome (körperliche) bei Reduktion oder Absetzen der Substanz
- Einschränkung anderer Aktivitäten
- Substanzkonsum trotz schädlicher Folgen

Es müssen nicht zwangsläufig körperliche Abhängigkeitsanzeichen auftreten (Halluzinogene etc.).

Die westliche Medizin teilt die verschiedenen Süchte nach ihren Substanzen ein. Beginnend mit der Gruppe der Alkoholabhängigkeit, deckt der ICD-Katalog sämtliche chemische Substanzen ab. Die Verhaltenssüchte und auch die Esssüchte finden in der ICD-Klassifikation an anderer Stelle ihren Platz. Auf Essstörungen werde ich in einem späteren Kapitel eingehen (► Kap. 9).

9.1.1 Alkohol

Alkohol gehört zu den bekanntesten legalen Drogen in unserer Gesellschaft. Man findet ihn nicht nur dort, wo man ihn auch erwartet, sondern auch dort, wo man es nicht tut, z.B. in verschiedenen Lebensmitteln. Dort müssen sie nicht gekennzeichnet werden.

Wenn noch keine alkoholbedingten Schädigungen eingetreten, allerdings bei fortgesetztem Konsum zu erwarten sind, liegt ein riskanter Konsum vor. Es gibt verschiedene Arten der Typisierung der Alkoholerkrankten.

Nach Cloninger

- **Typ I**

Hier liegt ein später und langsamer Erkrankungsbeginn vor, es herrscht eine geringe genetische Belastung, es gibt eine hohe Belohnungsabhängigkeit und starke Schadensvermeidung sowie eine recht gute soziale Einbindung.

- **Typ II**

Beobachtbar sind ein früher und schneller Beginn mit einer starken genetischen Belastung, häufig komorbide Persönlichkeitsstörungen, ein hohes Sensation Seeking und häufig der Konsum mehrerer Substanzen.

Nach Jellinek

- **Alpha-Trinker**

Synonym: Problemtrinker. Dieser Typus trinkt, um Probleme besser ertragen zu können. Es besteht keine körperliche Abhängigkeit, allerdings eine seelische. Es kommt zu keinem Kontrollverlust.

- **Beta-Trinker**

Synonym: Gelegenheitstrinker. Typisch ist die Übernahme gesellschaftlicher Trinkmuster (Party/Feier etc.). Dieser Typus ist nicht körperlich oder psychisch abhängig, lässt sich aber leicht verleiten.

- **Gamma-Trinker**

Synonym: Suchttrinker. Dieser Trink-Typus ist psychisch süchtig, weniger körperlich. Es kommt zum Kontrollverlust. Exzessive und unauffällige Trinkphasen wechseln einander ab.

- **Delta-Trinker**

Synonym: Spiegeltrinker. Dieser Trink-Typus ist körperlich stärker abhängig als psychisch. Er benötigt eine bestimmte Trinkmenge (einen Spiegel/Pegel), um sich wohlzufühlen. Ohne diesen Spiegel bekommt der Delta-Trinker Entzugserscheinungen.

- **Epsilon-Trinker**

Synonym: Quartalssäufer. Dieser Typus ist psychisch stark abhängig. Es können Wochen von Abstinenz auftreten, gefolgt von Phasen des exzessiven Trinkens. Es kommt zum Kontrollverlust.

Die Therapie Alkoholerkrankter gliedert sich in die akute Entgiftung, die Entzugsbehandlung und die Rückfallprophylaxe. Die Entgiftung von Alkohol sollte aufgrund lebensbedrohlicher Komplikationen am ehesten stationär durchgeführt werden.

Medikamentöse Behandlung bei Entgiftung

Im Rahmen der Entgiftung werden je nach Patient, Schweregrad und Vorerkrankungen unterschiedliche Medikamente eingesetzt:
- Clomethiazol,
- Benzodiazepine,
- Antipychotika,
- Carbamazepin,
- Clonidin (nur zur Hypertonie-Behandlung).

Rückfallprophylaxe und Nachsorge

Wichtige Komponenten sind eine motivierende Gesprächsführung, Psychoedukation, spezielle verhaltenstherapeutische Verfahren, wie z.B. soziales Kompetenztraining, sowie das Aufsuchen von Selbsthilfegruppen.

Pharmakologische Rückfallprophylaxe

In Deutschland existieren zwei Medikamente, welche zur Rückfallprophylaxe bei Alkoholabhängigkeit zugelassen sind:
- Acamprosat,
- Naltrexon.

Neben der medikamentösen Behandlung wird in der Nachsorge auch Wert darauf gelegt, komorbide Erkrankungen zu behandeln. Die häufigsten psychischen komorbiden Erkrankungen sind depressive Erkrankungen sowie Angststörungen.

9.1.2 Nikotin

Wie Alkohol gehört Nikotin- bzw. Tabakkonsum zu den gesellschaftlich akzeptierten Suchterkrankungen. In geringen Dosen wirkt Nikotin anregend und besitzt eine antriebssteigernde Wirkung. In höheren Dosen wirkt es über eine ß-Endorphin-Freisetzung beruhigend und entspannend.

Diagnostisch hinweisend für die Stärke der Abhängigkeit sind das morgendliche Rauchverlangen, d.h. die Zeit bis zur ersten Zigarette, und die Anzahl der Zigaretten pro Tag. Die typischen Hinweiszeichen für eine Abhängigkeit sind:
- Gelbfärbung der Finger,
- Folgeerkrankungen wie COPD,
- vorgealterte Haut,
- nach Tabak riechender Atem.

Auch bei Nikotinentzug kann es zu Symptomen kommen:
- Unruhe, Ungeduld,
- Ängstlichkeit,
- verstärktes Rauchverlangen,
- Konzentrationsstörungen,
- vermehrter Hunger,
- Gewichtszunahme,
- orthostatische Dysregulation,
- Schlafstörungen,
- depressive Verstimmung.

Therapeutisch gibt es verschiedene Ansätze zur Behandlung der Nikotinabhängigkeit. Vor allem Motivationsförderung, Problemlösestrategien, Entspannungstechniken, körperliches Training oder aber auch der so genannte Rauchstopp haben sich in der Behandlung bewährt. An Medikamenten existieren zahlreiche Nikotinersatzpräparate (Pflaster etc.) und das Antidepressivum Bupropion.

9.1.3 Andere Drogen

Sedativa/Hypnotika

Wichtig ist hier die Gruppe der Benzodiazepine. Vor allem Menschen mit psychischen Erkrankungen – wie Angststörungen, depressiven Erkrankungen, anderen Suchterkrankungen – oder aber mit chronischen Schmerzen oder chronischen Schlafstörungen gehören zu der Risikogruppe, die anfällig für eine Abhängigkeit von Sedativa ist. Auch sollte man als Behandler den Blick auf die eigene Berufsgruppe werfen, da Angehörige des Heilberufs ebenfalls zu der Risikogruppe gehören.

Es wird die Unterscheidung zwischen einer Hochdosis- und einer Niedrigdosisabhängigkeit getroffen.

Hochdosisabhängigkeit Die Sucht geht mit einer Toleranzentwicklung einher, es kommt zur Dosissteigerung

Niedrigdosisabhängigkeit Die Abhängigkeit besteht bei Dosierung im therapeutischen Bereich.

In beiden Fällen kann es zu schweren Entzugssymptomen kommen, sollte das Sedativa/Hypnotikum reduziert bzw. abgesetzt werden.

Symptome bei Sedativa-Entzug
- Angst
- Schlafstörungen
- Unruhe
- Reizbarkeit
- Schwindel/Schwäche
- Tremor
- Kopfschmerzen
- Dysphorische Verstimmung

Bei anhaltendem Konsum geht die schlaffördernde Wirkung verloren. Die Betroffenen können Anzeichen von emotionaler Indifferenz, Angst und Schlafstörungen aufweisen.

Zur Abmilderung eines Benzodiazepin-Entzugs werden Antikonvulsiva empfohlen.

Opiate

In Abhängigkeit von der Anflutungsgeschwindigkeit wirken Opiate euphorisierend, analgetisch usw. Sie besitzen ein hohes Abhängigkeitspotenzial und sind gekennzeichnet durch eine Toleranzentwicklung, sodass opiatabhängige Patienten hohe Dosen vertragen, die für eine Normalperson vital bedrohlich wären.

Klinisch relevant ist Heroin, das rasch die Blut-Hirn-Schranke passiert und daher seine Wirkung auch dementsprechend rasch entfaltet. Therapeutisch findet man Opiate in verschiedenen Medikamenten, wie z.B. Analgetika, Anästhetika, Mittel gegen Husten oder Diarrhö. Der Entzug von Opiaten ist unangenehm, aber per se nicht lebensbedrohlich.

Symptome bei Opiat-Entzug
- Craving und heftiges Suchtverlangen
- Krämpfe
- Übelkeit, Erbrechen, Diarrhö
- Tränenfluss
- Naselaufen, Niesen, übermäßiges Gähnen
- Schmerzen der Extremitätenmuskulatur
- Unruhe
- Schlafstörungen

Der Entzug kann als «kalter Entzug» erfolgen oder medikamentös unterstützt werden. Dies erfolgt auf speziellen Suchtstationen.

Cannabis

Vor allem bei Jugendlichen bzw. jungen Erwachsenen ist Cannabis weit verbreitet. Darüber hinaus findet in den letzten Jahrzehnten um diese Substanz ein reger Disput statt. Dabei geht es um Legalisierung und Verwendung als Medikament in der Medizin.

Die Wirkung von Cannabis ist bei niedriger Dosis anregend und beruhigend/dämpfend bei hoher Dosierung. Ebenfalls können halluzinogene Effekte auftreten. Auch wenn immer wieder behauptet wird, dass Cannabis an sich harmlos ist, kann der Konsum bei einem geringen Prozentsatz der Konsumenten das Auftreten eines psychotischen Zustandes begünstigen und zu einer Abhängigkeit führen.

Patienten, die lange Zeit Cannabis konsumiert haben, können ein amotivationales Syndrom entwickeln. Dies zeichnet sich durch eine deutliche Antriebslosigkeit, eine deutliche Störung der Konzentrations- und Leistungsfähigkeit sowie einen allgemeinen Interessenverlust aus.

Halluzinogene/Kokain/Andere Stimulanzien

Diese Substanzen wirken stimulierend und weisen ein geringes bzw. kein Abhängigkeitspotenzial auf, zumindest in körperlicher Hinsicht. Bei den Halluzinogenen existieren unterschiedliche Substanzklassen. Die bekanntesten sind LSD (Ergotderivat), Ecstasy (Phenylalkylamin) oder Psylocybine. Entzugssyndrome, wie sie z.B. bei Alkohol auftreten, gibt es bei den Halluzinogenen nicht.

Im Gegensatz dazu besitzen Amphetamine und/oder Kokain eine abhängigkeitserzeugende Potenz. Beide Substanzen erhöhen die Dopamin-Wirkung, was zu einer gewissen Euphorie führt, zu einem höheren Grad an Wachheit sowie zu einem reduzierten Schlafbedürfnis. Die Wirkung zeigt einen biphasischen Verlauf. Zuerst besteht das «euphorische Stadium» mit den beschriebenen Symptomen, wobei das Gefühl der gesteigerten Vitalität und eine übersteigerte Selbsteinschätzung hinzukommen. Meistens zeigt sich eine gewisse Unruhe oder auch sexuelle Enthemmung. Wenn diese Effekte abklingen, beginnt das nächste Stadium – das «dysphorische Stadium» mit Niedergeschlagenheit, einer dysphorisch-gereizten Stimmung, einer gewissen Erschöpfung und Müdigkeit. Diese geht dann meistens in das Entzugssyndrom über.

Auch hier gibt es unterschiedliche therapeutische Ansätze, wobei in der Regel ebenso wie bei Alkohol motivierende Gesprächsführungen und Verhaltensänderungen sowie Problemlösestrategien im Vordergrund stehen.

9.2 Sucht aus TCM-Sicht

Was geschieht aus chinesischer Sicht bei Sucht? Es gibt unterschiedliche Arten, sich diesem Thema zu nähern. Legen wir dem Leben das Prinzip von Yin und Yang zugrunde, so besteht es aus dem ständigen Rhythmus von Anspannung und Entspannung, von Lust – und Unlustzuständen. Durch die Einnahme von Substanzen wird dieser Rhythmus verschoben und die Illusion hergestellt, Lustzustände könnten ohne den komplementären Unlustzustand permanent gehalten werden. Jegliche Verschiebung wird dann als quälend erlebt.

9.2.1 Aus Sicht der Funktionskreise

Wenn wir die Funktionskreise betrachten, so erinnern wir uns, dass Freude zum Funktionskreis Herz gehört (s. Abb. 2.2). Durch die ständige Einnahme von Substanzmitteln wird dieser Funktionskreis aufgebläht. Die Verbindung zu Leber und der nachfolgenden Milz wird gelockert. Der Patient verlernt aufgrund des ständigen Konsums, Spannungen auszuhalten und die Mühsal des Alltags wieder anzunehmen. Bei Störungen der Milz sammelt sich Schleim an.

Behandlung

In erster Linie geht es in der Behandlung darum, Spannungsgefühle und innere Unruhe abzubauen. Auch geht es darum, Schleim abzubauen und das Qi von Leber und Herz zu kühlen. Nach der Entzugsbehandlung sollten stabilisierende Maßnahmen durchgeführt werden. Die nachfolgenden Punkte zeigen einige Möglichkeiten für eine Körperakupunktur auf.

- **Mögliche Punkte zum Nadeln**

Le 3 Beruhigt Shen, leitet Nässe aus, stellt Fluss des Leber-Qi's wieder her, beruhigt die Leber

Pe 6 Beruhigt das Herz, reguliert Qi, löst Leber-Qi-Stagnation

Pe 7 Beruhigt Shen, klärt Hitze des Herzens

He 3 Beruhigt Shen, klärt Hitze, transformiert Schleim

He 6 Beruhigt Shen, reguliert Xue

He 7 Löst Stauungen des Qi, beruhigt Shen

Ma 36 Reguliert den Dreifach-Erwärmer, Milz, Magen, reguliert Qi

Ma 40 Wandelt Schleim um

LG/Du 20 Beruhigt, sedierend

9.2.2 Sucht als Yin-Mangel

Sucht aus chinesischer Sicht kann auf einen extremen Yin-Mangel zurückzuführen sein, wobei gleichzeitig eine überschießende Yang-Aktivität auftritt. Diese zeigt sich in den typischen Symptomen, welche auch bei Entzug auftreten können, wie Hitzegefühle, erhebliche Unruhe und Aggressivität. Hier setzt die Akupunktur an, wobei sie das überschießende Yang beruhigt und so wieder ein Gleichgewicht herzustellen versucht. Dazu fördert sie die Regeneration des erschöpften Yin (Stux et al. 2008).

Wie noch in den nachfolgenden Kapiteln dargestellt wird, lindert die Akupunktur auch Begleitsymptomatiken bzw. wirkt sich stabilisierend auf psychischer Ebene aus. So können Komorbiditäten wie Angsterkrankungen in ihrer Ausprägung deutlich reduziert werden, was sich positiv auf eine langfristige Behandlung Abhängiger auswirkt.

Wenn man sich in der modernen Suchttherapie umschaut, so wird man um den Begriff «NADA» nicht herumkommen. NADA steht für «National Acupuncture Detoxification Association» und wurde von dem Arzt Michael O. Smith gegründet. Diese internationale Organisation hat sich das Ziel gesetzt, die Drogenabhängigen mittels Akupunktur zu behandeln. Durch Zufall wurde in den 1970er-Jahren entdeckt, dass mittels Ohrakupunktur die Symptome des Drogenentzugs bei Heroinsüchtigen gelindert wurden. Der Hongkonger Arzt Wen behandelte postoperative Schmerzen mit Akupunktur und entdeckte, dass das Verlangen nach Drogen und die Entzugssymptomatik bei abhängigen Patienten gemildert wurden. Diese Entdeckung konnte anschließend reproduziert werden und wurde im Laufe der Zeit fester Bestandteil der Drogentherapie.

In den USA begann in den folgenden Jahren die Therapie Abhängiger mittels Akupunktur. Michael O. Smith behandelte Heroin- und Kokainabhängige und konnte sehr erfolgreiche Ergebnisse aufweisen. Anhand von Urinkontrollen konnte in mehreren Untersuchungen gezeigt werden, dass mit Akupunktur ein Erfolg von ca. 70–80% erzielt werden konnte. Dr. Smith und Kollegen entwickelten die Kombination von fünf Punkten an beiden Ohren und ein besonderes Gruppensetting, welches mittlerweile als Behandlung nach dem NADA-Protokoll bekannt ist. Diese Punkte sind Leber, Lunge, Niere, Vegetativum I und Shen men (◘ Abb. 9.1).

Das NADA-Protokoll

Die Behandlung nach dem NADA-Protokoll meint die Kombination der konventionellen Therapie und die mehrfache Behandlung mittels Ohrakupunktur. Das Setting sieht dabei folgendermaßen aus:

Setting nach dem NADA-Protokoll

- Die Akupunktur findet in einer Gruppe statt.
- Die Atmosphäre sollte von Respekt getragen sein.
- Es werden fünf Punkte an beiden Ohren akupunktiert.
- 30–45 Minuten dauert eine Sitzung.
- Die Frequenz richtet sich nach der Möglichkeit und dem Ziel des Patienten.
- Dabei können einmal wöchentlich bis mehrmals tägliche Sitzungen erfolgen.

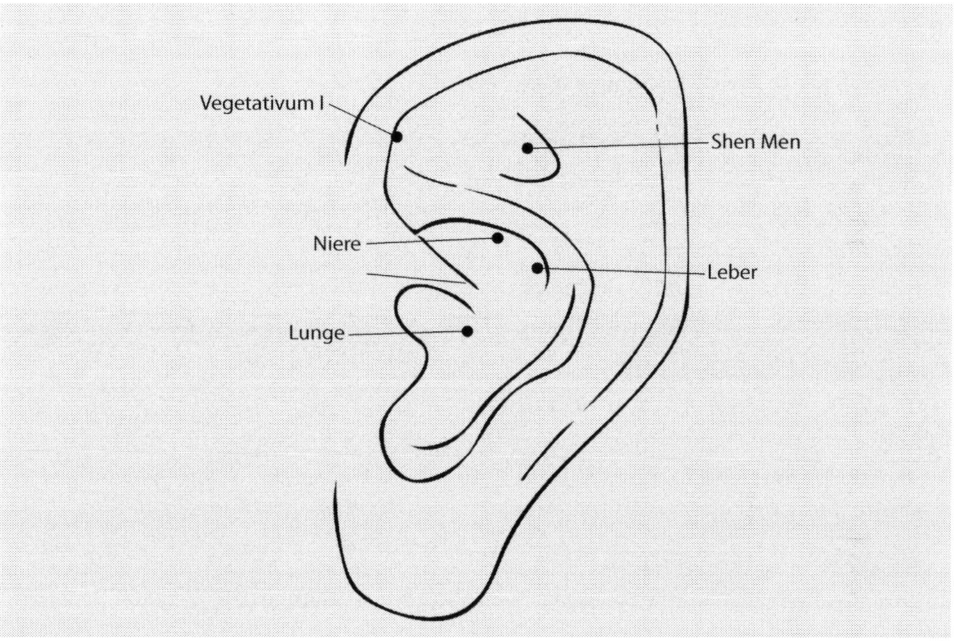

Abb. 9.1 NADA-Protokoll

Akupunktur bei Alkohol

Vor allem während des Entzugs hat sich Akupunktur auch bei Alkoholabhängigen bewährt. Auch aus eigener Erfahrung mit Suchterkrankten konnte ich die Wirkung von Akupunktur sehen, vor allem auf das Craving. Neben der stabilisierenden und beruhigenden Wirkung reduziert die Akupunktur das Verlangen nach Alkohol und macht so den Entzug für die Betroffenen wesentlich erträglicher.

Die Therapie Alkoholkranker richtet sich auf die Harmonisierung des Qi-Flusses bzw. seine Wiederherstellung aus, außerdem auf den Ausgleich von Schwäche und Ableitung von Fülle. Über die Punkte des Herzmeridians kann eine psychische Beruhigung erzielt werden. Die Ohrakupunktur kann in Kombination mit der Körperakupunktur erfolgen oder nach dem NADA-Protokoll (s. Abb. 9.1) gestochen werden.

Mögliche Punkte zum Nadeln

He 7 Löst Stauungen des Qi, beruhigt Shen.

Ma 36 Reguliert Dreifach-Erwärmer, Milz, Magen, reguliert Qi.

LG/Du 20 Klärt den Geist, lindert Depression, stärkt Qi und Yang.

KG/Ren 12 Harmonisiert Qi, fördert die Verdauung, reguliert Funktion des Magens.

Le 3 Beruhigt Shen, leitet Nässe aus, stellt Fluss des Leber-Qi's her, beruhigt Leber.

Le 13 Unterstützt Magen-Qi, reguliert Verdauung.

Le 14 Löst Leber-Qi-Stagnation, wandelt Schleim, beruhigt Magen.

GB 34 Löst Nässe, löst Leber-Qi-Stagnation, beruhigt Qi.

Pe 6 Beruhigt das Herz, reguliert Qi, löst Leber-Qi-Stagnation.

▪▪ Ohrpunkte
- Shenmen
- Mund
- Magen
- Leber
- Vegetativum I

Akupunktur bei Drogen
Die Behandlung richtet sich nach den Möglichkeiten und dem Bedarf der Suchterkrankten und kann mehrmals täglich durchgeführt werden. Neben den speziellen NADA-Punkten (auch in Variation) können – wenn gewünscht – auch Punkte der Körperakupunktur benutzt werden.

▪ Mögliche Punkte zum Nadeln
Ma 36 Reguliert den Dreifach-Erwärmer, Milz, Magen, reguliert Qi

LG/Du 14 Stärkt die Willenskraft, Antrieb, stärkt das Herz und Nieren-Yang

LG/Du 20 Beruhigt, stärkt Qi

He 7 Löst Stauungen des Qi, beruhigt Shen

Pe 6 Beruhigt das Herz, reguliert Qi, löst Leber-Qi-Stagnation

Le 3 Beruhigt Shen, leitet Nässe aus, stellt Fluss des Leber-Qis wieder her, beruhigt die Leber

Di 4 Leitet Obstruktionen aus der Dickdarmleitbahn aus, stärkt das Qi

GB 34 Löst Nässe, löst Leber-Qi-Stagnation, beruhigt Qi

Ex. 1 Beruhigt, bei Schwindel, Kopfschmerzen

Ex. 6 Lindert und beruhigt

Ohrakupunktur als Variation (Abb. 9.2) oder NADA nach M.O. Smith (Abb. 9.1)

- Shenmen
- Lunge
- Leber
- (Niere)
- Vegetativum I
- Begierde

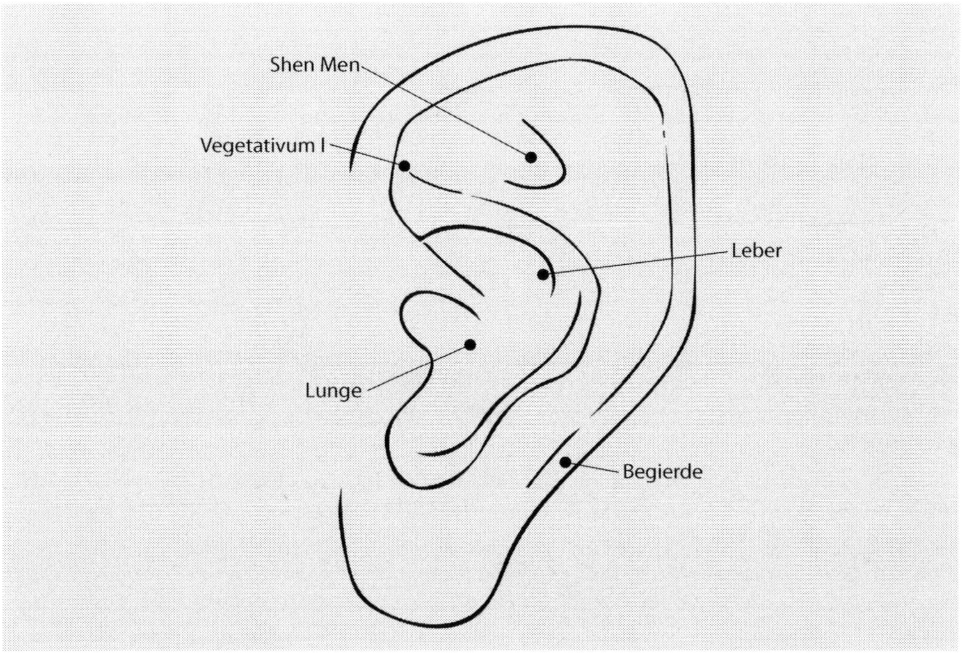

Abb. 9.2 Mögliche Ohrakupunktur

Akupunktur bei Nikotin

Eine der sozial akzeptierten Formen der Sucht ist der Drang nach Zigaretten. Erst wenn Patienten vergeblich versuchen, sich vom Nikotinkonsum zu lösen, merken sie, dass es sich dabei um eine hartnäckige Sucht handelt. Ebenso wie bei allen anderen Süchten ist hier die Therapiemotivation des Patienten von entscheidender Bedeutung.

Eine Voraussetzung bei der Nikotinentwöhnnung ist, dass der Patient vor der eigentlichen Akupunktursitzung mindestens einen Tag das Rauchen vollständig einstellt. Wenn der Patient dies durchgehalten hat, behandelt man ihn ungefähr 2- bis 3-mal die Woche. Durch die Akupunktur werden das Verlangen nach Nikotin und die häufigen Entzugssymptome wie Esslust, Hyperhidrosis und Nervosität gelindert.

Mögliche Punkte zum Nadeln

Di 4 Leitet Obstruktionen aus der Dickdarmleitbahn aus, stärkt das Qi

LG/Du 14 Stärkt die Willenskraft und Antrieb, stärkt das Herz und Nieren-Yang

LG/Du 20 Beruhigt, klärt den Geist, lindert Depression, stärkt Qi und Yang

He 7 Löst Stauungen des Qi, beruhigt Shen

Lu 7 Reguliert das Konzeptionsgefäß (Ren Mai), wirkt auf Qi der Lunge

Pe 6 Beruhigt das Herz, reguliert Qi, löst Leber-Qi-Stagnation

Le 3 Beruhigt Shen, leitet Nässe aus, stellt Fluss des Leber-Qis wieder her, beruhigt die Leber

Ex. 1 Beruhigt, bei Schwindel, Kopfschmerzen

Ex. 6 Lindert und beruhigt

Ohrpunkte (Abb. 9.3)
- Shenmen
- Lunge
- Mund
- Magen und/oder Dickdarm bei heftiger Esslust
- Antiaggression
- Frustration
- Begierde

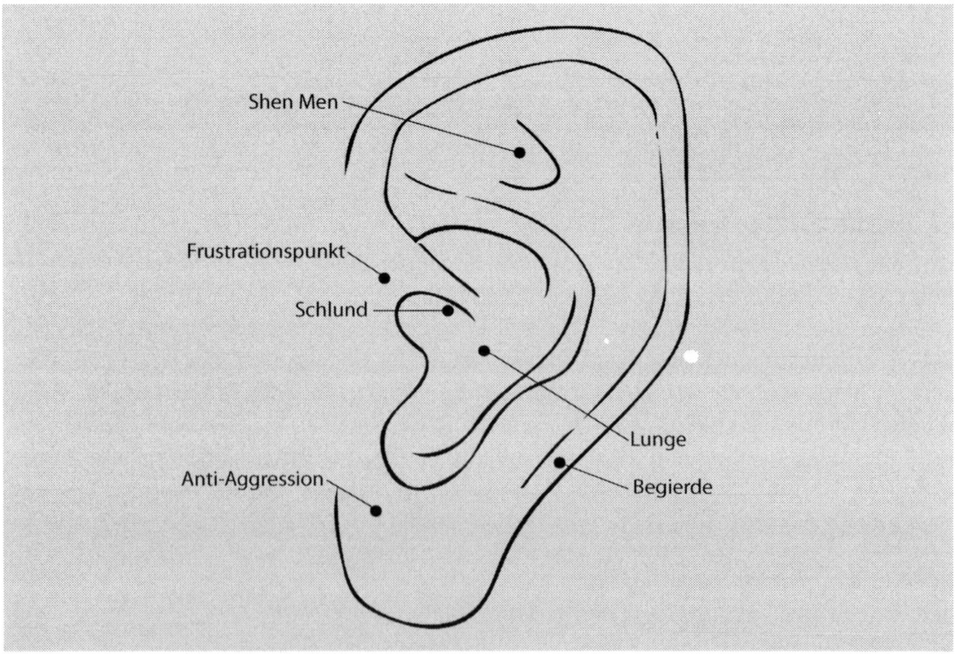

Abb. 9.3 Ohrakupunktur bei Nikotinabhängigkeit

9.3 Erfolge, Grenzen und Ausblick

Seitdem durch einen Zufall die NADA-Ohrakupunktur für Suchterkrankte entdeckt worden war, wurden zahlreiche Studien hinsichtlich ihrer Wirkung und dem zugrunde liegenden Mechanismus durchgeführt (Wen u. Cheung 1973). Nach der Entdeckung der Endorphine wurden mögliche Wirkmechanismen entdeckt. In Tiermodellen gelang es, den Endorphin-Gesamtgehalt des Gehirns zu bestimmen. Dieser wurde auch unter Entzugsbedingungen gemessen. Hierbei wurde herausgefunden, dass dieser sich unter Akupunktur vermehrt, während der Plasmaspiegel unbeeinflusst blieb. Die Entzugssymptome selbst wurden reduziert (Han 2003). Bei Opiat-Entwöhnung wurden hinsichtlich der Reduktion von Entzugsbeschwerden sowie der Verhinderung von Rückfällen ebenfalls Studien durchgeführt (Wen u. Cheung 1973; Smith u. Khan 1988; Cui et al. 2008; Lin et al. 2012). Leider konnten einige Studien qualitativ als nur gering aussagekräftig eingeschätzt werden (Lin et al. 2012). Aktuell bestehen zwar zahlreiche Studien zu dieser Thematik, doch weisen sie eine hohe Heterogenität und unterschiedliche Qualität auf, sodass die gewonnenen Daten nicht zu der Aussage herangezogen werden können, dass eine Akupunkturintervention zur Opiat-Entwöhnung eine positive Wirkung auf die untersuchten Symptome besitzt. Daher dürften die Ergebnisse zukünftig durchgeführter Studien interessant werden. Dies gilt ebenfalls für die Akupunktur zur Raucher-Entwöhnung (White et al. 2014) und zur Kokain-Entwöhnung (Mills et al. 2005).

Einige Studien hinsichtlich der Behandlung alkoholkranker Patienten (Bullock et al. 1989, 2002) untersuchten die Wirkung der Ohrakupunktur auf das Suchtverhalten. Es wurden «echte Akupunkturpunkte» und «sham-Nadeln» an falschen Akupunkturpunkten untersucht. Als Ergebnis konnte aufgezeigt werden, dass bei den Patienten mit der echten Akupunkturbehandlung nicht nur die Entzugssymptomatik gelindert wurden, sondern auch das eigentliche Verlangen nach Alkohol reduziert war.

Über die möglichen Wirkmechanismen, welche Suchterkrankungen beeinflussen, werden ebenfalls zahlreiche Studien durchgeführt (Yang et al. 2008). In tierexperimentellen Studien wurde gezeigt, dass sich morphologische Veränderungen (im u.a. ventralen Tegmentum) normalisierten.

Die Anwendung des NADA-Protokolls (s. Abb. 9.1) bleibt nicht nur auf den Suchtbereich beschränkt. Seit Anfang 2000 wurden Studien bei Kindern mit ADHS begonnen und die Wirkung der Akupunktur auf dieses Erkrankungsbild hin untersucht (Li et al. 2011). Allerdings zeigen sich hier ebenfalls aufgrund von Schwächen im Studiendesign (z.B. mangelnde Randomisierung) keine eindeutigen Ergebnisse. Zwar zeigte sich die Akupunktur als durchaus positiv wirksam, jedoch kann aufgrund der Studienlage noch keine klare Empfehlung ausgesprochen werden. Es bleibt also spannend. Deutlich wird, dass mehr Studien durchgeführt werden müssen, um klare Aussagen treffen zu können.

9.4 Fallbeispiele mit Diagnose, Verlauf und Beispielpunktkombination

Im Folgenden stelle ich zwei Patientenbeispiele aus der klinischen Praxis vor. Beide waren im Sinne der ICD-10-Kriterien als abhängig zu bezeichnen. Und beide hatten schon mehrere Anläufe hinter sich gebracht, um von ihrer Sucht loszukommen.

9.4.1 Drogenentzug

Es geht um einen 25-jährigen drogenabhängigen Patienten (vor allem Amphetamie), der – sonst Polytoxikomanie – zu dem Zeitpunkt zum Entzug von Amphetaminen stationär untergebracht war. Der Patient wusste von dem Angebot der Station, zusätzlich eine Akupunkturbehandlung erhalten zu können, und kam freiwillig auf uns zu.

Symptome

Massive psychomotorische Unruhe, Reizbarkeit, Schlaflosigkeit, Angstzustände, vegetative Entzugserscheinungen, Tremor. Zu dem Zeitpunkt keine zusätzlichen somatischen Begleiterkrankungen.

Punkte, die genadelt wurden (der Patient wurde nicht unbeaufsichtigt gelassen):

- **Körperakupunktur**
  - Ma 36
  - Di 4
  - LG/Du 20

- **Ohrakupunktur**
  NADA-Punkte (s. Abb. 9.1)

Verlauf

Im Verlauf einer Woche kam der Patient jeden Tag zur Akupunktur, wobei sich die zu Beginn massive innere Unruhe deutlich reduzierte. Er konnte besser schlafen. Der Patient berichtete ebenfalls davon, weniger Suchtverlangen zu haben, als er es von anderen Entzügen her kannte. Zu einer längerfristigen Behandlung ließ er sich jedoch leider nicht motivieren.

9.4.2 Nikotinabhängigkeit

Im zweiten Fall geht es um eine 38-jährige Frau, verheiratet, keine Kinder, berufstätig, keine finanziellen Sorgen. Raucht seit dem 14. Lebensjahr mit kurzfristigen Phasen (< 2 Monate) der Unterbrechung. Sie möchte gerne aufhören, hat aber Angst vor einer Gewichtszunahme. Die Patientin wurde darüber aufgeklärt, vor der ersten Sitzung für 24 Stunden keine Zigarette zu rauchen. Dies hat sie durchgehalten. Der Schwerpunkt lag in diesem Fall auf der Ohrakupunktur.

Punkte, die genadelt wurden:

- **Körperakupunktur**
  - LG/Du 20
  - Di 4

- **Ohrakupunktur**
  - Begierde
  - Shenmen
  - Lunge
  - Mund/Schlund
  - Anti-Aggressionspunkt
  - Frustrationspunkt

Verlauf

Schon nach der ersten Sitzung berichtete die Patientin von einem Entspannungsgefühl. Das Verlangen nach einer Zigarette war nicht mehr vorhanden. Bei der nächsten Sitzung berichtete sie, dass sie ebenfalls kein vermehrtes Essverlangen hatte, wie sie es sonst von ihren kurzzeitigen Unterbrechungen des Rauchens her kannte. Ab und zu denke sie an eine Zigarette, doch sie habe alles, was sie mit dem Rauchen assoziierte (z.B. Aschenbecher, danach riechende Gardinen usw.), aus ihrer Wohnung geräumt.

Wir führten die Therapie einmal wöchentlich durch. Das Rauchverlangen stellte sich nicht erneut ein. Nach sechs Wochen war die Patientin soweit stabilisiert, dass wir die Akupunkturbehandlung beenden konnten. Nach einem Jahr meldete sich die Patientin wieder und berichtete stolz, sie sei noch immer Nichtraucherin.

Literatur

Bullock M, Culliton P, Olander R (1989) Controlled trial of acupuncture for severe recidivist alcoholism. Lancet 1: 1435–1439

Bullock M, Kiresuk T, Sherman R et al. (2002) A large randomized placebo controlled study of auricular acupuncture for alcohol dependence. J Subst Abuse Treat 22: 71–77

Cui CL, Wu LZ, Luo F (2008) Acupuncture for the treatment of drug-addiction. Neurochem Res 33(10): 2013–22

Han JS (2003) Acupuncture: neuropeptide release produced by elecctrical stimulation of different frequencies. Trends Neurosci 26(1): 17–22

Li S, Yu B, Zhou D, He C, Kang I, Wang X et al. (2011) Acupuncture for Attention deficit hyperactivity disorder (ADHD) in children and adolescents. Cochrane Database Syst Rev 4: CD007839

Lin JG, Chan YY, Chen YH (2012) Acupuncture for the treatment of opiate addiction. Evid based complement Alternat Med 739045

Mills EJ, Wu P, Gagnier J, Ebbert JO (2005) Efficacy of acupuncture for cocaine dependence: a systematic review and meta-analysis. Harm Reduct J 2(1): 4

Smith MO, Khan I (1988) An acupuncture programme for the treatment of drugg-addicted persons. Bull Narc 40(1): 35–41

Stux G, Stiller N, Berman B, Pomeranz B (2008) Akupunktur-Lehrbuch und Atlas. Springer, Berlin Heidelberg New York Tokyo

Yang CH, Lee BH, Sohn SH (2008) A possible mechnaism underlying the effectiveness of acupuncture in the treatment of drug-addiction. Evid based complement Alternat Med 5(3): 257–66

Wen HL, Cheung SYC (1973) Treatment of drug addiction by acupuncture and electric stimulation. Am J Acupuncture 1: 71–5

White AR, Rampes H, Liu JP, Campbell J (2014) Acupuncture and related interventions for smoking cessation. Cochrane Database Syst Rev 1: CD000009

Affektive Störungen

Doris Krüger

D. Krüger, *Akupunktur bei psychischen Erkrankungen*
DOI 10.1007/978-3-662-53677-3_10

Bei kaum einem anderen Thema wird hinsichtlich der Behandlung mit Akupunktur so intensiv geforscht wie bezüglich der Depression. In diesem Kapitel wird zuerst das Krankheitsbild aus psychiatrischer Sicht beschrieben und die aktuellen Behandlungsmöglichkeiten dargestellt. Im Anschluss geht die Autorin auf die Erklärung des Krankheitskomplexes aus Sicht der traditionellen chinesischen Medizin ein. Hierbei werden zahlreiche Punktkombinationen zur Behandlung dargestellt. Ein Fallbeispiel schließt das Kapitel ab.

10.1 Allgemein

Affektive Störungen heißen in der westlichen Medizin Erkrankungen, die als Hauptmerkmal eine Veränderung der Stimmung sowie der Antriebslage besitzen. Diese sind gekennzeichnet durch depressive und/oder manische Stimmungsveränderungen, wobei die Alltagskompetenz des Betroffenen in der Regel beeinträchtigt ist.

Die häufigste und bekannteste affektive Erkrankung ist die unipolare depressive Episode, welche zu den häufigsten psychischen Erkrankungen zählt. Neben den unipolaren gibt es auch bipolare Verlaufsformen. Hier kommen neben den depressiven auch (hypo-) manische Episoden im Erkrankungsverlauf vor.

Die ICD-10 führt neben diesen episodenhaften Störungen zusätzlich die chronisch anhaltenden Störungen wie Dysthymia und Zyklothymia.

Einteilung der affektiven Störungen

- Depressive Episode
  - leicht/mittel
  - schwer
  - mit oder ohne psychotische Symptome
- Manische Episode – mit oder ohne psychotische Symptome
- Rezidivierende unipolare depressive Episode
- Bipolare affektive Störung
- Anhaltende affektive Störung

10.2 Depression

10.2.1 Das Krankheitsbild

Die Depressionen gehören zu der übergeordneten Gruppe der affektiven Störungen. Neben den Angststörungen gehören sie zu den häufigsten psychischen Erkrankungen und nehmen auch weiterhin zu.

Die Lebenszeitprävalenz für eine klinisch relevante Depression beträgt ca. 16–20 %. Bei Personen, die ein schwaches soziales Netzwerk aufweisen und aus einkommensschwachen Schichten oder arbeitslos sind, besteht zudem ein erhöhtes Risiko, an einer depressiven Störung zu erkranken.

10.2.2 Ätiologie

Schon im Altertum kannte man den Typus melancholicus. Die Ursache wurde hierbei im Rahmen der 4-Säfte-Lehre einem Überschuss an schwarzer Galle zugeschrieben. Heute wird eine multifaktorielle Genese angenommen, wobei das Zusammenspiel genetischer, neurobiologischer und psychosozialer Faktoren eine große Bedeutung hat. Eine genetische Prädisposition und eine daraus resultierende erhöhte Vulnerabilität werden angenommen. Zusätzlich werden entwicklungsgeschichtlichen Ereignissen, wie Verlust- und/oder Belastungserlebnisse, eine wichtige Rolle zugeschrieben. Auch bestimmte Eigenschaften der Persönlichkeit wie Introvertiertheit, negative Selbstsicht etc. gelten als prädisponierende Faktoren. Neben diesen Faktoren finden sich Veränderungen auf neurobiologischer Ebene. Zudem wurden hirnmorphologische Auffälligkeiten gefunden.

Wie man anhand dieses kleinen Überblicks sieht, gibt es nicht die eine Depression. Jede Depression ist individuell und bedarf einer sorgfältigen Diagnostik.

Bevor die Diagnose Depression gestellt wird, sollte eine eingehende Anamnese, eine körperliche Untersuchung mit Labordiagnostik (u.a. Schilddrüsenhormone) und Bildgebung vom Kopf erfolgen. Ich hatte eine Patientin mit der Diagnose «Histrionische Persönlichkeitsstörung und Depression» bekommen, da die Dame an einer zunehmenden Gangstörung und Schwindel litt. Zwar war sie bezüglich ihrer Persönlichkeit nicht gerade einfach, doch die Bildgebung, die zuvor noch niemand durchgeführt hatte, erbrachte mehrere Tumore in verschiedenen Arealen des Gehirns. Das hat mir eindrücklich gezeigt, dass eine Diagnose nicht leichtfertig gegeben werden sollte, bevor nicht andere Ursachen ausgeschlossen worden sind.

Differenzialdiagnosen
Somatische Erkrankungen:
- Infektionserkrankungen (z.B. Tbc)
- Maligne Erkrankungen (Hirntumore etc.)
- Endokrinologische Erkrankungen (Hypo-/Hyperthyreose, M. Cushing, Diabetes mellitus)
- Autoimmunerkrankungen, Kollagenosen
- Kardiovaskuläre Erkrankungen
- Pulmonologische Erkrankungen
- Zerebrale Erkrankungen (Z.n. Schlaganfall, M. Parkinson, M. Alzheimer, MS)
- Anämie

10.2.3 Einteilung

Depressive Störungen werden in unipolare und in bipolare Störungen eingeteilt. Anhand von Haupt- und Nebensymptomen (◘ Abb. 10.1) werden diese dann wiederum abhängig von ihrem Schweregrad in leicht, mittel und schwer eingeteilt.

In der ICD-10 werden depressive Episoden weiter unterschieden:
- in ihrem Verlauf (rezidivierend, chronisch, monophasisch etc.) und
- dem Vorliegen von somatischen und/oder psychotischen Symptomen.

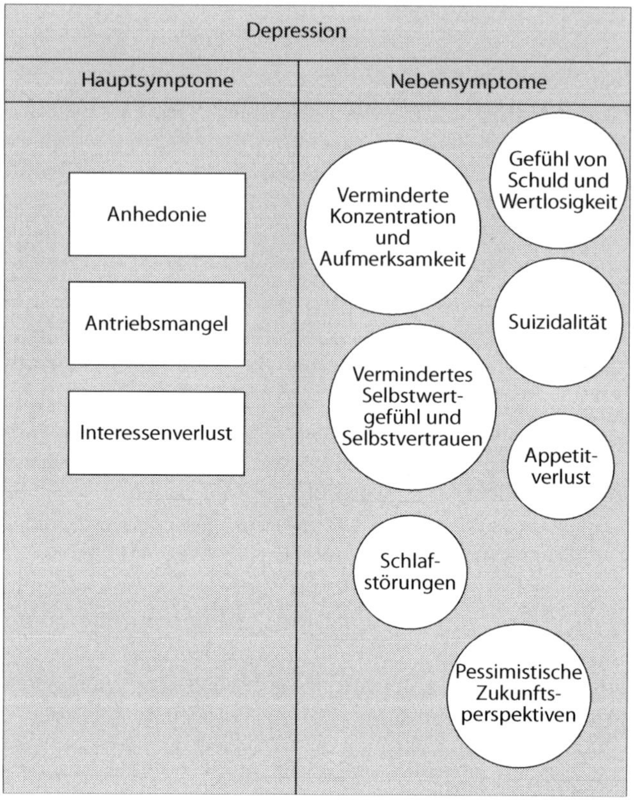

Abb. 10.1 Haupt- und Nebensymptome der Depression

Bei den leichten oder mittelgradigen depressiven Episoden kann zusätzlich angegeben werden, ob ein «somatisches Syndrom» vorliegt oder nicht. Die schwere depressive Episode schließt dieses Syndrom in der Regel ein.

Depressive Episode

Über einen Zeitraum von mindestens zwei Wochen müssen mindestens zwei Hauptsymptome und wenigstens zwei Zusatzsymptome vorhanden sein (s. Abb. 10.1).

Hauptsymptome:
- Gedrückte Grundstimmung (Traurigkeit, innere Leere)
- Anhedonie (Interessenverlust, Freudlosigkeit)
- Antriebsminderung

Zusatzsymptome:
- Konzentrationsminderung, verminderte Aufmerksamkeit
- Reduziertes Selbstvertrauen/Selbstwertgefühl
- Gefühl von Schuld und Wertlosigkeit
- Negative Zukunftsperspektive
- Suizidgedanken oder -handlungen
- Schlafstörungen
- Appetitminderung

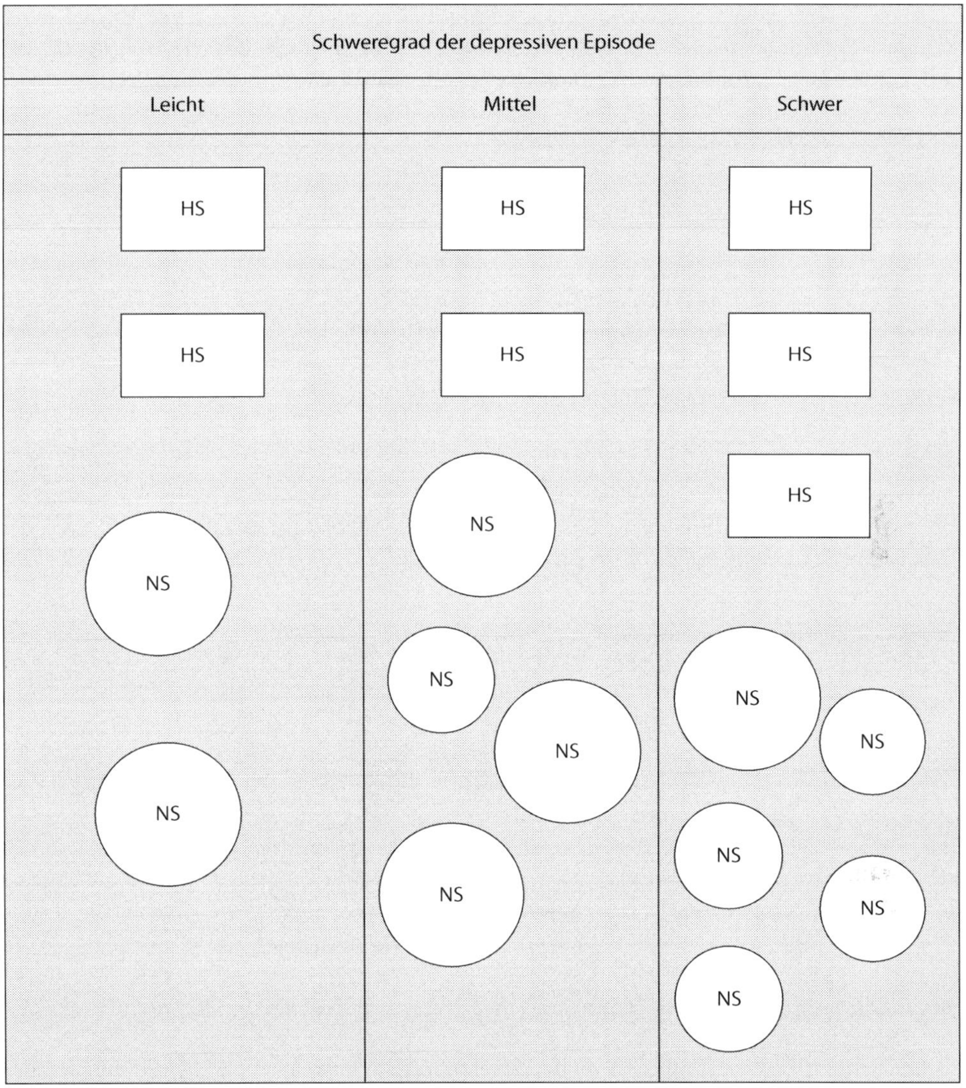

Abb. 10.2 Einteilung der Schweregrade nach Haupt- und Nebensymptomen

Der Schweregrad einer depressiven Episode richtet sich nach der Anzahl der vorhandenen Haupt- und Zusatzsymptomen (Abb. 10.2).

In Abhängigkeit vom Schweregrad der depressiven Episode richtet sich auch die Therapie. Die Behandlung einer affektiven Störung gliedert sich in drei Phasen:

- Akuttherapie,
- Erhaltungstherapie,
- Rezidivprophylaxe, Langzeittherapie.

Es gibt unterschiedliche Ansätze, um eine depressive Episode zu therapieren. In Abhängigkeit vom Schweregrad der Erkrankung obliegt es dem Therapeuten, eine medikamentöse Therapie einzuleiten oder auf Medikamente zu verzichten.

Als wichtig haben sich psychoedukative Maßnahmen bewährt. Hierbei werden dem Patienten ein adäquates Krankheitsmodell, Informationen über die Erkrankung, deren Verlauf, deren Behandlungsmöglichkeiten und Alternativen vermittelt.

Praxistipp

Nehmen Sie den Patienten zu sich ins Boot. Ein aufgeklärter Patient kann adäquater mit seiner eigenen Erkrankung umgehen. Machen Sie ihn zum Manager seiner eigenen Erkrankung – schließlich soll er ja für sich Verantwortung übernehmen.

Leichte oder mittelgradige Störungen können primär ambulant behandelt werden.

Eine stationäre Behandlung ist notwendig bei:
- akuter Suizidalität (akute Eigen- oder Fremdgefährdung),
- depressivem Stupor,
- psychotischen Symptomen.

Abhängig von den Symptomen, des Erkrankungsverlaufs und der Patientenpräferenz kommen verschiedene Behandlungsoptionen infrage.

Behandlungsoptionen
- Aktives Abwarten («watchful waiting»)
- Psychotherapie
- Medikamentöse Behandlung
- Kombinationstherapie

Psychotherapeutisch gibt es verschiedene Behandlungsansätze:
- Kognitive Verhaltenstherapie,
- IPT (Interpersonelle Psychotherapie),
- CBASP (Cognitive behavorial analysis System of Psychotherapy).

Dazu kommen die klassische Analyse, die tiefenpsychologischen Therapien und Gesprächstherapien.

Speziell zur Behandlung chronischer Depressionen wurde u.a. die CBASP entwickelt. Sie beinhaltet und vereint behaviorale, kognitive und interpersonelle Strategien. Der Grundgedanke dieses Therapieansatzes besteht darin, dass depressive Patienten einen Stillstand in der kognitiv-emotionalen Entwicklung aufweisen. Sie befinden sich auf der Ebene des «präoperatorischen Denkens», welches durch globales Denken und Egozentrizität in ihrer Sicht auf die eigene Person sowie eine Unzulänglichkeit für logische Argumente gekennzeichnet ist. Die CBASP will die Patienten anleiten, Problemlösungen durchzuführen und die Ebene des formal-operativen Denkens zu erreichen.

Wesentliche Interventionen sind:
- Situationsanalyse,
- Training von Verhaltensfertigkeiten,
- interpersonelle Strategien.

Neben den psychotherapeutischen Ansätzen gibt es zahlreiche Möglichkeiten einer medikamentösen Intervention. Der aktuelle Ansatz geht eher weg von den klassischen

Trizyklika und hin zu den modernen SSRI. Die Wahl eines Antidepressivums hängt von der Erfahrung des Therapeuten, den Patientenmerkmalen und der Präferenz des Patienten ab.

Praxistipp

Wichtig ist, dass es bei einigen Antidepressiva zum Auftreten von Suizidgedanken kommen kann. Hier ist Aufklärung im Vorfeld sehr wichtig und kann den Patienten auf solch unangenehme Nebenwirkungen vorbereiten.

Nach der Akuttherapie schließt sich die Erhaltungstherapie an, in der die Antidepressivatherapie noch 4–9 Monate lang weitergeführt wird. Bei rezidivierenden depressiven Episoden wird die Therapie mit einem Antidepressivum für zwei Jahre empfohlen.

Ein wichtiger Teil in der Behandlung von (vor allem) suizidgefährdeten Patienten ist die Therapie mittels Lithium. Hier existieren bestimmte Leitlinien und Dosisbereiche (aktuelle Empfehlungen: s. www.dgppn.de).

10.3 Depression aus Sicht der TCM

Bei kaum einem anderen Krankheitsbild wurden in den letzten Jahrzehnten so viele Studien hinsichtlich der Wirksamkeit der Akupunktur durchgeführt wie bei der Depression. Das Krankheitsbild der Depression ist auch aus chinesischer Sicht eine vielschichtige Erkrankung. Am ehesten ist sie mit einer chronischen Schwermut zu vergleichen. Als typische Symptome werden die Antriebslosigkeit, der negative Blick in die Zukunft mit Hoffnungslosigkeit und Schlafstörungen angesehen. Auch können Angstzustände auftreten.

Das chinesische Wort für Depression lautet «yu». Es besitzt eine doppelte Bedeutung. Zum einen bedeutet es Depression und zum anderen «Stagnation».

- **Yu als «Stagnation»**

Es gibt sechs Arten der Stagnation:

- Qi,
- Blut,
- Feuchtigkeit,
- Schleim,
- Hitze,
- Nahrung.

Wie bereits bei den pathogenen Faktoren erläutert, können alle Emotionen zu einer Qi-Stagnation führen.

- **Yu als «Depression»**

- Die Depression beginnt zumeist mit einer Qi-Stagnation.
- Leere- und Fülle-Zustände sind mit involviert.
- Fülle-Zustände können sich über längeren Zeitraum in Leere wandeln.
- Als grundlegende Pathologie gilt die Leber-Qi-Stagnation.

Der Zusammenhang zwischen Depression und Stagnation ist nicht willkürlich gewählt. Wie bereits erwähnt, kann emotionaler Stress zuerst das Qi beeinflussen. Wenn dieser

Stress nicht mehr abgepuffert werden kann, so kann eine Qi-Stagnation folgen. Meist ist der Beginn einer Depression durch solch eine Qi-Stagnation gekennzeichnet. Allerdings erlaubt diese Aussage nicht automatisch den Umkehrschluss, dass sämtliche Depressionen ausschließlich durch Qi-Stagnationen bedingt sind. Im weiteren Voranschreiten der Erkrankung, kann sie durch ein Leere- oder ein Fülle-Muster gekennzeichnet sein.

10.3.1 Ätiologie und Pathologie

Die Symptome einer Depression können aufgrund verschiedener Ursachen hervorgerufen werden. Wir haben schon die Emotionen als pathogene Faktoren kennengelernt. Stress bzw. Störungen auf dieser Ebene werden ein wichtiger ätiologischer Faktor bei Depressionen angesehen. Hier sind besonders Zorn, Traurigkeit, Kummer und Sorgen zu nennen. Neben den Emotionen können auch Überarbeitung und/oder Ernährungsfehler zu einer Depression führen.

Wenn eine Störung von Emotionen vorliegt, kann sich dies auf die Zang-Organe auswirken. Umgekehrt kann auch eine Störung eines Zang-Organs ein emotionales Ungleichgewicht hervorrufen.

Tipp

Durch die unterschiedlichen Betrachtungsweisen sollte man sich nicht verunsichern lassen. Gehen Sie in der Diagnostik so vor, wie Sie es gelernt haben.

Die am häufigsten betroffenen Zang-Organe sind die Leber und die Lunge. Diese beiden Organe sind oft betroffen, wenn Störungen im Sinne einer Stagnation oder eines Defizits von Qi vorhanden sind. Wenn der freie Qi-Fluss gestört ist, ist die damit einhergehende Empfindung von Leistungsbereitschaft und Wohlbefinden gestört. Ursächlich ist hierbei zumeist die mangelnde Versorgung des Herzens mit Qi – was zur Folge hat, dass Shen nicht mit versorgt wird. Shen ist also primär oder aber sekundär bei einer Depression mit betroffen.

Wir können uns dem Thema der Depression von zwei Seiten nähern: von der Seite der Emotionen sowie anhand der Beantwortung der Frage, welches Zang-Organ involviert ist.

Emotionen

Es sind vor allem Zorn, Traurigkeit, Kummer und Sorgen, die wir uns näher ansehen.

Zorn

Zorn – auch Wut, Frust oder Hass – verursacht eine Leber-Qi-Stagnation. Vor allem wenn es sich um unterdrückte Gefühle handelt, ist die Wahrscheinlichkeit hoch, dass eine Depression durch eine Leber-Qi-Stagnation gefördert wird. Wenn die Leber betroffen ist, dann ist auch «hun» betroffen, was sich in einem Mangel an Ideen, Kreativität, Zielen, Visionen, Inspiration und dem fehlenden Sinn im Leben deutlich macht (► Abschn. 10.3.2.2).

Kummer/Traurigkeit

Auch in China ist die Trauer ein wichtiges Hilfsmittel zur Verarbeitung von Verlusterfahrungen. Oft ist es stark ritualisiert (beispielsweise nach dem Tod naher Angehöriger).

Pathologisch wird Trauer – wie bei uns – erst angesehen, wenn der Trauernde einen bestimmten Zeitraum (in China die rituellen Trauerzeiten) überschreitet und nicht mehr am normalen Leben teilhaben kann oder will. Hier wird Qi erschöpft, was zu einer Schwäche von Herz, Milz und Lunge führt. Es kommt auch hier zu einer Qi-Stagnation (► Abschn. 10.3.2.1).

Die Patienten weisen die Neigung auf, die Wendungen des Lebens besonders schwerzunehmen, und zeigen eine eher melancholische Gemütsverfassung. Sie neigen zu häufigem Weinen und sind unfähig, die Verluste, die eingetreten sind, zu akzeptieren. Dieses Erkrankungsbild entspricht weniger dem klassischen Bild einer Depression, wo die affektive Schwingungsfähigkeit meist herabgesetzt ist und der Patient nicht zu übermäßigem Weinen neigt. Wenn wir jedoch an die atypischen Depressionen denken, so kann diese Symptomatik dem durchaus entsprechen.

▪ Wichtige Punkte mit der traditionellen Indikation Weinen

Lu 5 Stabilisiert das Qi der Lunge, stützt Yin, kühlt, leitet aus.

Ma 41 Zerstreut, stillt Schmerzen.

Pe 7 Nimmt Druck von der Brust, sediert, harmonisiert.

▪ Indikation Hang zu Trauer

Mi 5 Wandelt Feuchtigkeit um, beruhigt Shen, stärkt Magen und Milz.

Ni 1 Beruhigt Shen, stellt Bewusstsein her.

Ni 6 Stärkt Nieren-Yin, beruhigt Shen.

Pe 7 Nimmt Druck von der Brust, sediert, harmonisiert.

3 E 10 Stabilisiert Qi-Umlauf.

GB 23 Reguliert Qi.

GB 24 Reguliert Qi, kühlt.

▪ Indikation allgemein Trauer

Lu 3 Xue wird gekühlt und bewegt, Qi gestützt.

Ma 36 Wichtiger Tonisierungspunkt für das Qi.

Mi 1 Reguliert Xue, kräftigt, treibt Flüssigkeit aus.

Mi 15 «Verbindungspunkt», treibt aus.

He 7 Bewegt das Qi, hebt die Stimmung, beruhigt Shen.

He 8 Bändigt und senkt Yang, kühlt, reguliert Qi.

Pe 6 Beruhigt das Herz, reguliert Qi, löst Leber-Qi-Stagnation.

Pe 8 Leitet Flüssigkeiten aus, kühlt.

Le 2 Hält Xue, harmonisiert.

LG/Du 13 Kräftigt Qi, sediert.

Sorge/Grübeln

Diese Gefühle verursachen eine Qi-Stagnation von Milz, Lunge und Herz. Einigen Autoren zufolge (z.B. Maciocia 2013) wirkt sich Sorge auch auf die Leber aus, was eine Leber-Qi-Stagnation oder aber ein aufsteigendes Leber-Yang verursachen kann. Wir schauen uns an dieser Stelle den Hang zur Besorgnis und zum (Nach-)Denken (shan you si) an.

You kann aus dem Chinesischen mit «Kummer» oder «Trauer» übersetzt werden. Das Wort «si» bedeutet «Denken», allerdings mit einem negativen Aspekt, der im Gegensatz zum freien, spontanen Reagieren steht.

Die Patienten leiden unter andauerndem exzessiven oder zwanghaften Nachdenken bzw. Grübeln. Sie sind meist eher von ängstlicher Gemütsverfassung und neigen zu einer anhaltenden Besorgnis. Diese Symptome können bei Depressionen auftreten, aber auch bei Angststörungen, somatoformen Störungen oder Zwangsstörungen. Wenn das Hauptsymptom Besorgnis oder Nachdenken im Vordergrund steht, dann können bestimmte Punkte genadelt werden.

Bei der traditionellen Indikation «Übermäßiges Denken» gibt es nur einen einzigen Akupunkturpunkt:

Mi 5 Sinnvoll bei Milzschwäche, Müdigkeit, übermäßigem Grübeln, Melancholie, Albträumen.

Bei der traditionellen Indikation «Besorgnis» kann man vier Punkte nadeln:

Bl 15 Stärkt Qi des Herzens.

Le 1 Kräftig Qi, harmonisiert Xue.

Le 5 Bringt Qi zur Entfaltung.

KG/Ren 12 Harmonisiert Qi, leitet Gegenläufigkeiten ab.

Exkurs zur Diätetik

Zu der chinesischen Medizin gehört auch der Bereich der Diätetik. Daher erfolgt an dieser Stelle eine kurze Erläuterung zu den genannten Ernährungsfehlern als ätiologischer Faktor bei einer Depression. In China werden Lebensmittel nach ihren Eigenschaften eingeteilt, ähnlich den fünf Wandlungsphasen. So existieren kühlende, wärmende oder z.B. auch schleimbildende Nahrungsmittel.
Die Ernährung kann die Entwicklung von Depressionen beispielsweise bei Vorhandensein von Stress auf emotionaler Ebene fördern. Für die Depression sind u.a. die schleimbildenden Nahrungsmittel interessant, da sie diese fördern können. Hierzu zählt der übermäßige Genuss von Süßigkeiten, Milch und deren Produkte, Zucker und bestimmtes Brot. Schleim selbst beeinträchtigt Qi und kann daher eine Qi-Schwäche oder eine Qi-Stagnation verschlechtern. Schleim blockiert auch den Geist und macht diesen träge.

Noch ein wichtiger Aspekt: In der TCM wird auch das Gleichgewicht in der Lebensführung beachtet. Die Überarbeitung, die in unserer westlichen Leistungsgesellschaft fast schon verlangt wird, führt langfristig gesehen zu einem Nieren-Yin-Mangel. Dies kann im Verlauf des Lebens zu einer Depression im Alter führen.

Welches Zang-Organ ist betroffen?

Die TCM klassifiziert die Erkrankung anhand der Beantwortung der Frage, welches Zang-Organ involviert ist und daraufhin Symptome zeigt und welche der Substanzen (Qi, Blut etc.) betroffen sind. Daraus resultiert dann die Syndrombestimmung.

10.3.2 Übersicht über die gängigsten Syndrome der Depression

Lungen-Qi-Schwäche

Hier zeigt sich die Depression in der Unfähigkeit des Patienten, «loszulassen». Zumeist fand im Vorfeld ein Verlust statt. Der Mensch ist traurig, hat viel Kummer und Sorgen und kann in leichte Angstzustände geraten. Diese Emotionen wirken sich auf Lunge und Herz aus und führen längerfristig gesehen zu einer Qi-Stagnation im Thoraxbereich. Die Patienten sind traurig und neigen dazu, viel zu weinen. Körperliche Symptome sind u.a. ein leises Sprechen, übermäßige Müdigkeit und Kurzatmigkeit – des Weiteren ein Spannungsgefühl im Thorax und im oberen Epigastrium.

Behandlung

Das Qi der Lunge (und des Herzens) wieder bewegen, Shen beruhigen und die Stimmung heben.

- **Mögliche Punkte zum Nadeln**

He 5 Bewegt das Qi (Herz) und hebt die Stimmung, beruhigt Shen.

He 7 Wie He 5

Pe 6 Wie He 5

Lu 7 Bewegt das Qi (Lunge).

Di 4 Stimuliert das Auf-/Absteigen von Qi.

KG/Ren 17 Bewegt das Lungen-Qi.

KG/Ren 15 Beruhigt Shen.

Dazu stehen zusätzlich als Punktauswahl diejenigen Punkte, die unter der Indikation «Traurigkeit» zu finden sind, zur Verfügung.

Leber-Qi-Stagnation

Die Patienten zeigen Stimmungsschwankungen, Sorge, Frustration, Anspannungsgefühle, aber vor allem Wut (zumeist unterdrückte) oder aber Groll oder Hass. Die Betroffenen besitzen häufig das Gefühl, ständig frustriert zu sein. Sie neigen zu Wutausbrüchen und sind gereizt.

Auf körperlicher Ebene zeigt sich die ständige Anspannung in Verspannungen der Schulter- und Nackenmuskulatur mit Schmerzen. Auch weisen sie Anspannungen im Abdomen mit Schmerzen auf. Es kommt zu Stuhlunregelmäßigkeiten und bei Frauen zu einer unregelmäßigen Regelblutung, darüber hinaus zu Appetitlosigkeit. Die Zunge kann leicht gerötet sein. Der Puls ist meist saitenförmig.

Behandlung

Auflösen der Stagnation und das Qi bewegen. Darüber hinaus sollte die Leber beruhigt werden.

■ Mögliche Punkte zum Nadeln

Pe 6 Hebt die Stimmung und bewegt das Leber-Qi.

Le 3 Bewegt das Leber-Qi, beruhigt bei Angst.

GB 34 Bewegt das Leber-Qi.

3 E 3 Hellt die Stimmung auf.

GB 13 Beruigt Shen, hebt die Stimmung.

LG/Du 20 Hebt die Stimmung.

Bl 47 Reguliert den Shen-Aspekt der Leber.

Nieren-Yang-Mangel

Die Patienten zeigen sich erschöpft, depressiv, müde und haben ein ausgeprägtes Bedürfnis, sich von allem zurückzuziehen, sowie eine daraus resultierende verminderte Aktivität. Sie zeichnen sich durch mangelnde Begeisterungsfähigkeit und Beharrlichkeit aus. Des Weiteren zeigt sich ein Mangel an Eigeninitiative, Entschlossenheit und kaum Willenskraft. Wichtig ist der sehr ausgeprägte Antriebsmangel.

Auf körperlicher Ebene finden sich häufiges Wasserlassen, durch zumeist rezidivierende Harnwegsinfekte und oftmals Rückenschmerzen, vor allem Lumbalgien bzw. Ischialgien. Auch kann man häufig ein starkes Kältegefühl mit vermehrtem Frieren und kalten Füßen und/oder Händen beobachten. Die Patienten sind eher blass. Die Zunge ist meist sehr blass und eher feucht. Der Puls ist langsam, tief und schwach.

Da die Niere den Shen-Aspekt «zhi» beherbergt, fehlen bei einer Störung die geistige Kraft, die Entschlossenheit und vor allem der Antrieb. Ein Mangel an «zhi» zeigt eine «Ich-Schwäche». Diese Art der Depression ist vor allem durch Sorge, Traurigkeit, Kummer oder Angst begründet.

Behandlung

Bei einem Nieren-Yang-Mangel sollte man insbesondere die Niere stärken und/oder wärmen. Das Wärmen sollte ggf. durch Moxibustion erfolgen.

- **Mögliche Punkte zum Nadeln**

Bl 23 Ist der dorsale Segmentpunkt der Niere und stärkt das Nieren-Yang.

Bl 47 Stärkt in Kombination mit Bl 52 den Antrieb und die Willenskraft.

Bl 52 Wie Bl 47

Ni 7 Tonisierungspunkt des Nierenmeridians und stärkt das Nieren-Yang.

Ni 3 Stärkt die Niere.

Ni 8 Verstärkt die Wirkung von Ni 7.

KG/Ren 4 Tonisierungspunkt für Qi und stärkt das Nieren-Yang.

KG/Ren 6 Wichtiger Tonisierungspunkt für das gesamte Qi.

LG/Du 4 Stärkt das Nieren-Yang.

LG/Du 20 Dieser Punkt hellt die Stimmung auf.

GB 25 Alarmpunkt der Niere.

Mi 6 Kreuzung der drei Yin-Meridiane und ein wichtiger allgemeiner Tonisierungspunkt

> **Bl 47 (hun men: «Tor der Erkenntnis») und Bl 52 (zhi shi: «Raum des Willens») besitzen sehr suggestive Bezeichnungen. Doch trotz ihrer Namen wurden diese Punkte traditionell kaum zur Behandlung psychischer Erkrankungen eingesetzt.**

Wenn die Schwächestörung besonders ausgeprägt ist:

Ma 36 Wichtiger Tonisierungspunkt für das Qi

Le 8 Tonisierungspunkt des Leber-Meridians

Lu 9 Tonisierungspunkt des Lungen-Meridians

Di 11 Tonisierungspunkt des Dickdarm-Meridians

Wenn die Patienten eher agitiert sind und die Symptome Rastlosigkeit und Unruhe zeigen, findet sich eine Fülle-Störung aufgrund einer Stagnation des Herzens.

He 7 Sedierend nadeln.

He 5 Beruhigt Shen, bewegt Qi und hebt die Stimmung.

Pe 6 Hebt die Stimmung und bewegt Qi.

Le 3 Bewegt Qi, reduziert Angst.

Ex 6 Beruhigt.

KG/Ren 14 Stützt Qi, harmonisiert und sediert, entspannt die Mitte.

LG/Du 20 Hebt die Stimmung.

Qi-Stagnation «Pflaumenkern»

Das «Pflaumenkerngefühl» zeigt sich im Sinne eines Globus-Gefühls. Der Patient hat das Gefühl, etwas in seiner Kehle stecke fest und könne weder ausgespuckt noch heruntergeschluckt werden. Zusätzlich tritt meist auch ein Engegefühl im Oberkörper auf.

Yin- und Xue-Leere der Zang-Organe

Die Patienten leiden unter Unruhe, vermehrtem Weinen und dem Bedürfnis, oft zu gähnen. Die emotionalen Reaktionen auf Reize schießen über das Ziel hinaus.

Schleim

Hier zeigt sich die Depression in der Unfähigkeit, klare Gedanken zu fassen. Allgemein fühlen sich die Patienten müde, verspüren ein Schweregefühl des Körpers und leiden unter Appetitlosigkeit. Sie haben Schwierigkeiten, «in die Gänge» zu kommen und morgens aufzustehen.

10.3.3 Zusammenfassung

Emotionaler Stress führt, langfristig gesehen, zu einer Stagnation von Qi, wobei nicht sämtliche Formen der Depressionen durch eine Qi-Stagnation hervorgerufen werden (z.B. auch durch Schleim). Man kann sich dem Thema der Depression von zwei Seiten nähern und behandeln: von der Seite der Emotionen und von der Seite der betroffenen Zang-Organe. Einzelne Aspekte von Shen können betroffen sein. Häufige Syndrome sind die Leber-Qi-Stagnation, die Lungen-Qi-Schwäche und der Nieren-Yang-Mangel.

10.3.4 Allgemeine Punkte, die bei Depressionen infrage kommen

Ma 36 Hellt die Stimmung auf.

Ma 40 Beruhigt Shen, beseitigt Schleim, bewegt Qi (Absteigen).

Lu 3 Reguliert die Bewegung von Qi (bei Vergesslichkeit, Weinen).

Lu 7 Bewegt Qi.

Mi 6 Besänftigt Qi der Leber und lindert Reizbarkeit, bei Schlafstörungen, beruhigt Shen.

He 5 Stärkt Qi und lindert die Depression.

He 7 Beruhigt Shen und nährt das Herz.

Di 4 Beruhigt Shen, lindert Angst

❗ Auf Schwangerschaft achten.

LG/Du 4 Stärkt die Willenskraft und das Nieren-Yang.

LG/Du 11 Beruhigt Shen, nährt das Herz, bei Traurigkeit und Angst.

LG/Du 12 Bei Todesgedanken und agitiertem, manischem Verhalten

LG/Du 14 Stärkt die Willenskraft und Antrieb, stärkt das Herz und Nieren-Yang.

LG/Du 16 Bei Todesgedanken und Angstzuständen

LG/Du 19 Beruhigt Shen, nährt das Herz.

LG/Du 20 Klärt den Geist, lindert Depression, stärkt Qi und Yang.

LG/Du 24 Beruhigt Shen, bei Traurigkeit, Angst und Schlafstörungen.

Bl 15 Stärkt Qi des Herzens (bei Qi-Schwäche und Blut-Mangel).

Bl 23 Leitet Nässe aus, vermindert Leber-Feuer, stärkt Nieren-Qi; wichtiger Punkt, um die Niere zu stärken.

Bl 42 Bei Traurigkeit und Kummer

Bl 44 Bei Angst und Schlafstörungen, beruhigt und stärkt Shen.

Bl 47 Bei Frustration, Groll, unterdrückter Wut, stärkt Zielfähigkeit und den Richtungssinn im Leben.

Bl 52 Stärkt die Willenskraft und Entschlossenheit.

3 E 3 Beseitigt Stagnationen und bewegt Qi.

Ni 3 Stärkt Willenskraft, Antrieb und Initiative, tonisiert Niere.

Ni 9 Stärkt Nieren-Yin, beruhigt Shen, bei Palpitationen.

KG/Ren 4 Stärkt Willenskraft und die Niere, beruhigt Shen, nährt Yin und Blut.

KG/Ren 15 Beruhigt Shen, hellt die Stimmung auf.

Le 3 Bewegt Qi der Leber, beruhigt Shen.

Pe 4 Beruhigt Shen.

Pe 6 Bewegt das Leber-Qi.

GB 13 Beruhigt Shen.

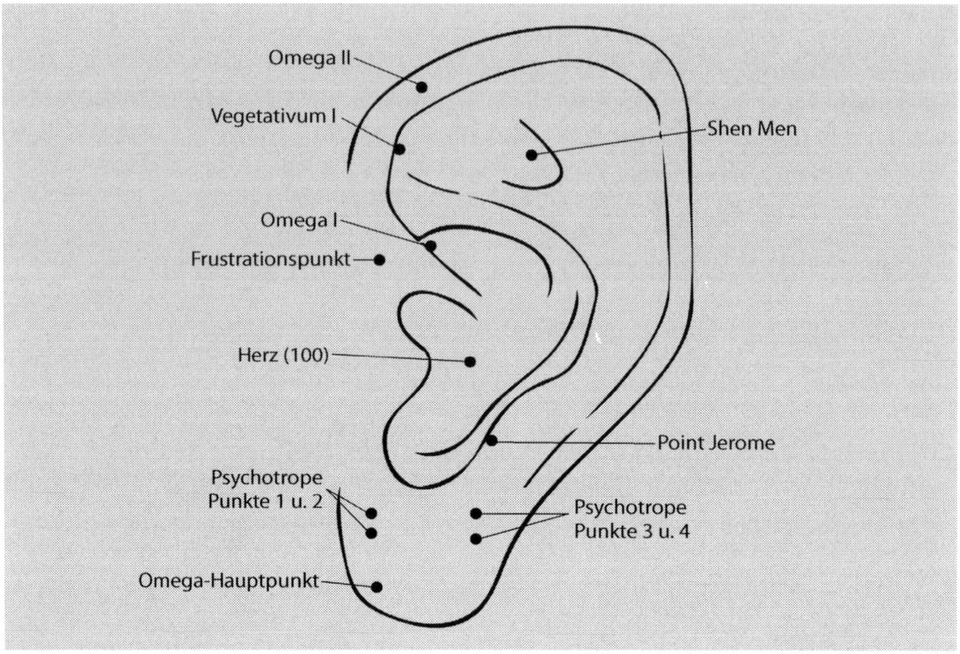

Abb. 10.3 Ohrakupunktur bei Depression

Ohrakupunktur: Punkte mit der Indikation Depression (Abb. 10.3)
- Omegapunkte
- Niere
- 0-Punkt
- R-Punkt
- Vegetative Punkte (Veg I und II, Herz)
- Shen-men
- Polster
- Jerome und Retro-Jerome
- Psychotrope Punkte (Pt 1–4)
- Frustrationspunkt

10.4 Erfolge, Grenzen und Ausblick

Für das Krankheitsbild Depression mit seinen zahlreichen Facetten existieren für die verschiedensten Akupunkturverfahren zahlreiche Studien, sodass an dieser Stelle nur ein kleiner Ausblick erfolgen kann. In einer Studie wurden Patienten mit Depressionen monotherapeutisch mit Akupunktur behandelt. Es konnte aufgezeigt werden, dass sich eine signifikante Verbesserung der depressiven Symptomatik einstellte (Mischoulon et al. 2012). In anderen Studien zeigte sich, dass eine Akupunkturbehandlung zusätzlich zu einer bestehenden pharmakologischen Therapie eine positive Wirkung auf die depressive Symptomatik aufzeigte, als eine «Sham-Behandlung» (Streitberger u. Kleinhenz 1998). In groß angelegten Studien konnte ebenfalls aufgezeigt werden, dass es bei Patienten (die Studie umfasste mehr als 700 Patienten) zu einer signifikanten Verbesserung der depressiven Symptomatik kam (MacPherson et al. 2013). Zusätzlich konnte bei jenen Patienten, welche zusätzlich eine Akupunkturbehandlung erhielten, ein deutlicher Rückgang an eingenommenen Medikamenten verzeichnet werden (Hopton et al. 2014). Erwähnenswert ist auch, dass eine groß angelegte Studie (Qu et al. 2013) zeigen konnte, dass die Kombinationstherapie von Akupunktur und Antidepressiva der alleinigen antidepressiven Behandlung überlegen war.

Bei Schwangerschaftsdepressionen lässt sich zum aktuellen Zeitpunkt aufgrund der zu geringen Datenlage noch keine klare Aussage treffen. Was sich allerdings zeigt, ist: Akupunktur hat als begleitendes Therapieverfahren in einem Setting seine Berechtigung hat, und es gibt im Bereich der Depression schon Studien, die einen positiven Effekt der Akupunkturbehandlung nachweisen können.

Praxistipp

Bei leichten unipolaren depressiven Episoden können Sie eine alleinige Akupunkturbehandlung mit dem Patienten besprechen. Und auch ab mittelgradigen depressiven Episoden können Sie die Behandlung mittels Akupunktur als komplementäres Verfahren einsetzen – hier allerdings nicht mehr als alleiniges. Es sollte ein Behandlungsplan bestehen, welcher entweder ein therapeutisches oder ein medikamentöses Verfahren beinhaltet.

10.5 Fallbeispiel mit Diagnose, Verlauf und Beispielpunktkombination

Es geht um eine 45-jährige Patientin, verheiratet, im Beruf erfolgreich, keine finanziellen Sorgen. Sie leidet seit acht Jahren an niedergedrückter Stimmung, zunehmender Reizbarkeit, Antriebsmangel und einer negativen Zukunftsperspektive. Vermehrt zweifelt sie am Sinn des Lebens. Auch zeigten sich Schlafstörungen im Sinne von Einschlafstörungen sowie eine verminderte Libido. Ihr fiel auch ihre zunehmende Schwierigkeit, Entscheidungen zu treffen, auf.

Körperlich zeigten sich Verspannungen im Schulter-Nacken-Bereich und Schmerzen in der LWS-Gegend. Der Puls war saitenförmig. Die Zunge an den Rändern gerötet. Familiär lag bei der Mutter der Patientin ebenfalls eine Depression vor.

10.5.1 Diagnose

Die Reizbarkeit gibt einen Hinweis auf eine Leber-Qi-Stagnation, was vom Puls ebenfalls unterstützt wird. Im Laufe ihres Lebens hat die Patientin gelernt, die Wut auf ihre Mutter zu unterdrücken, bis dieses Gefühl nicht mehr spürbar war. Die Sinnlosigkeit im Leben, der mangelnde Antrieb und die von der Patientin berichteten Schwierigkeiten, Entschlüsse zu fassen, sowie die Rückenschmerzen deuten zusätzlich auf eine Schwäche der Niere hin, was die Depression noch fördert.

10.5.2 Therapie

Komplementär zur tiefenpsychologischen Therapie wurde die Patientin mit Akupunktur behandelt. Hierbei sollte die Wut der Leber und das Shen beruhigt, die Nieren gestärkt und das Qi wieder in Bewegung versetzt werden.

■ Auswahl der Punkte

Im Verlauf der Behandlung benutzte ich folgende Punkte, wobei ich mir die Freiheit genommen habe, auch einige Punkte während der Behandlung anzupassen: Ma 36, Bl 23, Bl 47, Ni 3, Mi 6, KG/Ren 17, KG/Ren 12, KG/Ren 4, Le 3, Pe 6, Pe 4, He 7, He 5, LG/Du 20 und KG/Ren 15.

Zusätzlich nutze ich gerne die Möglichkeiten der Ohrakupunktur (Cave: nicht mehr als fünf Nadeln gleichzeitig): Frustration, psychotrope Punkte 1 und 3 (Anti-Aggression und Anti-Frust), Shen-Men und Polster.

10.5.3 Verlauf

Im weiteren Behandlungsverlauf gelang es der Patientin, ihre Wut mehr in Worte zu fassen. Die tiefe Enttäuschung und den Groll, den sie ihrer Mutter gegenüber hegte, konnte sie im Verlauf der Behandlung zunehmend besser verstehen. Sie begann zusätzlich mit einem leichten Sportprogramm, was ihr einen körperlichen Ausgleich verschaffte und ihren Rückenschmerzen guttat. Die anfänglich noch stark gedrückte Stimmung hellte sich schrittweise auf, und die Patientin begann, sich wieder Ziele zu setzen. Die Reizbarkeit zeigte sich über weite Teile noch bestehend, wurde jedoch deutlich abgemildert, was die Patientin auch reflektieren konnte. Die anfänglich mittelgradige Depression wies zuletzt keine Symptomatik mehr auf, welche die Diagnose einer Depression gerechtfertigt hätte.

Natürlich freut ein solcher Verlauf jeden Therapeuten, und das Ziel besteht ja vornehmlich in der Heilung des Patienten. Aber auch schon ein Teilerfolg kann dem Patienten ein besseres Lebensgefühl bescheren.

Literatur

Hopton A, MacPherson H, Keding A, Morley S (2014) Acupuncture counselling or usual care for depression and comorbid pain: secondary analysis of a randomised controlled trial. BMJ Open 4(5): e004964

Maciocia G (2013) Die Psyche in der Chinesischen Medizin. Urban & Fischer, München

MacPherson H, Richmond S, Bland M, Brealey S, Gabe R et al. (2013) Acupuncture and counselling for depression in primary care: a randomized controlled trial PLoS Med 10(9): e10015118

Mischoulon D, Brill CD, Ameral VE, Fava M, Yeung AS (2012) A pilot study of acupuncture monotherapy in patients with major depressive disorder. J Affect Disord 141(2–3): 469–73

Qu SS, Huang Y, Zhang ZJ, Chen JQ, Lin RY et al. (2013) A six week randomized controlled trial with 4 week follow-up of acupuncture combined with paroxetine in patients with major depressive disorder. J Psychiatr Res 47(6): 726–32

Streitberger K, Kleinhenz J (1998) Introducing a placebo needle into acupuncture research. Lancet 352(9125): 364–5

Angst- und Panikstörungen

Doris Krüger

D. Krüger, *Akupunktur bei psychischen Erkrankungen*
DOI 10.1007/978-3-662-53677-3_11

In diesem Kapitel wird auf das Thema der Angststörungen eingegangen und aus psychiatrischer Sicht und Sicht der traditionellen chinesischen Medizin betrachtet. Hierbei werden Bezüge zu den Zang-Organen hergestellt, wobei die Verbindung zwischen Herz und Niere eine besondere Bedeutung aufweist. Nach zahlreichen Punktkombinationsbeispielen schließt das Kapitel mit einer Fallvorstellung aus eigener Praxis.

11.1 Das Krankheitsbild

Angst und Furcht werden in der heutigen Sprache meist synonym verwendet. Angst meint jedoch eine diffuse, ungerichtete Angst, und Furcht ist objektbezogen. Angst bzw. Furcht stellt zunächst einmal eine sinnvolle und überlebenswichtige Strategie dar. Wir stellen uns unsere Vorfahren und das berühmte Beispiel mit dem Säbelzahntiger einmal vor. Die heutigen Menschen sind die Nachfolger derjenigen, die sich entschlossen hatten, wegzulaufen. Die anderen wurden gefressen. Ohne adäquaten Grund jedoch kann Angst, ebenso wie ein Übermaß oder ein Mangel davon, eine erhebliche Beeinträchtigung der Lebensqualität und Einschränkungen im psychosozialen Bereich bedeuten.

Angsterkrankungen gehören mit zu den häufigsten psychischen Erkrankungen, wobei durchschnittlich 15–20% der Menschen in ihrem Leben eine Angststörung entwickeln. Das Verhältnis von Frauen gegenüber Männern liegt bei 2:1. Warum dies so ist, lässt sich aktuell noch nicht mit Sicherheit sagen (Schneider 2012).

Definitionsgemäß umfassen Angststörungen eine Gruppe von Erkrankungen, bei denen Angst im Vordergrund steht, die ohne erkennbaren und nachvollziehbaren Grund oder als Folge inadäquater Reize auftritt. Zu den häufigsten auftretenden Angststörungen gehören die spezifischen Phobien, wobei diese im klinischen Alltag zumeist keine große Rolle spielen, da die Patienten meist erfolgreiche Vermeidungsstrategien entwickelt haben und diese Phobie gut kontrollieren können. Wichtig ist, dass Angststörungen Ausschlussdiagnosen sind. Das heißt, bevor die Diagnose gestellt wird, sollten somatische Ursachen im Vorfeld ausgeschlossen werden, da z.B. Panikattacken auch bei speziellen Formen der Epilepsie, der supraventrikulären Tachykardie oder dem Phäochromozytom auftreten können.

11.2 Angst in der westlichen Medizin

Wenn wir von Angststörung sprechen, diagnostizieren wir sie nach ICD-10- und/oder den DSM-5- Kriterien. Nach den modernen ICD-10-Kriterien werden zwischen phobischen Störungen (F40) und anderen Angststörungen (F41) unterschieden. Bei letzteren bezieht sich die Angst nicht auf bestimmte, umschriebene Objekte oder Situatione... Jede Angststörung hat ihre eigenen spezifischen Merkmale, doch verbindet sie alle das gemeinsame Symptom der Angst, Furcht und/oder Sorge.

11.2.1 Ätiologie

Für die Ätiologie der Angststörung gibt es zahlreiche unterschiedliche Hypothesen. Aktuell wird eine multifaktorielle Genese angenommen. Hierbei sollen genetische, neurobiologische und psychosoziale Faktoren eine Rolle spielen. Auf neurobiologischer Ebene vermutet man

- eine genetische Komponente,
- ein Ungleichgewicht des Neurotransmitter-Haushaltes (Serotonin, Noradrenalin, Adrenalin, GABA) oder
- eine Dysregulation des so genannten Angstnetzwerkes.

Mit dem zuletzt genannten Faktor sind unterschiedliche Hirnstrukturen gemeint, die eine wichtige Rolle bei der Regulation von Angst und Panik spielen, wie z.B. die Amygdala.

Daneben gibt es lerntheoretische Modelle, die das Modelllernen und Konditionierungsprozesse in den Mittelpunkt stellen. Das Modelllernen beinhaltet das Lernen am Beispiel der Eltern, und die Konditionierungsprozesse umfassen die klassische und die operante Konditionierung.

Bei der klassischen Konditionierung wird ein vorher neutraler Stimulus durch zeitliche Kopplung mit einer angstauslösenden Situation zu einem konditionierten Stimulus. Dieser kann nun für sich allein Angst auslösen. Bei der operanten Konditionierung kommt es zu einer negativen Verstärkung durch Vermeidungsverhalten. Hierbei führt eine Vermeidung des konditionierten Stimulus zur Angstreduktion.

Kognitive Modelle stellen kognitive Bewertungsprozesse in den Mittelpunkt. Daneben existieren noch zahlreiche psychodynamische Vorstellungen darüber, wie Angststörungen entstehen. So werden beispielsweise Phobien als Verschiebung eines nicht ausweichbaren, unbewussten inneren Konfliktes in eine ausweichbare äußere Bedrohung gesehen.

Allerdings reicht keines dieser Modelle allein für sich aus, um Angststörungen in ihrer Komplexizität zu erklären. Aktuell und am schlüssigsten werden diese Störungen anhand des Vulnerabilitäts-Stress-Modells erklärt (◘ Abb. 11.1). Hier liegt eine ererbte Vulnerabilität vor. Hinzu kommt eine Störung neurobiologischer Funktionen, sodass eine erhöhte

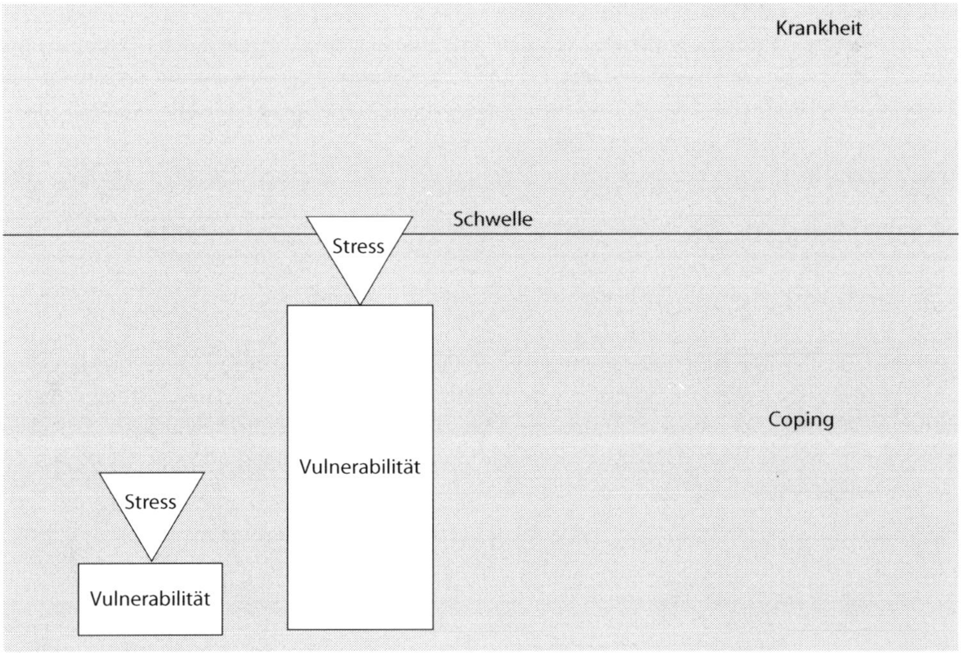

◘ **Abb. 11.1** Vulnerabilitäts-Stress-Modell

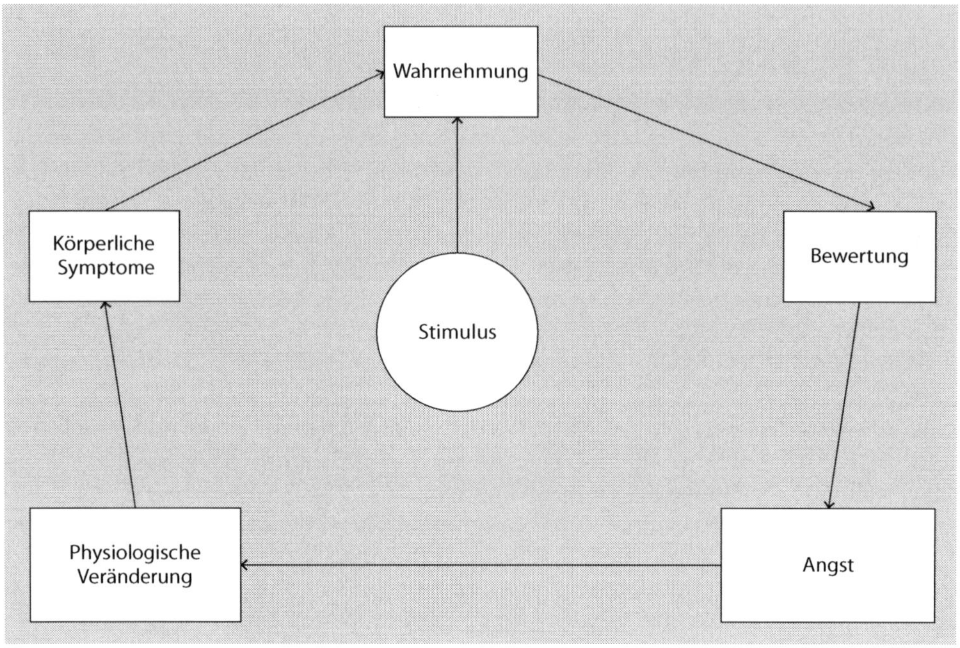

Abb. 11.2 Teufelskreislauf der Angst

Angstanfälligkeit besteht. Zuletzt kommen individuelle Stressoren und/oder belastende Lebensereignisse (Todesfälle, Trennungen, Krankheiten) hinzu. Dann kann schließlich eine pathologische Angstreaktion entstehen.

Ein weiteres Modell zur Erklärung von Panikattacken und Angst ist das «Teufelskreis-Modell» der Angst (Abb. 11.2). Hierdurch wird anschaulich erklärt, wie der Patient durch seine Wahrnehmung und kognitive (Fehl-)Interpretation in diesen Kreislauf gerät und sich die einzelnen Komponenten gegenseitig aufschaukeln.

11.2.2 Symptome

Eine Panikattacke ist gekennzeichnet durch ein abruptes, unerwartetes und nicht situationsbedingtes Auftreten. Dazu kommt eine Erwartungsangst vor dem neuerlichen Auftreten. Sie ist charakterisiert durch intensive Angst, oftmals in Form von Todesangst, Angst vor Kontrollverlust oder Angst davor, verrückt zu werden. Eine solche Attacke dauert meist mehrere Minuten (ca. 15–60 Minuten) und kann auch mehrfach am Tag auftreten. Innerhalb von 10 Minuten wird das Angstmaximum erreicht. Anschließend folgt die Phase, in der die Symptome wieder abklingen.

Zusätzlich zu den erläuterten Symptomen können starke körperliche auftreten.

Körperliche Symptome bei Panikattacken
- Herzklopfen, Tachykardie
- Palpitation
- Tremor, Schweißausbrüche
- Mundtrockenheit
- Atembeschwerden
- Beklemmungsgefühl
- Thoraxschmerzen
- Übelkeit
- Abdominelle Schmerzen /Missempfindungen
- Kloßgefühl oder Engegefühl im Hals
- Schwindel, Unsicherheit oder Benommenheit
- Schwäche
- Depersonalisations- oder Derealisationserleben
- Hitzewallung oder Kälteempfinden
- Kribbeln oder ein Gefühl der Gefühllosigkeit

Diese Symptome dürfen nicht auf andere Erkrankungen zurückzuführen sein. Es ist daher unerlässlich, im Vorfeld eine gründliche somatische Diagnostik durchgeführt zu haben.

11.2.3 Differenzialdiagnosen

Ein kleiner Ausschnitt aus internistischen und neurologischen Erkrankungen, die mit Panikattacken einhergehen können:

Pulmonale Erkrankungen:
- Asthma,
- Pneumothorax,
- Lungenembolie.

Kardiale Erkrankungen:
- Herzinfarkt,
- Angina pectoris,
- ventrikuläre/supraventrikuläre Tachykardien.

Endokrinologische Erkrankungen:
- Hyperthyreose,
- Phäochromozytom,
- Karzinoid.

Neurologische Erkrankungen:
- Tumore (cCT oder cMRT durchführen),
- Angstaura im Rahmen einer Epilepsie (EEG durchführen).

Wenn die somatische Diagnostik abgeschlossen ist und es keine hinreichende Erklärung für die Symptome gibt, kann man eine Angsterkrankung vermuten.

11.2.4 Formen der Angststörung

Die Angsterkrankungen untergliedern sich in
- generalisierte Angststörung,
- Panikstörung,
- Agoraphobie,
- soziale Phobie,
- spezifische Phobie.

Betrachten wir die einzelnen Störungen genauer.

Phobische Störungen

Bei den phobischen Störungen wird die Angst durch umschriebene und an sich ungefährliche Situationen hervorgerufen.

Agoraphobie mit oder ohne Panikattacke

Die Agoraphobie beschreibt die Angst vor Situationen oder Orten, in bzw. an denen eine Flucht schwierig ist. Die Patienten meiden beispielsweise Menschenmengen, öffentliche Plätze, Reisen mit weiter Entfernung vom sicheren Zuhause oder generell das alleinige Reisen. Kommen diese Menschen dennoch in eine solche Situation, treten diverse Symptome auf (► Abschn. 11.2.2). Darüber hinaus ist den Betroffenen bewusst, dass ihre Angst unangemessen ist.

Soziale Phobie

Hier ist die Angst auf bestimmte soziale Situationen begrenzt. Häufig liegen zusätzlich ein niedriges Selbstwertgefühl und die Furcht vor Kritik durch andere vor. Diese Patienten haben Angst, im Fokus der Aufmerksamkeit zu stehen. Sie versuchen, entsprechende Situationen zu meiden. Kommen sie dennoch in solch eine für sie unangenehme Lage, können die Symptome das Ausmaß einer Panikattacke annehmen. Angstauslösende Situationen sind u.a. das Essen oder Sprechen in der Öffentlichkeit, Vorträge halten oder Gruppeninteraktionen. Zu den schon beschriebenen Symptomen kommen hinzu: Erröten – oder die Angst davor –, Zittern, Miktions- oder Defäkationsdrang sowie die Angst vor dem Erbrechen.

Spezifische Phobie

Hier ist die Angst auf ein ganz bestimmtes Objekt oder eine ganz spezielle, umschriebene Situation beschränkt. Im Prinzip kann man in Bezug auf jedes Objekt eine Phobie entwickeln. Es wäre daher müßig, sie alle im Einzelnen aufzuzählen. Eine mögliche Unterteilung bietet die folgende Übersicht.

Untergliederung der spezifischen Phobien
- Tier-Phobiker: Phobie gegen z.B. Spinnen, Schlangen etc.
- Naturgewalten-Phobiker: Phobie gegen z.B. Gewitter, Stürme, Blitze etc.
- Blut-Spritzen-Verletzungs-Phobiker: Phobie gegen z.B. Blut etc.
- Situativer-Phobiker: Phobie gegen enge Räume, große Höhen etc.
- Anderer Phobiker: Phobie gegen alles was in den o.g. Kategorien nicht hineinpasst

Ebenso wie bei den anderen Phobien ist auch hier die Einsicht gegeben, dass die Angst unangemessen ist.

Generalisierte Angststörung

Hier befinden sich die Patienten in einem Zustand ständiger Besorgnis und Ängstlichkeit mit zusätzlicher Hypervigilanz. Sie kann mit anderen Angststörungen parallel existieren sowie zusätzlich mit Depressionen oder Suchtmittelabusus/-abhängigkeit auftreten. Die generalisierte Angststörung ist meistens schwer zu diagnostizieren, da sie weniger dramatische Symptome als die anderen Angststörungen mit ihren zuweilen beeindruckenden Panikattacken zeigt. Charakteristisch für die generalisierte Angststörung ist eine exzessive, unkontrollierbare Sorge über die Dinge des alltäglichen Lebens. Für eine Diagnose muss diese Sorge den überwiegenden Teil der Tage für mindestens sechs Monate vorliegen. Diese konstante Besorgnis beeinträchtigt den täglichen Ablauf und kann zu physischen Symptomen führen. Zu diesen gehören Muskelverspannungen, innere Unruhe, Übelkeit, Schwitzen, Diarrhö, Schlaflosigkeit und übermäßige Müdigkeit, um nur einige zu nennen.

11.2.5 Therapie

Das Standardverfahren zur Behandlung von Angsterkrankungen ist die Kognitive Verhaltenstherapie. Zur Therapie gehören
- kognitive Verfahren,
- Expositionstraining bzw. Konfrontationstherapie,
- Psychoedukation.

Hinzu kommen verschiedene Entspannungsverfahren, wobei sich die Progressive Muskelrelaxation nach Jacobson bewährt hat. Diese ist sogar noch vor dem Autogenen Training (AT) zu bevorzugen, da es ein aktives Entspannungsverfahren ist und AT eher die Körperwahrnehmung schärft, was bei Angststörungen nicht immer von Vorteil ist.

Neben der Kognitiven Verhaltenstherapie kann auch ein psychodynamisches Verfahren angewandt werden – dies hängt jedoch von der Patienten-Persönlichkeitsstruktur ab und ist eher angebracht, wenn die Angsterkrankung im Zusammenhang mit Entwicklungskonflikten steht.

Neben den psychotherapeutischen Verfahren stehen zur Behandlung auch pharmakologische Therapien zur Verfügung. Vor allem bei sehr schweren Angsterkrankungen, bei Vorhandensein von Komorbiditäten oder chronifizierten Angststörungen wird eher eine medikamentöse Therapie erwogen.

> **Die Therapie einer Angsterkrankung darf sich nicht allein auf eine medikamentöse Therapie stützen.**

Die Pharmakotherapie basiert im Wesentlichen auf drei Medikamentengruppen:
- Antidepressiva,
- Benzodiazepine,
- Antikonvulsiva.

Praxistipp

Besonders die Gruppe der Benzodiazepine muss man gut im Auge behalten, da hier ein sehr hohes Suchtpotenzial vorhanden ist. Patienten, die aufgrund von Panikattacken «einfach mal so» Tavor erhielten, hatten neben der Angsterkrankung dann auch zusätzlich mit einem Suchtproblem zu kämpfen.

11.3 Angst aus Sicht der TCM

11.3.1 Allgemein

Das chinesische Schriftzeichen «kong», welches für Angst steht, beschreibt in seiner bildlichen Darstellung schon ziemlich gut, wie sich Angst anfühlen kann: das heftige Hämmern des Herzens in der Brust.

In der TCM ist die Angst mit dem Funktionskreis der Niere gekoppelt. Die Niere birgt die Essenz Jing in sich und repräsentiert damit den Ursprung des Lebens. Zur Erinnerung: Jing gehört zu den drei vitalen Substanzen und stellt u.a. den Ursprung und die biologische Basis des Geistes (Shen) dar. Die Konstitution des Menschen, die ererbten Eigenschaften und seine Überlebensfähigkeit sind von der Niere abhängig. Ebenso steuert die Niere die Lebensphasen eines Menschen, bis hin zu seinem Tod. Das Thema der Niere ist die Sicherung des Lebens bzw. das Überleben. Damit ist auch die Angst mit den Wurzeln des Lebens gekoppelt.

Anders betrachtet stellt Angst das existenziellste Gefühl überhaupt dar. Sie gehört zu den Warnsystemen des Menschen und wird (im besten Fall) aktiviert, wenn Gefahr droht. Daraufhin kann der Mensch entweder mit Flucht, Abwehrmaßnahmen oder aber mit einem Angriff reagieren. Auf vegetativer Ebene reagieren wir ebenfalls: So können wir «kalte Füße» bekommen, die Haare stehen zu Berge, es läuft einem kalt den Rücken hinunter, oder aber man macht sich vor Angst «in die Hosen». Vor allem die Flucht-Reaktion hat das Ziel, den Menschen zu schützen und das Überleben zu sichern.

Die Angst existiert in allen möglichen Abstufungen: von der Todesangst bis hin zur Angst vor dem Arbeitsplatzverlust und der Angst vor einem allgemeinen Verlust oder einer Krankheit. Auch die diffuse, ungerichtete allgemeine Unsicherheit und die allgemeine innere Unruhe zählen dazu.

All diesen Ängsten gemeinsam ist, ist dass sie an die Nieren gehen. Leidet jemand an Ängsten, kann es im Verlauf der Erkrankung auch auf körperlicher Ebene zu Reaktionen im Funktionskreis Niere/Blase kommen. So können die Patienten an Erkrankungen der Knochen, der knöchernen Anteile der Gelenke (vor allem Knie, Lendenwirbelsäule), an Ohrenerkrankungen wie Hörsturz, Tinnitus, Schwerhörigkeit leiden. Auch kann Angst zu Harnverhalt, Inkontinenz, Ödemen oder Dysurie führen, da sie den Wasserhaushalt beeinflusst. Neben den Knochen ist auch die Zahnsubstanz bei Angst betroffen, und es kann zu gehäuftem Karies oder Zahnverlust kommen.

Es gibt unterschiedliche Herangehensweisen an das Thema «Angst». In der chinesischen Medizin gibt es keinen Angst-Begriff, der direkt unserem entspricht. So betrachten einige Autoren Krankheitskategorien, die in altchinesischen Schriften aufgeführt wurden und unseren sehr nahe kommen. Andere Autoren wiederum haben ihren Schwerpunkt auf die unterschiedlichen Reaktionstypen der Angst gelegt.

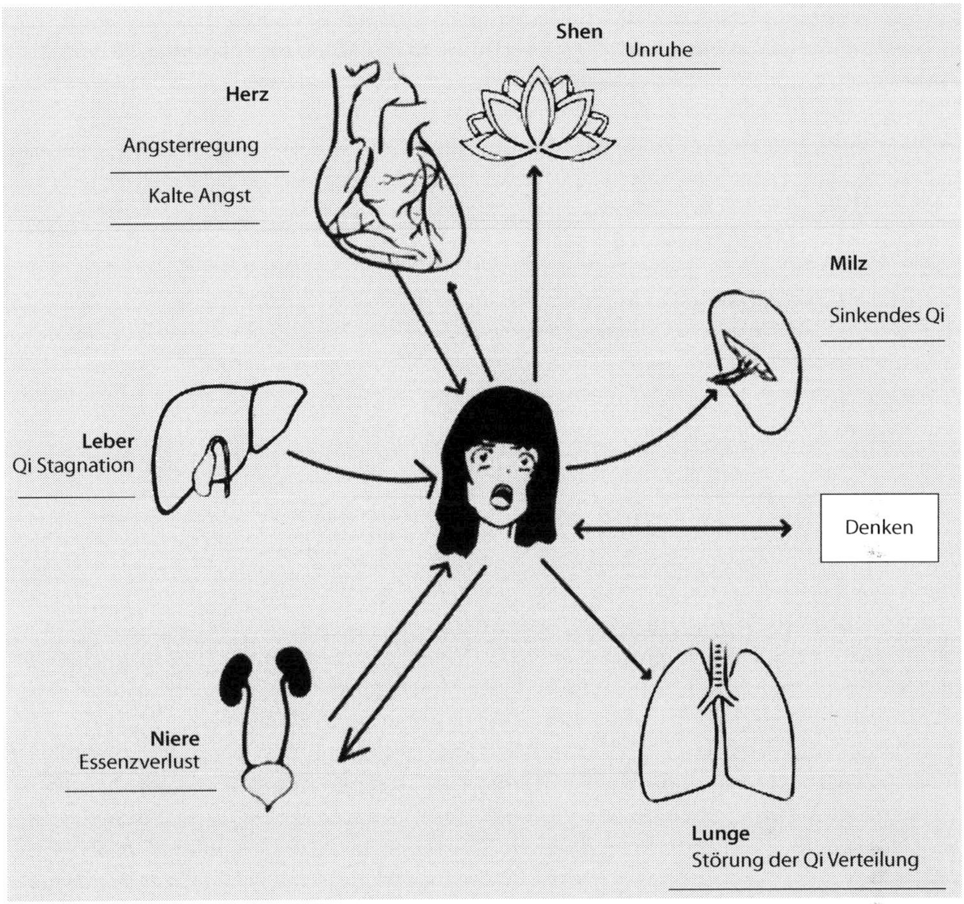

Abb. 11.3 Angst im Funktionskreis

Wenn wir uns vor Augen halten, wo im Körper überall Angst empfunden werden kann, wird deutlich, wie essenziell diese Emotion ist und welche Systeme sie beeinflussen kann. Ich persönlich bevorzuge, die Angst im Zusammenhang mit ihrem Funktionskreis (Abb. 11.3) und dem betroffenen Organ zu betrachten, und versuche die von anderen Autoren gemachte Einteilung mit zu beachten.

Angst kann sich mit Herzklopfen, kaltem Schweiß, deutlicher Unruhe und Schlafstörungen bemerkbar machen. Hier ist dann das Zang-Organ Herz involviert. In anderen Fällen bekommt der Patient kaum noch Luft. Giemen und Pfeifen sind zu hören, und die Atmung ist massiv erschwert. Die Emotion wirkt sich nun auf die Lunge aus und wird von den Atemwegen gefühlt. Oft aber spürt man die Angst in den Eingeweiden. Besonders Kinder merken sie im Bauch, und auch noch als Erwachsener kann man sie dort wiederfinden. In diesem Fall sind Milz oder Magen der Austragungsort der Angst geworden.

Häufig bietet also bereits der Ort, an der Patient die Angst besonders spürt, einen Hinweis auf den betroffenen Meridian – beispielsweise wäre beim berühmten «kalten Schauer», der einem den Rücken hinunterläuft, der Blasen-Meridian betroffen.

> **Der Unterschied zwischen Furcht/Angst und Schreck wird ebenfalls in der TCM beschrieben. So schlägt der Schreck mit Kraft zu und führt zu einem chaotischen Qi, während Furcht/Angst zu einem Absinken von Qi führt.**

Betrachten wir im Folgenden die einzelnen Organe.

11.3.2 Angst und Niere

Neben der Beherbergung von Jing führt die Niere das Qi hinauf zur Lunge. Hierbei nimmt das aufsteigende Qi die reinen Körperflüssigkeiten, welche die Niere durch die Miktion getrennt hat, mit hinauf, sodass die Lunge diese mit dem Qi zusammen im gesamten Körper verteilen kann. Angst schädigt die Niere und verhindert das Aufsteigen von Qi bzw. lässt es sinken. Die Flüssigkeiten sammeln sich an, und es kann zu Ödemen führen – oder aber zu Inkontinenzproblemen, wenn die Niere vollends die Kontrolle über die Körperöffnungen verliert.

Yin-Typ der Angst

Die Angst lässt den Menschen erstarren. Patienten empfinden sich selbst wie gelähmt und finden keinen Möglichkeit, diese Angst auszudrücken oder loszuwerden. Ätiologisch lässt sich der Yin-Typ durch das Ansammeln von Wasser in seiner kühlenden Yin-Qualität erklären, was zu einer Säfteretention führt. Das Wasser steigt an und erreicht schließlich das Herz. Dieses erstarrt und wird gefühllos. Über das ansteigende Wasser kann auch die Shao-Yin-Achse betroffen sein. Diese Achse stellt die Verbindung zwischen dem Shen (hier: Bewusstsein) des Herzens und der Essenz Jing der Niere her. Angst kann also buchstäblich an «Herz und Niere» gehen und somit die tiefste Verknüpfung von Geist und materieller Seite des Lebens (Jing) bedrohen (Huangdi Neijing Suwen 1979). Wenn dies zutrifft, kann Jing schwinden. Wenn das Jing schwindet, schwindet das Qi und zirkuliert am Ende nicht mehr.

Hier kommt es zu einem Yang-Mangel der Niere und zu Kälte-Symptomen. Jing wird nicht mehr unterstützt, der absteigende Qi-Fluss wird blockiert. Das «Su wen» führt die Wirkung der Angst auf Herz und Nieren aus:

> » Bei Angst zieht sich die Essenz zurück, dadurch schließt sich der obere Erwärmer. So schwindet das Qi. Wenn es schwindet, schwillt der untere Erwärmer. Deshalb zirkuliert das Qi nicht. (ebd., S. 222)

Als Folge kommt es zu einer Unterbrechung zwischen Herz und Niere. Die Qi-Stagnation im Thorax führt zu Symptomen wie Herzrasen oder Palpitationen. Wir erinnern uns: Jing wird zum Aspekt Yin gezählt. Wenn sich Jing zurückzieht, entsteht ein Yin-Mangel der Niere, was dann zu dem beschriebenen Yang-Aspekt der Angst mit Panikattacken, Fluchtverhalten und/oder Phobien führt.

Wenn über den Kontrollzyklus das Wasser der Niere das Herz-Feuer nicht mehr ausreichend kontrollieren kann, treten Symptome wie Schlaflosigkeit, Palpitationen und Tachykardien auf.

Besonderer Faktor: Kälte

Kälte gehört als klimatischer Faktor ebenfalls zur Niere. Sie schädigt das System Niere/Blase, wenn sie von außen eindringt. Aber sie kann auch von innen entstehen, wenn ein

11

Yang-Mangel oder ein Mangel von Nieren-Feuer vorherrscht. Die Emotion Angst stellt eine Ursache für das Entstehen von innerer Kälte dar. Diese Art von Kälte kann den Qi-Fluss blockieren und als Folge damit alle energetischen Prozesse verlangsamen. Darüber hinaus zieht sich der Mensch als zurück, macht sich klein und erstarrt regelrecht.

Bei dieser Form der Angst ist der wesentliche Aspekt die Kälte. Der Patient wirkt insgesamt erstarrt und kühl. Emotional wirkt er wie eingefroren und starr. Diese Menschen spüren ihre Ängste nur diffus und fühlen sich ihnen hilflos gegenüber. Innerlich wie äußerlich machen sich die Patienten klein und wirken antriebsarm. Insgesamt wirken sie verlangsamt und reagieren auch emotional verzögert. So reagieren sie in Situationen, in denen sie z.B. Ärger zeigen sollten, unsicher, und erst später wird ihnen bewusst, wie sie angemessen hätten reagieren können.

Qi-Leere der Niere

Kälte und Yin haben eine deszendierende Wirkung, wobei das Qi dem entgegenwirkt und aszendiert. Liegt hier eine Schwäche vor, kommt es zum Absinken von Qi. Symptomatisch zeigt sich das auf körperlicher Ebene in Inkontinenzproblemen. Auf emotionaler Ebene können die Patienten ebenfalls wenig halten und zeigen sich affektinkontinent. Die Patienten werden von ihrer Angst überflutet und können kaum Hilfe annehmen. Die Angst ist allumfassend und scheint diffus.

Umgekehrt kann eine Schwäche des Nieren-Qi mit Furcht, Angst oder Schreck einhergehen. So können diese Emotionen eine körperliche Schwäche widerspiegeln, ohne dass es primär vorerst einen emotionalen Grund dafür geben muss.

Nieren-Yin-Mangel

Die Patienten sind unruhig, nervös, leiden unter Schlafstörungen, möglicherweise auch unter Tinnitus und Schwindelgefühlen, Angstzuständen, Palpitationen. In diesem Fall liegt der Behandlungsansatz darauf, das Nieren-Yin zu nähren (möglicherweise auch Herz-Yin) und Shen zu beruhigen.

▪ Mögliche Punkte zum Nadeln

Ni 3 Unterstützt das Qi.

Ni 7 Unterstützt Yin.

Ni 9 Beruhigt Shen, stärkt Nieren-Yin, bei Angst/Panik.

He 6 Wirkt Yin-unterstützend.

He 7 Beruhigt, unterstützt Shen.

KG/Ren 4 Senkt Qi ab.

KG/Ren 14 Stützt Qi, reguliert.

Mi 6 Wichtigster Verknüpfungspunkt der drei Yin-Leitbahnen.

Obwohl die Angst zum Funktionskreis Niere gezählt wird, werden in der chinesischen Literatur die beiden Krankheitskategorien Jingji (Angst und Palpitation) und zheng chong (panisches Pochen) primär auf das Herz bezogen (Zhang Jingyue 1624; Zhang Zhongjing

220 n. Chr.). Tatsächlich sind Herz und Niere eng miteinander verbunden, und zwar über die schon besprochene Shao-Yin-Achse (Beziehung) und über den Kontrollzyklus der Wandlungsphasen (s. Abb. 1.5).

11.3.3 Angst und Herz

Körper und Geist arbeiten gut zusammen, wenn die Kommunikation zwischen Herz und Niere ungestört ist. Wenn jedoch ein Ungleichgewicht vorherrscht und der freie Qi-Fluss blockiert ist, können Unruhe, Furcht und Palpitation die Folgen sein. Auch kann es zu einer Gefühlsstarre mit lähmender Angst kommen. Wenn Angst auf das Herz einwirkt, wird Shen verletzt und ist der Mensch «nicht mehr Herr seiner selbst». Auf körperlicher Ebene kann sich dies sogar in einer Schwächung des Herzens als Organ äußern.

Umgekehrt kann im Herzen selbst Angst auch primär entstehen. Das Herz ist u.a. verantwortlich für die Blutzirkulation. Wenn es zu einer Herz-Qi-Blockade kommt, kämpft das Herz-Qi gegen den verlangsamten Blutfluss an. Dies verursacht als Folge ein Gefühl wie Palpitationen («Eine Trommel unter dem Herzen», Hongdi Suwen 1979) und von erheblicher Unruhe. Diese Symptome werden dann vom Patienten als Angst empfunden.

Qi-Stagnation des Herzens

Die Patienten klagen über innere Unruhe, Herzstiche, Herzrasen, Druckgefühl im Thorax, massive Angst und manche über ein Ziehen im linken Arm.

▪ Mögliche Punkte zum Nadeln

He 7 Beruhigt, unterstützt Shen.

He 5 Beruhigt Shen, reguliert Herz-Qi, bei emotionalen Störungen.

Pe 1 Ausleitend und zerstreuend.

Pe 6 Harmonisiert Qi.

Le 3 Beruhigt Shen, leitet Nässe aus, stellt Fluss des Leber-Qis wieder her, beruhigt die Leber.

KG/Ren 14 Reguliert und stützt Qi.

KG/Ren 17 Reguliert Qi im Brustkorb, fördert Zirkulation von Qi.

LG/Du 20 Beruhigend Shen und sediert, stärkt Qi.

11.3.4 Angst und Lunge

Schreck zerstreut Shen, die Lunge kann dann ihre Funktion nicht mehr erfüllen. Sie ist nicht mehr in der Lage, Qi zu sammeln und zu verteilen. Als Folge stagniert Qi und zeigt sich auch körperlich, z.B. als Asthma.

Lungen- und/oder Herz-Qi-Schwäche

Hier zeigen die Patienten leichte Atemnot, Palpitationen, Angst, Schreckhaftigkeit, Traurigkeit sowie die Neigung zum Weinen und eine schwache Stimme. Emotional sind diese Patienten ängstlich, aber auch traurig. Die Angst verspüren sie im Thorax. Hier sollte das Lungen-/Herz-Qi gestärkt und gleichzeitig Shen beruhigt werden.

- **Mögliche Punkte zum Nadeln**

He 5 Beruhigt Shen, reguliert Herz-Qi, bei emotionalen Störungen.

He 7 Beruhigt, unterstützt Shen.

Lu 7 Harmonisiert Qi.

Lu 9 Wandelt Schleim um, tonisiert die Lunge.

Bl 13 Reguliert Qi, kräftigt Yin.

Bl 15 Stärkt Qi des Herzens.

KG/Ren 12 Harmonisiert Qi, fördert die Verdauung.

KG/Ren 14 Harmonisierend, beruhigend.

KG/Ren 6 Tonisiert Qi.

LG/Du 12 Stützt Qi.

Ma 36 Reguliert Qi.

11.3.5 Angst und Leber/Gallenblase

Die Leber kann als Folge einer Schwächung der Nieren mit betroffen sein, wenn sie nicht mehr ausreichend mit Blut und Yin genährt wird. Als Folge beginnt das Qi der Leber zu stagnieren. Als Symptome entstehen beispielsweise allgemeine Spannungsgefühle, abdominelle Anspannung und Migräne. Als Folge der Leber-Qi-Stagnation entsteht ebenfalls die Emotion Wut, welche so lange unterdrückt wird, bis sie sich explosionsartig entlädt.

Umgekehrt kann sich eine primäre Schwäche der Leber und alle auf somatischer Ebene zu findenden Erkrankungen der Leber (z.B. Leberzirrhose, Steatosis hepatis, Hepatitis) mit der Emotion Angst darstellen.

Hier ist u.a. der Shen-Aspekt «hun» betroffen, der in Folge der Schwäche keinen nährenden Ort mehr besitzt. Seine Schwächung zieht als Folge eine Minderung der Denkfähigkeit, der kritischen Wahrnehmung und des Unterscheidungsvermögens nach sich, was einer Art von Angst entspricht.

Nach der Vorstellung der traditionellen chinesischen Medizin verleiht die Gallenblase Mut und Entschlusskraft. Kommt es hier zu einem Mangel, entsteht eine bestimmte Art von Furchtsamkeit, die so genannte kleine Gallenblase («dan xiao»), die sogar paranoide

Züge annehmen kann (Zhang Jingyue 1624). Weitere Symptome zeigen sich in Form von Mutlosigkeit, Entscheidungsschwäche, Schreckhaftigkeit und Feigheit.

- **Mögliche Punkte zum Nadeln (bei «dan xiao»)**

GB 13 Reguliert Yin.

GB 15 Stützt, reguliert.

GB 23 Reguliert Qi.

GB 34 Kräftigt Qi.

GB 35 Fördert das Aufsteigen von Qi.

GB 40 Löst Stagnation.

11.3.6 Angst und Magen/Milz

Kinder kennen das Gefühl von Angst in der Magengrube. Wenn dieser Bereich betroffen ist, kommt es zu Furchtsamkeit und Besorgnis. Die Aufgabe des Magens besteht in der Aufspaltung und Resorption der Nahrung und des darin enthaltenen Qi und Jing. Das Qi stellt der Magen dem Körper zur Verfügung. Symptomatisch kann sich eine Disharmonie auf dieser Ebene auch in Übelkeit und Erbrechen äußern. Hier rebelliert das Magen-Qi und steigt auf.

Neben der Übelkeit und dem Erbrechen kann es auch zu Durchfällen kommen. Dies ist vor allem bei Prüfungsangst oder Lampenfieber ein bekanntes Symptom. Diese Form der Angst kann ebenfalls eine Folge des schon in ► Abschn. 11.3.2 beschriebenen Faktors Kälte sein. Das bei Kälte verlöschende Nieren-Feuer kann auch zu einer «kalten» Milz bzw. zu einer Yang-Leere der Milz führen, die wiederum zu den typischen Symptomen der Prüfungsangst führt. Dazu fühlen sich die Patienten in solchen Situationen ebenfalls wie erstarrt und handlungsunfähig. Chronische Angst kann zu chronischen Verdauungsbeschwerden führen.

Die Milz kontrolliert gleichzeitig die Niere. Verdauen, Analysieren und die Denkfähigkeit sind die Funktionen der Milz. Diese Eigenschaften können genutzt werden, um Angst unter Kontrolle zu halten und zu lernen, mithilfe geeigneter Lösungsstrategien mit der Angst umzugehen. Das Denken kann so die Angst überwinden. Der Patient wird wieder «geerdeter».

11.3.7 Rebellierendes Qi

Diese Erkrankung wurde sehr früh beschrieben und findet sich bereits im Inneren Klassiker des Gelben Kaisers. Ursächlich ist hier Angst oder Furcht. Die Patienten leiden unter einem plötzlich auftretenden Gefühl, welches sich vom Abdomen bis in die Brust erstreckt oder gar bis zur Kehle reicht. Hinzu kommen eine beschleunigte Atmung, ein Druckgefühl auf der Brust, Schwindelgefühle, Herzklopfen und teilweise Bauchschmerzen. Auch fühlen sich die Patienten in dem Zustand sehr unruhig.

Dieses Krankheitsbild ist am ehesten mit der westlichen Panikstörung zu vergleichen. Es kann aber auch bei PTBS, der Generalisierten Angststörung, bei somatoformen Störungen oder bei organisch bedingten Erkrankungen wie Herzrhythmusstörungen auftreten.

- **Mögliche Punkte zum Nadeln**

Ma 29 Stützt Yin.

Ma 30 Reguliert die Qi-Zirkulation.

Le 13 Unterstützt Magen-Qi.

Le 14 Löst Leber-Qi-Stagnation, wandelt Schleim, beruhigt den Magen.

Ni 1 Reguliert Qi.

Ni 9 Beruhigt Shen, stärkt Nieren-Yin, bei Angst/Panik.

Ni 13 Reguliert Qi.

Ni 14 Reguliert und kräftigt Qi.

LG/Du 5 Unterstützt Qi.

KG/Ren 3 Unterstützt Yin, mehrt Xue.

KG/Ren 4 Unterstützt das Nieren-Qi, nährt Jing, beruhigt Shen.

KG/Ren 5 Stützt Yin, mobilisiert Yang.

KG/Ren 7 Stützt Qi.

KG/Ren 12 Harmonisiert Qi, fördert die Verdauung, reguliert die Funktion des Magens.

KG/Ren 13 Wandelt und beseitigt Schleim, reguliert rebellisches Magen-Qi.

11.3.8 Ätiologie und Pathologie

Wie bei den Depressionen ist auch bei den Angsterkrankungen emotionaler Stress der wichtigste ätiologische Faktor. Nicht nur Angst oder Furcht selbst können zu Angstzuständen führen. Diese können ihrerseits durch eine Vielzahl von emotionalen Faktoren bedingt sein. Hier sind insbesondere Sorge, übermäßige Freude, Scham, Schuldgefühle, Schock oder Grübeln zu nennen. All diese Emotionen führen anfänglich zu einer Qi-Stagnation, was wiederum im Verlauf der Erkrankung zu einem Yin-Mangel führen kann. Eine Qi-Stagnation selbst kann auch zur Bildung von Schleim führen, was sich blockierend auf Shen auswirkt und zu schweren Panikattacken führen kann.

Neben den Emotionen kann auch chronische Überarbeitung das Nieren-Yin erschöpfen. Wenn es nicht zu einer ausreichenden Regeneration kommt, kann sich ein Nieren-Yin-Mangel einstellen. Die Folgen wurden in diesem Kapitel besprochen.

Auch die Ernährung kann bei Angsterkrankungen eine wichtige Rolle spielen. So kann unregelmäßige Nahrungsaufnahme zu einer Qi-Schwäche des Magens führen. Als Folge davon wird wiederum das Herz beeinflusst, und es kann zu einem Yin-Mangel des Herzens führen, was dann zu Angstzuständen führt.

In der alten chinesischen Literatur wird Angst in pathologischer Sicht vornehmlich auf das Herz bezogen, welches sowohl Leere- bzw. Mangel-Zustände als auch Fülle-Zustände umfassen kann, bis hin zur Blut-Stagnation. Moderne Betrachtungsweisen erweitern diesen Blickwinkel und sehen die Pathologie vor allem in der Interaktion von Niere und Herz, wobei man die anderen Organe nicht außer Acht lassen sollte.

11.3.9 Krankheitsbilder

Am Anfang des Kapitels haben wir schon einige gute Möglichkeiten zum Akupunktieren bei Angst betrachtet. Die beiden folgenden Symptombilder bieten einen indikationsbezogenen Ansatz.

Hang zu Furcht und Schreck

Die Patienten besitzen einen übermäßigen Hang zu Furcht und die andauernde Erwartung einer möglichen Gefahr. Auch erwarten sie zukünftig nur negative Ereignisse. Diese Furcht ist in der Regel unbegründet und kann im Krankheitsverlauf paranoide Züge annehmen. In den westlichen Diagnosen findet sich dieser «Hang zur Furcht» u.a. bei der generalisierten Angststörung, bei paranoiden Psychosen, bei der PTBS und bei Panikstörungen.

11

■ Mögliche Punkte zum Nadeln mit der Indikation Furcht

Ni 1 Reguliert Qi.

Ni 2 Harmonisiert, stützt Qi.

Ni 4 Kräftigt Qi.

Ni 6 Stärkt Nieren-Yin, beruhigt Shen.

Le 1 Reguliert Qi.

Le 2 Harmonisiert Qi.

Le 13 Unterstützt Qi.

Bl 30 Senkt Qi ab.

Pe 7 Sedierend, harmonisierend, reguliert Qi.

LG/Du 1 Harmonisiert.

Ruhelosigkeit und Erregung

Diese Symptomatik kann zwar auch als eigenständiges Krankheitsbild auftreten, häufiger kommt es jedoch im Rahmen eines anderen Krankheitsgeschehens vor. Die Patienten leiden vornehmlich unter dem subjektiven Gefühl von Unruhe, was quälende Ausmaße annehmen kann, aber von außen meist nicht wahrnehmbar ist. Diese Symptomatik kann im Rahmen von Generalisierten Angststörungen auftreten, aber auch bei manischen Episoden, bei verschiedenen Formen der Schizophrenie und bei PTBS. Zudem kann die Ruhelosigkeit bei psychischen Störungen aufgrund organischer Ursachen vorkommen, so z.B. bei M. Parkinson oder der Hyperthyreose.

Mögliche Punkte zum Nadeln mit der Indikation Erregung und Ruhelosigkeit

Pe 3 Stützt Qi.

Pe 5 Reguliert, senkt Qi ab, treibt Schleim aus.

Pe 6 Harmonisiert Qi.

Bl 14 Harmonisiert Qi.

Ex-KH 4 Beruhigt Shen.

Mögliche Punkte zum Nadeln mit der Indikation Ruhelosigkeit

Pe 4 Regulierend, harmonisierend.

Pe 7 Sedierend, harmonisierend, reguliert Qi.

Ni 1 Reguliert Qi.

Ni 4 Kräftigend.

Lu 4 Leitet Schleim aus.

Ma 23 Sedierend.

Ma 41 Schmerzstillend.

Mi 1 Regulierend.

Mi 2 Löst Schleim, kräftigt Qi.

Mögliche Punkte speziell bei Ruhelosigkeit des Herzens

He 7 Löst Stauungen des Qi, beruhigt Shen.

Lu 5 Stabilisiert Yin, stützt Qi.

Lu 7 Harmonisiert Qi.

GB 12 Reguliert Leber-Qi.

■ Mögliche Punkte zum Nadeln mit der Indikation Ruhelosigkeit und der Unfähigkeit, sich hinzulegen

Mi 1 Regulierend.

Mi 4 Bei Qi-Stagnation, Blut-Stase, beruhigt Shen, beseitigt Feuchtigkeit, reguliert Qi.

Mi 9 Leitet Schleim aus, ist sinnvoll bei Erkrankungen, die auf Feuchtigkeit zurückzuführen sind.

Mi 6 Wichtigster Punkt bei Milz-Mangel-Zuständen, stärkt Qi, beruhigt Shen, löst Stasen, tonisiert die Niere.

Lu 9 Unterstützt Qi.

Bl 13 Harmonisiert, stützt Qi, kräftigt Yin.

■ Zusammenfassung: Allgemeine Punkte zum Nadeln bei Angst

He 7 Hauptpunkt des Herz-Meridians, beruhigt Shen, bei Fülle als auch bei Leere zu verwenden.

He 8 Beruhigt Shen.

Le 3 Beruhigt Shen und «hun».

Mi 6 Hauptpunkt auf Milz-Meridian, beruhigt Shen und ist sehr sinnvoll bei Patienten, die durch Sorge/Grübeln beeinträchtigt sind.

Lu 7 Beruhigt Shen.

Ni 3 Unterstützt Jing, tonisiert Nieren-Qi.

Ni 4 Nährt die Niere.

Ni 9 Beruhigt Shen.

Pe 6 Lindert Angstzustände, beruhigt Shen, bei Qi-Stagnation sinnvoll.

Pe 7 Beruhigt «hun».

Di 4 Reguliert Auf-/Absteigen von Qi.

Ma 36 Reguliert den Dreifach-Erwärmer, Milz, Magen, reguliert Qi.

Ma 40 Wirkt auf Thorax, lindert Angstzustände.

LG/Du 24 Senkt Yang ab.

LG/Du 20 Besänftigt, stabilisiert, sediert, Verbindungspunkt aller Yang-Leitbahnen.

Bl 23 Leitet Nässe aus, vermindert Leber-Feuer, stärkt Nieren-Qi, wichtiger Punkt zur Stärkung der Niere.

■ Ohrakupunktur

Punkte zur Ergänzung bei Angst-Syndromen sind folgende: vegetative Punkte: Veg I und II, Herz, PT 1–4 (psychotrope Punkte), Frustrationspunkt, Shenmen, Polster, Jerome, Niere, 0-Punkt, R-Punkt sowie Omegapunkte (◘ Abb. 11.4).

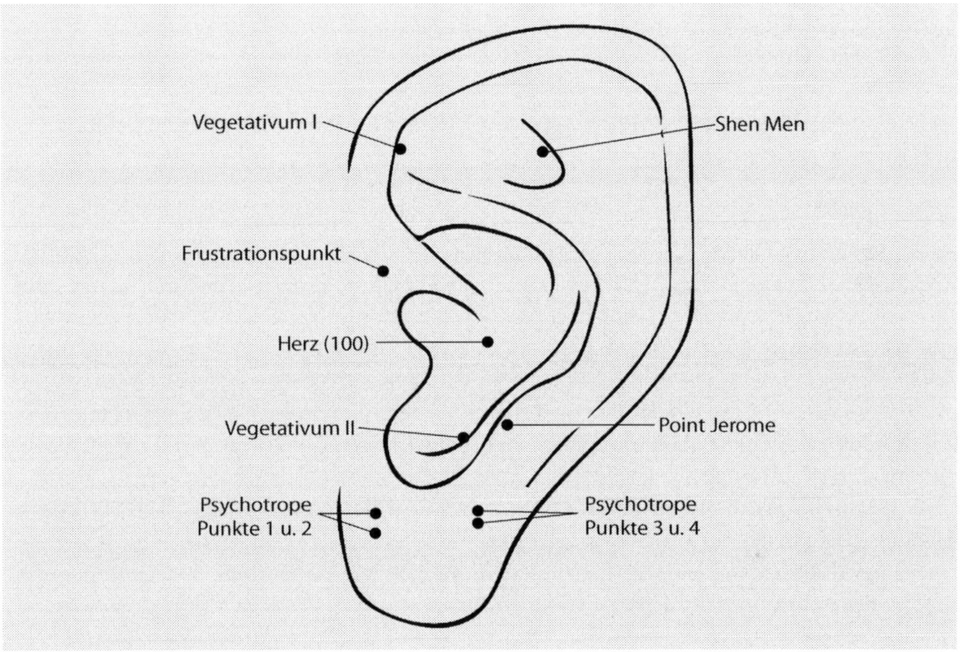

◘ Abb. 11.4 Ohrpunkte bei Angst

11.4 Erfolge, Grenzen und Ausblick

Wie bei den depressiven Erkrankungen bieten die Angststörungen ein weites Feld, um die Behandlung mit einer zusätzlichen Akupunkturtherapie zu unterstützen. Bei generalisierten Angsterkrankungen wurde die Akupunktur in ein multimodales Setting eingebettet. Aus diesem Grund ist das Ergebnis schwer zu interpretieren. Es kam zwar zu einer deutlichen Reduktion der Angst, jedoch konnte das Ergebnis auf keinen einzelnen Therapiebaustein heruntergebrochen werden (McPherson u. McGraw 2013).

Interessanterweise wurden auch Studien zu Ängsten bei Zahnarztbesuchen bzw. -behandlungen durchgeführt (Karst et al. 2007). Hierbei konnte ein deutlich positiver Effekt auf die Angst-Symptomatik bei vorhergehender Akupunkturbehandlung aufgezeigt werden. Ebenso zeigte sich der positive Effekt von Akupunktur im Vergleich mit dem Benzodiazepin Midazolam (ebd.). Ebenfalls konnte ein solcher Effekt bei Patienten mit chronischer Angst-Symptomatik gezeigt werden, welche auf andere Behandlungsverfahren nicht respondierten (Errington-Evans 2015).

Aus den bisher durchgeführten Studien darf vorsichtig geschlossen werden, dass die Akupunktur einen positiven Effekt auf Angst-Symptome haben kann (Pilkington et al. 2007). Es werden – wie bei anderen psychiatrischen Erkrankungen – jedoch weitere Studien gefordert, die klarer nachvollziehbarer bzw. methodologisch valider und aussagekräftiger sind.

Es werden allerdings nicht nur Studien durchgeführt, welche die Auswirkung der Akupunktur auf die Symptome untersuchen, sondern auch solche, die den Wirkmechanismus der Akupunktur auf biologischer Ebene nachzuvollziehen versuchen. Auch hier sind sich die Autoren einig, dass noch weitere Untersuchungen erfolgen müssen (Kloiber u. Musil 2016). Es wird auf diesem Forschungsgebiet also weiterhin spannend bleiben.

11.5 Fallbeispiel mit Diagnose, Verlauf und Beispielpunktkombination

Die Patientin ist 42 Jahre alt, verheiratet, hat zwei Kinder und leidet seit einem Jahr zunehmend an Panikattacken. Während der Panikattacke tritt eine lähmende Angst auf, mit Enge im Thoraxbereich, Atemnot, Hyperventilation, Palpitationen, Tremor und Schweißausbrüchen. Dazu kommt das Gefühl der Todesangst und des Erstickens. Neben den Panikattacken traten Schlafstörungen auf. Mögliche somatische Ursachen wurden ausgeschlossen.

Die Behandlung erfolgte zusammen mit einer tiefenpsychologisch ausgerichteten Psychotherapie. Die Frau erhielt einmal wöchentlich eine Akupunkturbehandlung – mit insgesamt 15 Behandlungen.

Punkte, die genadelt wurden, waren in der Körperakupunktur folgende: Ni 9, Ma 40, Di 4, Pe 6, Pe 7, He 7, KG/Ren 13, LG/Du 20.

In der Ohrakupunktur wurden diese Punkte genadelt: Shenmen, Frustrationspunkt, Angst, Vegetativum 1 und Niere.

11.5.1 Verlauf

Im Behandlungsverlauf gelang es der Patientin zunehmend, ihre Panikattacken als solche zu erkennen und einen Umgang mit diesen zu finden. In ihrer Intensität zeigten sich die Attacken deutlich schwächer und kürzer. Sie fühlte weniger Atemnot, und das Engegefühl im Thoraxbereich löste sich auf. Insgesamt fühlte sie sich gelassener. Die Frequenz der Panikattacken (mehrmals täglich) nahm kontinuierlich ab. Zuletzt spürte sie nur noch ein flaues Gefühl in der Magengegend, bis auch dieses verschwand. Während der gesamten Behandlung erhielt die Patientin keine Medikation, was ihren Wünschen entsprach.

Literatur

Errington-Evans N (2012) Acupuncture for anxiety. CNS Neruosci Ther 18(4): 227–84

Errington-Evans N (2015) Randomized controlled trial on the use of acupuncture in adults with chronic non-responding anxiety symptoms Acupunct Med 33(2): 98–102

Huangdi neijing suwen (1979) The Yellow Emperor's Classic of Internal Medicine – Simple Questions. People's Health Publishing House, Peking (Erstveröffentlichung ca. 100 v. Chr.)

Karst M, Winterhalter M, Münte S, Francki B, Hondronikos A et al. (2007) Auricular acupuncture for dental anxiety: a randomized controlled trial. Anesth Analg 104(2): 295–300

Kloiber S, Musil R (2016) Akupunktur bei psychiatrischen Erkrankungen – Literaturüberblick und Entwicklungsmöglichkeiten. Dt Ztschr f Akup: 11

McPherson F, McGraw I (2013) Treating generalized anxiety disorder using complementary and alternative medicine. Altern Ther Health Med 19(5): 45–50

Pilkington K, Kirkwood G, Rampes H, Cummings M, Richardson J (2007) Acupuncture for anxiety and anxiety disorders – a systematic literature review. Acupunct Med 25(1–2): 1–10

Schneider F (Hrsg) (2012) Facharztwissen Psychiatrie und Psychotherapie. Springer, Berlin Heidelberg New York Tokyo

Zhang Jingyue (1624) Zhongyi neike xue. Internal Medicine in Chinese Medicine. Shanghai Science Publishing House, Shanghai

Zhongyi neike xue (2004) Chinese Internal Medicine. People's Health Publishing House, Peking

Zhang Zhongjing (ca. 220 n. Chr.) He Ren 2005. Jingui yaolue tongsu jianghua. A Popular Guide to the Essential Prescriptions of the Golden Chest. Shanghai Science Publishing House, Shanghai

Manie

Doris Krüger

D. Krüger, *Akupunktur bei psychischen Erkrankungen*
DOI 10.1007/978-3-662-53677-3_12

In diesem Kapitel wird das Krankheitsbild Manie («diankuang») näher beschrieben. Die Manie wird aus psychiatrischer Sicht und aus Sicht der TCM erklärt. Hierbei geht die Autorin auf «diankuang» ein und grenzt dieses von der Depression ab. Unterschiedliche Punktkombinationen zeigen die Möglichkeit einer Behandlung mittels Akupunktur auf. Bezüge zu aktuellen Studien runden das Kapitel ab.

12.1 Das Krankheitsbild

Wesentliches Hauptmerkmal der Manie ist eine anhaltende, gehobene und situationsinadäquate Stimmung. Dazu kommt ein erhöhter Antrieb. Nach den ICD-10-Kriterien muss die gehobene oder gereizte Stimmung mindestens eine Woche lang vorhanden sein. Dazu müssen noch mindestens drei zusätzliche Symptome kommen:
- eine gesteigerte Aktivität oder Ruhelosigkeit,
- Ideenflucht,
- gesteigerte Gesprächigkeit bis hin zur Logorrhö,
- das Schlafbedürfnis ist vermindert bis aufgehoben,
- der Verlust von sozialen Hemmungen,
- erhöhte Ablenkbarkeit,
- Selbstüberschätzung bis hin zum Größenwahn,
- leichtsinniges Verhalten,
- gesteigerte Libido.

Die alltägliche Lebensführung muss bei dem betroffenen Patienten erheblich beeinträchtigt sein. Die manische Episode darf dabei nicht auf organische Erkrankungen oder auf Substanzabusus zurückzuführen sein. Hinzu kommt dann noch die Differenzierung zwischen einer manischen Episode mit oder ohne psychotische Symptome (Wahn und/oder Halluzinationen).

Eine leichtere Ausprägung der Manie wird Hypomanie genannt. Hierbei muss an mindestens vier aufeinanderfolgenden Tagen die Stimmung ebenfalls gehoben oder gereizt sein. Auch hier kommen noch mindestens drei zusätzliche Symptome hinzu, die die Lebensführung im Alltag beeinträchtigen. Hierzu gehören eine gesteigerte Geselligkeit, eine gesteigerte Ruhelosigkeit, eine erhöhte Libido, eine verminderte Konzentrationsfähigkeit oder erhöhte Ablenkbarkeit, ein vermehrter Rededrang, ein leichtsinniges Verhalten und ein deutlich vermindertes Schlafbedürfnis. Wie bei der Manie darf diese Episode nicht auf Substanzmittelkonsum oder eine organische Erkrankung zurückzuführen sein.

12.2 Therapie

Wenn man sich einen Maniker in seiner Akutphase vorstellt, dann ist es verständlich, dass sich die Akuttherapie oft als sehr schwierig gestaltet. Die Patienten fühlen sich meist sehr gut und besitzen einen erheblichen Mangel an Krankheitseinsicht. Daher ist es vor allem in der Akutphase wichtig, den Patienten vor Reizen abzuschirmen um die motorische und/oder sprachliche Erregung nicht noch zu fördern.

Medikamentös werden vornehmlich atypische Antipsychotika verwendet. Lithium ist ebenfalls zugelassen, besitzt aber eine Wirklatenz. Die Atypika zeichnen sich zumeist durch eine bessere Handhabbarkeit und einen schnelleren Wirkeintritt aus und können rascher aufdosiert werden. Empfehlenswert sind hier die aktuellen Bücher der Psychopharmakologie, um einen Überblick über die zugelassenen Atypika zu erhalten (z.B. Benkert u. Hippius 2017).

Praxistipp

Vor einer medikamentösen Behandlung sollte man bei den Patienten einen Schwangerschaftstest durchführen lassen. Die Medikamente besitzen häufig teratogene Wirkung.

12.3 Manie aus Sicht der TCM

12.3.1 Allgemeines und Ätiologie

Schon zu Zeiten des «Klassikers des Gelben Kaisers der Inneren Medizin» wurden Zustände von bipolaren Störungen beschrieben. So heißt es: «Das Syndrom von gereiztem Toben ist durch Feuer bedingt» und «Gereiztes Toben wird durch (übermäßiges) Yang verursacht» (Huangdi suwen 1979, S. 539). Die Erkrankung wurde «kuang» genannt und kann sinngemäß mit der heutigen Manie verglichen werden. Die schon im alten China bekannte Erkrankung «diankuang» beeinhaltet beide Seiten der bipolaren Störung und kann mit Dumpfheit und Toben übersetzt werden, wobei «dian» den depressiven, gedrückten Zustand meint (Nan-jing jiaoshi 1979).

Schon in vielen Büchern der chinesischen Medizin wurde «diankuang» beschrieben (Shen Quanyu et al. 1989; Lingshu jing 1981). Allerdings beschreibt «diankuang» nicht nur die bipolaren Störungen, sondern ebenso schizophrene Störungen (Lou Pai-Tseng 2000).

Aus Sicht der traditionellen chinesischen Medizin basiert die bipolare Störung auf einem Ungleichgewicht von Yin und Yang. Wenn Dumpfheit vorherrscht, kann man allgemein sagen, dass Yin vorherrscht, mit einer Qi-Stagnation und Schleim. Bei manischen Zuständen herrscht Yang vor.

Schleim als pathogener Faktor spielt in beiden Zuständen eine wichtige Rolle. Hier zeigt sich auch ein wichtiger Unterschied zu der unipolaren Depression («yu»), bei der es zahlreiche Krankheitszustände ohne Schleim gibt. Bei der bipolaren Störung ist der Geist aufgrund von Schleim blockiert. Zusammen mit Feuer, welches bei emotionalem Stress entsteht, ist er für das teilweise sehr heftige Verhalten während der manischen Phasen verantwortlich.

Dass «diankuang» aufgrund einer Qi-Stagnation, Feuer und Schleim entsteht, wurde schon in der Ming-Dynastie im Werk «Yixue zhenchuan» beschrieben:

> » Kuang ist ein Fülle-Zustand, der durch Schleim und Feuer bedingt ist. Dian wird durch eine Herz-Schwäche verursacht. (...) In beiden Fällen eliminiere man Schleim-Feuer. (Shen Quanyu et al. 1989, S. 4)

Zusammenfassend können wir folgenden Zusammenhang festhalten: In einer depressiven Phase bei bipolaren Störungen wirken Yin, Schleim, Qi-Stagnation und Leere. In einer manischen Phase bei bipolaren Störungen wirken Yang, Schleim, Feuer und Fülle.

12.3.2 Behandlung der bipolaren Störung

Manisches Verhalten kann in unterschiedlichsten Abstufungen auftreten, und der Übergang von dem, was noch als «normal» toleriert wird hin zum Krankheitsbild Manie, ist fließend. So stellt der Zustand der Hypomanie durchaus noch keine psychische Erkankung dar, obwohl das Verhalten manchmal auffällig sein kann.

Praxistipp

Meistens behandelt der Therapeut die Patienten in der depressiven Phase der bipolaren Störung. Bei Patienten in der manischen Phase muss man darauf achten, welche Symptome vorherrschen und wie aggressiv die Patienten sind. Lassen Sie den Patienten nicht unbeaufsichtigt.

Bei der bipolaren Störung geht es wie bei den anderen psychischen Erkrankungen darum, wieder ein harmonisches Gleichgewicht herzustellen. Dazu bewegen Sie das Qi, beseitigen Schleim und leiten das Feuer aus. Gleichzeitig beruhigen Sie Shen.

12.3.3 Krankheitsbilder

Da «diankuang» nicht nur den bipolaren Störungen zugerechnet werden kann, nähere ich mich dem Krankheitsbild von seinen Symptomen her und beschreibe zuerst die indikationsgeleitete Möglichkeit der Nadelung.

Symptome und allgemeine Punkte

12

Die Symptomatik zeigt sich in Form eines Realitätsverlustes und in nicht nachvollziehbarem Verhalten (was auf zahlreiche Krankheitsbilder zutreffen würde). Dazu können sich Negativsymptome mit Apathie, Affektstarre und Rückzugsverhalten zeigen oder aber Positivsymptome mit Halluzinationen, Delirien und/oder aggressivem Verhalten. Solche Symptome finden sich bei den Manien, bei bipolaren Störungen, bei wahnhaften Störungen und auch bei schweren Angststörungen oder depressiven Erkrankungen. Außerdem können sie bei organisch verursachten Erkrankungen und auch bei Substanzabusus vorkommen.

▪ **Mögliche Punkte zum Nadeln**

▪▪ **Bei Manie**

Ni 1 Beruhigt Shen, stellt Bewusstsein her.

Di 4 Stärkt das Qi.

Di 11 Hitzebehandlung, beseitigt Yang-Überschuss.

LG/Du 14 Stärkt die Willenskraft und Antrieb, stärkt das Herz und Nieren-Yang.

Ma 36 Beruhigt Shen, nährt Qi und Xue.

Gb 39 Wandelt Schleim um, bändigt Yang, stärkt Qi.

▪▪ Zusätzlich bei Umherirren oder Umherrennen

Ma 40 Wandelt Schleim um.

Ma 42 Bändigt Yang.

▪▪ Bei manischem Lachen

Dü 4 Leitet Schleim ab.

Dü 5 Bändigt Feuer.

He 7 Hauptpunkt des Herz-Meridians, beruhigt Shen.

▪▪ Bei aggressivem Verhalten, Halluzinationen und Toben

Di 5 Ausleitend, beruhigt.

Di 7 Löst Schleim, kühlt.

Di 8 Löst Schleim.

Lu 9 Wandelt Schleim um.

Bl 60 Bewegt Qi.

Bl 61 Harmonisiert.

Dü 3 Macht Meridiane frei, klärt das Bewusstsein.

Hang zur Euphorie

Sowohl die daoistischen Lehren als auch die Aussagen des Konfuzius («Einhalten der Mitte») lehren das Gleichgewicht zwischen den Aspekten des Lebens. Sie halten jedes Festhalten – auch das an den angenehmen Dingen – für schädlich. So ist die Vorstellung, dass es auch ein «Zuviel» von positiven Dingen geben kann, im chinesischen Denken stark verwurzelt. Um das Positive schätzen zu können, muss ein Gleichgewicht bestehen.

In der milden Form gilt der «Hang zur Euphorie» nicht von vorneherein als Krankheit. Dieser Zustand mit einer zu starken oder zu lange anhaltenden freudigen Übererregung oder einer übertriebenen Begeisterung für Triviales kann aber bei manischen Episoden vorkommen. Auch kennt diesen Zustand fast jeder, der schon einmal in einem hypomanen Zustand war. Nach Einnahme von psychotropen Substanzen kann die Symptomatik auch auftreten. Beachtenswert ist, dass bei demylinisierenden Erkrankungen des ZNS ebenfalls ein Hang zur Euphorie beobachtet werden und sich in unangemessenem Lachen äußern kann.

▪ Mögliche Punkte zum Nadeln

Di 5 Ausleitend, beruhigt.

Dü 5 Bändigt Feuer.

He 7 Hauptpunkt des Herz-Meridians, beruhigt Shen.

Pe 7 Sediert, kühlt.

Pe 8 Kühlt, ausleitend.

Ni 7 Stützt Yin, reguliert Xue.

Lu 7 Beruhigt Shen.

Lu 10 Wandelt Schleim um.

Bl 13 Qi regulierend, Yang absenkend, kräftigt Yin.

▪▪ Hang zum Lachen

Lu 7 Beruhigt Shen.

Ma 40 Wandelt Schleim um.

▪▪ Bei übermäßigem oder nervösem Lachen

Ma 36 Beruhigt Shen, nährt Qi und Xue.

He 7 Beruhigt Shen.

Pe 7 Sediert, kühlt.

LG/Du 26 Beruhigt Shen.

Lu 7 Beruhigt Shen.

Di 5 Ausleitend, beruhigt.

Leber-Feuer

Hier zeigen sich die Patienten gereizt bis aggressiv. Sie neigen zu Wutanfällen, Schreien oder plötzlichem und unangemessenem Lachen. Ihr Gesicht ist meist gerötet. Hier sollte der Akupunkteur das Leber-Feuer ausleiten und Shen beruhigen.

▪ Mögliche Punkte zum Nadeln

He 7 Beruhigt Shen.

Mi 6 Beseitigt Schleim.

Pe 5 Beseitigt Schleim und klärt Shen.

KG/Ren 9 Beseitigt Schleim.

Ma 40 Beseitigt Schleim.

Le 2 Leitet Feuer aus.

Gb 44 Leitet Feuer aus.

Di 11 Klärt Hitze.

Qi-Stagnation mit Schleim («dian» herrscht vor)

Die Patienten zeigen die Anzeichen einer typischen Depression. Sie verfallen in Apathie, das Denken ist zäh und dumpf. Manche beschreiben eine emotionale Stumpfheit. Allerdings können sie auch einen plötzlichen Wechsel von Lachen zu Zorn zeigen. Hier sollten der Akupunkteur den Schleim beseitigen, das Qi bewegen und die Stagnation beseitigen.

▪ Mögliche Punkte zum Nadeln

Pe 5 Beseitigt Schleim aus Shen.

Pe 6 Bewegt Qi, lindert die Depression.

Mi 6 Beseitigt Schleim.

Ma 36 Lindert Depression, stärkt das Qi.

Ma 40 Beseitigt Schleim.

KG/Ren 9 Beseitigt Schleim.

KG/Ren 12 Beseitigt Schleim.

3 E 6 Bewegt Qi, lindert die Depression.

LG/Du 20 Hellt die Stimmung auf.

Le 3 Bewegt Qi, lindert die Depression.

Qi-Schwäche und Schleim

Hier zeigen sich schon chronische Anzeichen des depressiven Zustandes, der dem Bild der Qi-Stagnation ähnelt. Hinzu kommen Symptome wie die Abneigung, zu sprechen oder sich zu bewegen, auch optische oder akustische Halluzinationen, eine gewisse geistige Abgestumpftheit und teilweise auch zusammenhangloses, verworrenes Denken. Bereits die Beschreibung der Symptome zeigt, wie fließend der Übergang vom Krankheitsbild der Depression zu dem des schizophrenen Formenkreises sein kann. Hier sollte der Akupunkteur vor allem das Qi stärken und den Schleim beseitigen.

▪ Mögliche Punkte zum Nadeln

Pe 5 Beruhigt Shen.

Pe 6 Beruhigt Shen.

Ma 36 Stärkt das Qi.

Ma 40 Beseitigt Schleim.

Lu 9 Stärkt das Lungen-Qi.

Bl 13 Stärkt das Qi der Lunge.

Bl 12 Stärkt das Qi.

Bl 21 Stärkt das Qi.

KG/Ren 9 Beseitigt Schleim.

KG/Ren 12 Stärkt das Qi.

Mi 6 Beseitigt Schleim.

LG/Du 20 Beruhigt Shen und klärt den Geist.

LG/Du 26 Beruhigt Shen.

Wie schon beschrieben, ähnelt die Symptomatik der Schizophrenie aus der Sicht der TCM der Manie. Als Ursache wird hier eine lange andauernde Depression mit Angst und Wut angesehen. Diese führt zur Qi-Stagnation mit Schleim, was den Geist verwirrt, und Feuer, was wiederum das bei den Patienten teilweise aggressive Verhalten erklärt.

Praxistipp

In China werden auch Schizophrenien mit Akupunktur behandelt. In Deutschland sollten die Behandler dabei die rechtlichen Aspekte und das Potenzial der Eigen- und Fremdgefährdung nicht außer Acht lassen.

▪ Mögliche Punkte zum Nadeln

Du 20 Beruhigend, sedierend.

Pe 5 Beruhigt Shen.

Pe 7 Sediert, kühlt.

Pe 8 Kühlt, ausleitend.

Ma 36 Stärkt das Qi.

Ma 40 Beseitigt Schleim.

Mi 1 Stärkt Qi.

Mi 6 Wichtigster Punkt bei Milz-Mangel-Zuständen; stärkt Qi, beruhigt Shen, löst Stasen, tonisiert die Niere.

He 7 Beruhigt Shen.

Zur Modifikation oder zusätzlich

LG/Du 26 Stabilisiert, besänftigt, wandelt Schleim um.

Lu 11 Kühlend, ausleitend.

LG/Du 14 Qi der Mitte stützend, Hitze ableitend.

KG/Ren 17 Zusammenkunft von Qi, reguliert Qi.

Di 4 Stärkt das Qi.

Di 11 Klärt Hitze.

Le 3 Stützt Qi.

Bl 15 Harmonisiert Qi, stabilisiert.

Bl 20 Bewegt Qi, beseitigt Säfte.

Auch wenn es sich wahrscheinlich von selbst erklärt, möchte ich an dieser Stelle darauf hinweisen, dass für eine Akupunkturbehandlung immer das Einverständnis des Patienten gilt. Sollte dieser dies aus verschiedenen Gründen nicht geben (können), sollte man von der Behandlung mit Nadeln absehen.

12.4 Erfolge, Grenzen und Ausblick

Auch zu den bipolaren Störungen existieren bislang nur wenige valide Studien. Unter Weiterführung der pharmakologischen Therapie wurden Patienten mit Akupunktur bei hypomanischen und depressiven Symptomen behandelt (Dennehey et al. 2009). Als Ergebnis konnte festgehalten werden, dass es sowohl bei den depressiven als auch bei den hypomanischen Patienten zu einer Verbesserung der Beschwerden kam.

Ebenfalls wenige Akupunktur-Studien wurden mit Patienten mit schizophrenen Symptomen durchgeführt. In einer Studie, welche das Symptom der Schlafstörung bei schizophrenen Patienten (Reshef et al. 2013) untersuchte, konnte herausgefunden werden, dass das subjektive Befinden der Individuen nicht zugekommen hatte, sich der objektive Parameter (z.B. Einschlafdauer etc.) jedoch verbessert hatte. Neben einzelnen Symptomen wurden auch Reviews durchgeführt, welche aufzeigen, dass es bei Patienten, die zu ihrer pharmakologischen Behandlung Akupunktur erhielten, zu einer Steigerung der Behandlungseffektivität kam. Zudem zeigte sich ein Vorteil bei dem Auftreten von Nebenwirkungen (Shen et al. 2014).

Insgesamt zeigt sich in Bezug auf «diankuang» eine recht dürftige Studienlage, sodass sich hier noch keine eindeutigen Empfehlungen ableiten lassen können und weitere Studien nötig sein werden, um ein klares Bild zu erhalten.

Literatur

Dennehey EB, Schnyer R, Bernstein IH, Gonzalez R, Shivakumar G et al. (2009) The safety, acceptability and effectiveness of acupuncture as an adjunctive treatment for acute symptoms in bipolar disorder. J Clin Psychiatry 70(6): 897–905

Huangdi neijing suwen (1979) The Yellow Emperor's Classic of Internal Medicine – Simple Questions. People's Health Publishing House, Peking (Erstveröffentlichung ca. 100 v. Chr.)

Lingshu jing (1981) Spiritual Axis. People's Health Publishing House, Peking (Erstveröffentlichung ca. 100 v. Chr.)

Lou Pai-Tseng (2000) Soothing the troubled mind. Acupuncture and Moxibustion in the Treatment and Prevention of Schizophrenia. Paradigm Publication, Brookline, MA

Nan-jing jiaoshi (1979) A Revised Explanation of the Classic of Difficulties. People's Health Publishing House, Nanjing College of Traditional Chinese Medicine Beijing (Erstveröffentlichung ca. 100 n. Chr.)

Reshef A, Bloch B, Vadas L, Ravid S, Kremer I et al. (2013) The effects of acupuncture treatment on sleep quality and on emotional measures among individuals living with shizophrenia: a pilot study. Sleep Disord 327820

Shen Quanyu, Wu Yuhua, Shen Liling (1989) Diankuang xian- zheng zhi. The Treatment of Manic-Depression and Epilepsy. Ancient Chinese Medicine Texts Publishing House, Peking

Shen X, Xia J, Adams CE (2014) Acupuncture for schizophrenia. Cochrane Databse Syst Rev 10: CD005475

Schlafstörungen

Doris Krüger

D. Krüger, *Akupunktur bei psychischen Erkrankungen*
DOI 10.1007/978-3-662-53677-3_13

In diesem Kapitel widmet sich die Autorin einem der häufigsten Symptome psychiatrischer Erkrankungen: Schlafstörungen. Was Schlaf eigentlich ist und wie dieser aufgebaut ist, wird anfangs beschrieben. Dann wird aus schulmedizinischer Sicht auf unterschiedliche Schlafstörungen und die aktuellen Behandlungsmöglichkeiten eingegangen. Danach beschreibt die Autorin die Schlafstörung aus Sicht der TCM, wobei zahlreiche Beispiele für mögliche Punktkombinationen eingebunden werden. Bezüge zu aktuellen Forschungen und ein Fallbeispiel schließen das Kapitel ab.

13.1 Das Krankheitsbild

Schlafstörungen gehören zu den häufigsten Beschwerden, über die Patienten klagen. Die Prävalenz zeigt sich in der Bevölkerung breit gefächert: von ungefähr 6% bis zu einem Drittel, was sich u.a. aus der Tatsache erklären mag, dass sich Schlafstörungen sehr unterschiedlich präsentieren und auch vom Patienten jeweils unterschiedlich bewertet werden. Auch treten Schlafstörungen zumeist als Symptom anderer Erkrankungen auf, sodass kaum ein Patient aufgrund einer primär diagnostizierten Schlafstörung den Akupunkteur aufsuchen wird. Im Umkehrschluss bilden Schlafstörungen aber auch oft selbst einen Risikofaktor für andere Erkrankungen. Daher ist es für den Akupunkteur nicht uninteressant, wie sehr sich der Schlaf durch eine Akupunkturbehandlung verbessern lassen kann.

13.1.1 Schlafstadien

Der Schlaf selbst stellt keinen homogenen Zustand dar, sondern durchläuft im Verlaufe einer Nacht verschiedene Stadien. Unterteilt wird in REM- und Non-REM-Schlaf (REM = Rapid Eye Movement). Diese beiden wechseln sich in regelmäßigen Zeitabständen ab und definieren so die Schlafzyklen. Jeweils eine REM-Phase und eine Non-REM-Phase bilden dabei einen Schlafzyklus. Bei einem ungestörten Schlaf durchläuft der Schlafende pro Nacht ca. 4 –6 Schlafzyklen, wobei ein Zyklus jeweils etwa 90–100 Minuten dauert.

Ende der 1960er-Jahre wurde die bis dahin übliche Schlafstadieneinteilung nach Loomis et al. (1937) sowie Dement und Kleitman (1957) von der bis heute gültigen Einteilung nach Rechtschaffen und Kales (1968) abgelöst (◘ Tab. 13.1). Diese definiert die einzelnen Schlafstadien und die Übergangszeiten, wobei sie international anerkannte Regeln dafür als Grundlage hat.

◘ Tab. 13.1 Schlafstadien: ein Überblick

	Loomis et al. (1937)	Dement und Kleitman (1957)	Rechtschaffen und Kales (1968)
Wach	–	–	–
Sehr leichter Schlaf	A und B	I	1
Leichter Schlaf	C	II	2
Mitteltiefer Schlaf	D	III	3
Tiefer Schlaf	E	IV	4
Traumschlaf	–	V	REM

13

Als Wach-Stadium wird die Zeit definiert, in der mehr als die Hälfte der Zeit eine α-Aktivität vorliegt.

Non-REM-Schlaf

Die Schlafstadien 1–4 werden als Non-REM-Schlaf oder «Nichttraumschlaf» bezeichnet und damit dem REM («Traumschlaf») gegenübergestellt. Wurden Probanden aus dem Non-REM-Schlaf (meist aus Stadium 3 oder 4) geweckt, so berichteten sie zwar auch von einer Art Traum, doch im Vergleich zu den mit Handlung und Erlebnissen ausgestatteten REM-Träumen waren diese handlungslos und verschwommen.

Wenn die α-Aktivität zunehmend zerfällt und es zur Zunahme von δ-/θ-Grundaktivität kommt, liegt das Stadium 1 vor. Hierbei kann als besonderes Merkmal die hypnagoge θ-Gruppe auftreten. Die subvigile β-Aktivität wird deutlicher. Später kommen Vertexwellen hinzu (Stuck et al. 2013).

Das Stadium 2 umfasst Epochen mit mindestens einer Schlafspindel und/oder einem K-Komplex. Hier können bereits wie im Stadium 3 auch δ-Aktivitäten vorkommen, jedoch dürfen diese nicht mehr als 20% der Epoche beanspruchen. Wenn mehr als 20–50% einer Epoche von δ-Wellen mit 2/s oder langsamer und mit einer Amplitude von 75 μV oder mehr eingenommen werden, liegt das Schlafstadium 3 vor. Das Stadium 4 liegt vor, wenn die für Stadium 3 definierte δ-Aktivität mehr als 50% einer Epoche einnimmt. Die Stadien 3 und 4 werden zusammengefasst und als δ-Schlaf bzw. Tiefschlaf («slow-wave-sleep», SWS-Stadium) bezeichnet.

REM-Schlaf

Das Charakteristische des REM-Schlafes sind die abrupt auftretenden schnellen Augenbewegungen (Rapid Eye Movements) und ein stark aufgehobener Muskeltonus. Ein in diesem Stadium abgeleitetes EEG hat Ähnlichkeiten mit einem Wach-EEG. Zumeist findet sich hier eine δ-/θ-Grundaktivität, wie im Stadium 1. Bei einigen Probanden findet sich sogar eine okzipitale α-Grundaktivität, wie es dem Zustand «wach und entspannt» entspricht. Im Unterschied zum Wachzustand zeichnet sich der REM-Schlaf durch den verminderten bis aufgehobenen Muskeltonus und die schnellen Augenbewegungen aus. Auch sind die Schläfer in diesem Stadium besonders schwer aufweckbar. Als Synonym für den REM-Schlaf wird auch gerne der Begriff «paradoxer Schlaf» benutzt. Dies bezieht sich auf den beschriebenen Kontrast zwischen der notwendigen Stärke des Weckreizes und dem wachähnlichen EEG.

Die benötigten starken Weckreize dürften auf der hohen Neuronenbesetzung bzw. geringen Neuronenverfügbarkeit im Traum beruhen. Der aufgehobene Muskeltonus entsteht dadurch, dass die motorischen Reaktionen in Form von Bewegungen in diesem Schlafstadium durch eine neuronale Hemmung unterdrückt werden. Im Verlauf der Nacht nehmen die Dauer der REM-Phasen zu, während die Dauer und Intensität der Non-REM-Phasen abnehmen. Im Alter vermindert sich der Anteil der Tiefschlafphasen. Bei gesunden Schläfern können in den längeren REM-Phasen die schnellen Augenbewegungen zeitlich in Perioden organisiert auftreten, was wiederum auf eine zyklische Ordnung innerhalb dieses Stadiums hindeutet. Besonders die morgendlichen längeren REM-Phasen werden hierdurch fragmentiert.

Schon dieser kurze Überblick über die Schlafarchitektur zeigt, dass der Schlaf an sich einen hochkomplexen Ablauf hat, dessen volle Bedeutung wir bislang noch nicht komplett erfasst haben. Als gesichert gilt, dass ein gestörter, nichterholsamer oder zu kurzer Schlaf erhebliche Auswirkungen auf die Gesundheit, das Gedächtnis und die Lebensqualität des Menschen haben kann.

13.1.2 Klassifikation

Betrachten wir nun, nach welchen Kriterien in Europa die Schlafstörungen klassifiziert werden. Schlafstörungen können als primäre Schlafstörung (eigenständiges Krankheitsbild) sowie als Symptom einer psychischen oder körperlichen (organische Schlafstörung) Erkrankung vorkommen. Oder sie können substanzbedingt sein. Grob kann man also die Schlafstörungen in nichtorganische und organische Schlafstörungen einteilen.

13.1.3 Therapie

Therapeutisch werden Schlafstörungen mittels Psychotherapie oder einer Pharmakotherapie behandelt.

Psychotherapeutische Interventionen bei Schlafstörungen
- Psychoedukative Maßnahmen
- Schlafhygienische Prinzipien
- Schlaftagebuch
- Entspannungsverfahren
- Schlafrestriktion
- Strukturierung des Schlaf-wach-Rhythmus
- Verhaltenstherapie

Schlafhygienische Maßnahmen
- Koffein- und Nikotinkarenz
- Alkohol nur in geringen Mengen
- Einhalten eines stabilen Tag-Nacht-Rhythmus
- Regelmäßige Schlafzeiten
- Kein «Nickerchen» am Tag
- Außer schlafen nichts anderes im Bett tun
- Körperliches Training
- Entspannte gleichmäßige Abendgestaltung
- «Ritual am Abend»
- Kühles, belüftetes Schlafzimmer
- Kein Fernseher, Radio, Laptop oder Computer im Schlafzimmer
- In der Nacht nicht die Uhrzeit kontrollieren

13

▪ Pharmakotherapie

Die medikamentöse Therapie sollte im Rahmen eines Gesamtbehandlungsplans erfolgen. Es werden hauptsächlich neuere Benzodiazepin-Rezeptor-Agonisten (die «Z-Substanzen»), sedierende Antidepressiva und niederpotente Antipsychotika eingesetzt. Aufgrund zahlreicher Nebenwirkungen sowie dem nicht zu unterschätzenden Abhängigkeitspotenzial sollte auf Benzodiazepine am besten verzichtet werden. Auch verändern Benzodiazepine die physiologische Schlafstruktur und unterdrücken Tiefschlafanteile und den REM-Schlaf. Auch die Z-Substanzen können zu massiven Abhängigkeitsproblemen führen und erhebliche Entzugserscheinungen generieren, wenn der Patient ohne Medikamente wieder schlafen will. So hat dieser dann neben seiner Schlafstörung auch mit einem Suchtproblem zu kämpfen.

Off-label und gerne bei älteren Patienten werden auch Trizyklika angewandt, vor allem bei Menschen mit chronischen Schmerzen. Trizyklika können jedoch zu einer erheblichen Verwirrung und teilweise sehr heftigen deliranten Symptomen führen – insbesondere bei älteren Patienten.

Neben den medikamentösen Therapien gibt es auch Hinweise, dass phytopharmakologische Präparate wirksam sind. Sie werden leitliniengerecht empfohlen: So können Baldrian und Hopfen zur Behandlung der Insomnie angewandt werden.

13.2 Schlafstörungen aus Sicht der TCM

Schlaflosigkeit kann im Rahmen einer Erkrankung von außen und auch als die Folge einer Störung des inneren Gleichgewichtes auftreten. Die Störung kann u.a. durch schädliche Emotionen erfolgen. Diese führen der TCM-Theorie zufolge zu einer Schwächung von Yin und Xue – also jener Kräfte, die Ruhe und Stabilität bewahren sollen.

In der Nacht dominiert Yin und hält damit das Yang ruhig. Das Blut (Xue) transportiert und dient im Herz der Aufnahme von Shen. Wenn diese Komponenten gestört sind, kommt es zumeist zu einer Stagnation und/oder einem Fülle-Zustand des Herzens. Allerdings kann auch die Leber für Schlafstörungen verantwortlich sein. Neben Fülle-Zuständen können auch Schwäche-Zustände (z.B. der Nieren oder des Herzens) zu Schlafproblemen führen.

Nach diesen Theorien wird der Schlaf hauptsächlich von Shen und seinem Zustand bestimmt. Shen sitzt im Herzen und ist dort mit Xue und Yin verwurzelt. Ist nun das Herz beeinträchtigt, so findet Shen keinen Halt mehr – es kommt zu unruhigem Schlaf. Auch hier findet eine Wechselbeziehung zwischen Körper und Psyche statt. Wenn das Herz geschwächt ist oder aber emotionaler Stress zu Disharmonien und damit zu einer Beeinträchtigung des Herzens führt, können Schlafstörungen daraus entstehen (Huangdi Neijing Suwen 1979).

Neben Shen ist auch ein Teilaspekt von Shen an Qualität und Länge des Schlafs beteiligt, vor allem an Träumen und/oder Albträumen. Hun – der Shen-Aspekt der Leber – kontrolliert den Bereich der Träume. Wenn der Patient über einen gestörten Schlaf mit vielen Träumen und Albträumen berichtet, weist das auf ein Beteiligtsein von Hun hin (Zonghai 1892; vgl. Wang Keqin 1988). Bildlich kann man sich vorstellen, dass die Hun (auch «Wanderseele») auf Wanderschaft bleibt und keine Ruhe findet. Pathogene Faktoren, welche die Leber angreifen (Hun sitzt in der Leber) oder zu einer Leber-Schwäche führen, beeinträchtigen Hun und können somit zu einem unruhigen Schlaf mit vielen Träumen führen (Jingyue quan shu 1986).

Wenn wir uns noch einmal an die Teilaspekte von Shen denken, ist auch Zhi, als dessen Teilaspekt in den Nieren, ein wichtiger Bestandteil für den Schlafvorgang. Zhi ist die Wurzel von Shen und kontrolliert das Gedächtnis und den Schlaf. Wenn Zhi oder die Nieren beeinträchtigt sind, ist der Schlaf ebenfalls beeinträchtigt.

Praxistipp

Wenn Patienten über schlechten Schlaf klagen, sollten äußere Ursachen – wie z.B. übermäßiger Kaffeekonsum, Computertätigkeit vor dem Schlafengehen usw. – vorher ausgeschlossen werden (s. Übersicht «Schlafhygienische Maßnahmen»). Diese sind durch einfache Verhaltensänderungen zu beheben. Daher ist es wichtig, vorher Klarheit zu gewinnen, worin das eigentliche Hauptproblem liegt.

Die Symptome können in Schwierigkeiten beim Einschlafen und/oder Durchschlafen bestehen. Patienten haben auch manchmal das Gefühl, dass der Nachtschlaf nicht erholsam genug war. Aus diesen und zahlreichen anderen Begleitsymptomen (innere Unruhe, Grübeln, Nervosität) sowie verschiedenen vegetativen Beschwerden (Nachtschweiß, Kälte- oder Hitzegefühl, kalte Füße etc.) lässt sich dann auf das Organsystem bzw. auf den Funktionskreis schließen. Bei zusätzlicher Schwäche kann neben der Akupunktur auch mittels Moxibustion behandelt werden.

Praxistipp

Achten Sie bitte darauf, ob der Patient Schlafmittel nimmt. Wenn dies der Fall ist, fragen Sie, wie lange er sie einnimmt und besprechen Sie mit ihm ein mögliches Absetzen. Oft kann nach einigen Akupunktursitzungen das Schlafmittel reduziert und dann allmählich abgesetzt werden. Achten Sie jedoch auf ein mögliches Entzugssyndrom.

Einen Vorschlag für ein Akupunkturschema zur Allgemeinregulation bilden im Folgende angeführten Punkte. Hier gilt es das Herz und Shen zu beruhigen.

▪ Mögliche Punkte zum Nadeln

LG/Du 20 Klärt den Geist, lindert Depression, stärkt Qi und Yang.

Ex 6 Besänftigend, sedierend, senkt Yang.

He 7 Beruhigt Shen und nährt das Herz.

Bl 62 Harmonisiert Qi.

Ex 8 Leitet Wind aus.

Pe 6 Beruhigt das Herz, reguliert Qi, löst Leber-Qi-Stagnation.

Mi 6 Wichtigster Punkt bei Milz-Mangel-Zuständen; stärkt Qi, beruhigt Shen, löst Stasen, tonisiert die Niere.

Ex 9 Hebt Qi.

Le 3 Beruhigt Shen-Aspekt.

Ex 1 Sediert, beruhigt Shen.

Ma 36 Beruhigt Shen, nährt Qi und Xue.

Vor allem die Punkte He 7, Pe 6 und Mi 6 beruhigen Shen und das Herz.

13.2.1 Schwächestörungen

Bei Schwächestörungen können bestimmte Punkte mittels Moxibustion behandelt werden.

- **Mögliche Punkte zur Moxibustion**

Bl 23 Leitet Nässe aus, vermindert Leber-Feuer, stärkt Nieren-Qi; wichtiger Punkt, um die Niere zu stärken.

Di 11 Harmonisiert Xue, kühlt.

Mi 6 Stärkt Qi, beruhigt Shen.

Bl 22 Harmonisiert Qi.

Ni 7 Stützt Yin, reguliert Xue.

KG/Ren 6 Tonisiert Nieren-Qi.

Ni 8 Spaltpunkt, kühlt.

Ni 3 Stärkt Willenskraft, Antrieb und Initiative, tonisiert Niere.

13.2.2 Einschlafstörungen

Hier findet sich eine übergroße Aktivität und/oder Anspannung.

- **Mögliche Punkte zum Nadeln**

Le 2 Harmonisiert Xue.

Le 3 Senkt Yang ab, harmonisiert Xue.

Le 14 Stärkt Qi, kühlt Xue.

Mi 6 Stärkt Qi, beruhigt Shen.

Pe 6 Beruhigt das Herz, reguliert Qi, löst Leber-Qi-Stagnation.

Pe 7 Harmonisiert, leitet Hitze ab.

He 3 Beruhigt Shen, klärt Hitze, transformiert Schleim.

Bl 18 Beseitigt Leber-Qi-Stagnation, harmonisiert.

Bl 20 Bewegt Qi, beruhigt, reguliert Xue.

LG/Du 20 Klärt den Geist, lindert Depression, stärkt Qi und Yang.

13.2.3 Durchschlafstörungen

Hier gibt es möglicherweise Schwierigkeiten im Funktionskreis Milz und es gärt. Emotionale Probleme konnten dann nicht geklärt werden, und der Patient wälzt Gedanken hin und her. Oder aber Yin ist geschwächt, und Shen kann sich nicht mehr sammeln.

▪ Mögliche Punkte zum Nadeln

Mi 3 Löst Schleim, senkt Qi.

Mi 6 Stärkt Qi, beruhigt Shen.

Ma 36 Stärkt Qi.

Ma 40 Wandelt Schleim um.

KG/Ren 12 Harmonisiert Qi.

KG/Ren 15 Beruhigt Shen, hellt die Stimmung auf.

He 3 Beruhigt Shen, klärt Hitze, transformiert Schleim.

He 7 Beruhigt Shen und nährt das Herz.

Bl 15 Stärkt Qi des Herzens (bei Qi-Schwäche und Blut-Mangel).

Bl 20 Leitet Nässe aus, nährt Qi.

Bl 21 Harmonisiert Qi.

Ni 3 Unterstützt Jing, tonisiert Nieren-Qi.

Wenn der Patient über kalte Füße klagt, sollte man ihn wärmen und ggf. moxen. Wenn der Patient zusätzlich über bestimmte psychisch-emotionale Faktoren klagt, kann man spezifische Punkte für die Modulation hinzunehmen.

▪▪ Wenn der Patient sich übermäßig große Sorgen macht

Gb 43 Stützt Qi.

▪▪ Bei Melancholie und/oder Erregung

Lu 9 Wandelt Schleim um.

▪▪ Bei Ruhelosigkeit und/oder emotionalem Aufgewühltsein

Ma 27 Kräftigt Qi.

▪▪ Bei sehr großer Traurigkeit

3E 10 Wandelt Schleim, reguliert Qi.

▪▪ Bei Verzweiflung

LG/Du 24 Beruhigt Shen, bei Traurigkeit, Angst und Schlafstörungen.

▪▪ Bei geringem Qi

Lu 1 Reguliert Qi, senkt Lungen-Qi, wandelt Schleim um

▪▪ Bei rebellischem Qi

3E 1 Kühlt.

▪▪ Bei realistisch wirkenden Träumen

Wenn der Patient über realistische und beängstigende Albträume klagt, kann dies nicht nur zu einer Beeinträchtigung des Schlafes führen – mit der daraus folgenden Müdigkeit am nächsten Tag –, sondern auch zu einer zunehmenden Aversion dem Schlaf gegenüber, was dann in einen Kreislauf münden kann, ähnlich dem Teufelskreis der Angst.

Albträume treten vorwiegend während des REM-Schlafs auf. Die TCM führt das Träumen an sich u.a. auf das Umherwandern von Shen zurück. Laut den Klassikern der chinesischen Medizin kann der Akupunkteur aus der Art der Träume auf die Störung von Yin und Yang schließen.

> » So träumt man von großen Feuern, die brennen und versengen, wenn das Yang gedeiht. (Huangdi Neijing Suwen 1979, S. 596)

Eine mögliche Punktkombination bei übermäßigen bzw. realistisch wirkenden Träumen ist:

Ma 45 Löst Schleim, mobilisiert Qi, beruhigt Shen.

Mi 1 Reguliert Xue.

Bl 15 Stärkt Qi des Herzens.

Ni 3 Unterstützt Jing, tonisiert Nieren-Qi.

▪▪ Bei Albträumen

Mi 1 Reguliert Xue.

Mi 5 Löst Schleim.

Ni 6 Reguliert Qi, sediert.

Gb 44 Stützt.

Ma 45 Beseitigt Hitze, beruhigt Shen, bei Schlafstörungen.

Ma 44 Harmonisiert den Darm, beruhigt Shen.

Ohrakupunktur

- Shen men, Polster, Jerome, Retro-Jerome
- Frustration
- Psychotrope Punkte 1–4
- Vegetative Punkte: Veg I und II
- Herz (Shen sitzt im Herzen) (Abb. 13.1)

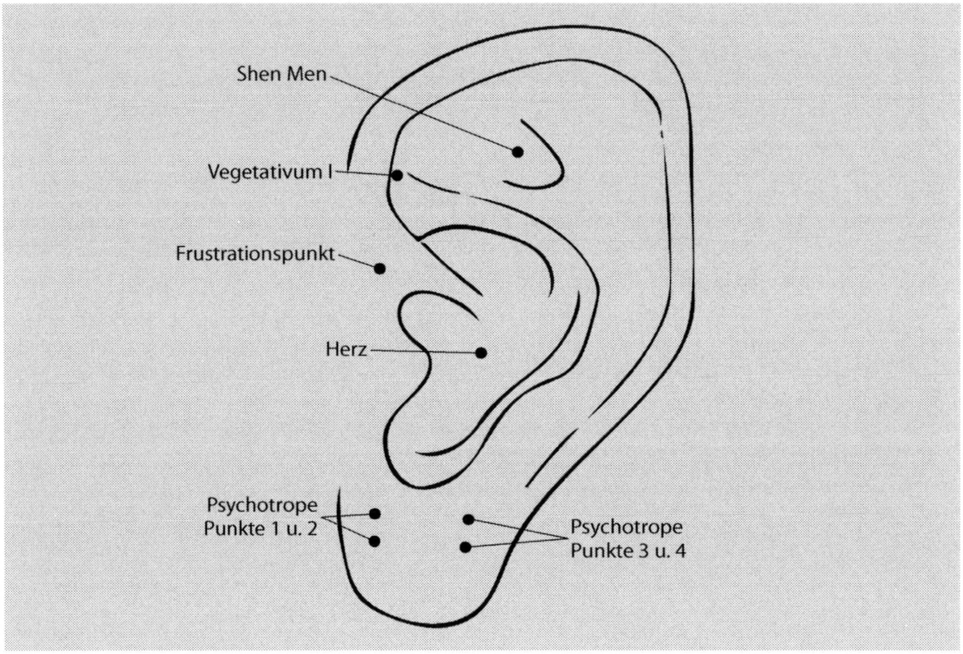

Abb. 13.1 Schlafstörungen: Ohr

13

13.3 Erfolge, Grenzen und Ausblick

Zu den Schlafstörungen finden sich vereinzelte Studien. Wichtig ist es, nicht nur Erfolge zu beschreiben, sondern auch Studien zu erwähnen, in denen Fragen aufgeworfen werden. So wurde eine Studie mit ca. 150 Patienten (Chung et al. 2015) mit anhaltenden Schlafstörungen und Depressionen durchgeführt. Die Patienten wurden in drei verschiedene Gruppen eingeteilt und drei unterschiedlichen Akupunkturverfahren (u.a. Sham-Akupunktur) unterzogen. Hinsichtlich der Einschlaflatenz gab es Veränderungen, doch auch nach der Behandlung wiesen viele Patienten noch erhebliche Schlafstörungen auf. In einer anderen Studie (Hachul et al. 2013), welche u.a. auch eine polysomnografische Untersuchung beinhaltete, kam es bei den Probanden (Frauen in der Menopause) zu einer erheblichen Verbesserung der Schlafqualität sowie zu einer Zunahme der Schlafstadien 3 und 4. Einige Reviews (z.B. Cheuk et al. 2012) zeigen auf, dass hinsichtlich der Studien zu dem Erkrankungsbild «Schlafstörungen» zumeist eine niedrige Methodenqualität und Heterogenität bestehen. Hier besteht also noch erheblicher Bedarf an validen Studien.

13.4 Fallbeispiel mit Diagnose, Verlauf und Beispielpunkt-kombination

Es geht um eine 45-jährige Patientin, sie ist verheiratet, hat ein Kind, keine finanziellen Sorgen und arbeitet als Sekretärin. Aktuell finden Umstrukturierungsmaßnahmen an ihrer Arbeitsstelle statt. Sie trinkt öfter ein Glas Wein zum Abend, ist Nichtraucherin, nimmt keine Medikamente, es gibt keine sportlichen Aktivitäten und bis auf eine gelegentliche Erkältung keine chronischen Erkrankungen. Seit ca. 3 Monaten plagen sie vornehmlich Einschlafstörungen, keine Albträume. Schlafhygienische Maßnahmen wurden z.T. schon selbstständig durchgeführt. Die Zunge zeigte sich rot und trocken, sie besaß einen leicht gelben Belag sowie eine Furche an der Zungenspitze.

Körperakupunktur-Punkte, die genadelt wurden, waren: LG/Du 20, Ex. 6, Pe 6, Pe 7, He 3, He 7, Ma 36, KG/Ren 15, GB 43, Le 3, Mi 6 und Bl 23.

Ohrakupunktur-Punkte, die genadelt wurden, waren: Shen men, Frustration, Sorge, Sonne, Herz und Veg. I.

13.4.1 Verlauf

Die Zungendiagnostik wies mit ihrem trockenen Belag und der deutlich roten Farbe auf eine Hitze-Symptomatik hin, wobei es im Verlauf der Erkrankung zu einer Yin-Schwäche kam. Ich leitete die übermäßige Hitze aus und stärkte das Yin. Des Weiteren beruhigte ich Shen. Die Patientin fühlte sich nach der dritten Behandlung deutlich ruhiger. Die Schlafqualität zeigte sich gebessert. Die Einschlafschwierigkeiten traten nach Abschluss der Behandlung nicht mehr auf.

Literatur

Chung KF, Yeung WF, Yu YM, Yung KP, Zhang SP et al. (2015) Acupuncture for residual insomnia associated with major depressive disorder: a placebo- and sham-controlled, subject- and assessor-blind, randomized trial. J Clin Psychiatry 76(6): e752–60

Cheuk DK, Yeung WF, Chung KF, Wong V (2012) Acupuncture for insomnia. Cochrane Database Syst Rev 9: CD005472

Hachul H, Garcia TK, Macial AL, Yagihara F, Tufik S et al. (2013) Acupuncture improves sleep in postmeopause in a randomized, double-blind, placebo-controlled study. Climacteric 16(1): 36–40

Huangdi Neijing Suwen (1979) The Yellow Emperor's Classic of Internal Medicine – Simple Questions. People's Health Publishing House, Peking (Erstveröffentlichung ca. 100 v. Chr.)

Jingyue quan shu (1986) The Complete Book of Jing Yue. Shanghai Scientific Publishing House, Shanghai (das vollständige Buch des Jingyue wurde von Zhang Jingyue verfasst und ca. 1624 veröffentlicht)

Stuck A et al. (2013) Praxis der Schlafmedizin, 2. Aufl. Springer, Berlin Heidelberg New York Tokyo

Wang Keqin (1988) Zhongyi shenzhu xueshuo (Theory of the Mind in Chinese Medicine). Ancient Chinese Medical Texts. Publishing House, Peking

Zonghai Tang (1988) Zhongxi huitong yijing jingyi. The Essence of the Convergence between Chinese and Western Medicine

Zhongyi shenzhu xueshuo (1892) Theory of the Mind in Chinese Medicine. Ancient Chinese Medical Texts Publishing House, Peking

Essstörungen und Adipositas

Doris Krüger

D. Krüger, *Akupunktur bei psychischen Erkrankungen*

DOI 10.1007/978-3-662-53677-3_14

Dieses Kapitel widmet sich den Essstörungen. Sie und die Adipositas werden aus TCM-Sicht beschrieben wie auch mögliche Behandlungsmöglichkeiten mittels Akupunktur. Zunächst wird der schulmedizinisch-psychiatrische Aspekt dieser Erkrankungen beleuchtet, im Anschluss werden die Erkrankungen aus Sicht der TCM dargestellt. Das Kapitel schließt mit einem Fallbeispiel.

14.1 Das Krankheitsbild

Unter Essstörungen werden Bulimia nervosa, die Anorexia nervosa und die Binge-Eating-Störung verstanden. Diesen Erkrankungen ist gemeinsam, dass die Patienten sich exzessiv mit dem Thema Essen beschäftigen und eine Störung des Essverhaltens sowie der Gewichtskontrolle und dessen Verhalten aufweisen. Häufig bestehen Komorbiditäten mit depressiven Erkrankungen, Suchterkrankungen oder Angst- und/oder Zwangserkrankungen.

14.1.1 Definitionen

Anorexia nervosa Selbst verursachter Gewichtsverlust und Beibehaltung eines für das Alter zu niedrigem Körpergewicht. Vorstellung der Betroffenen, zu dick zu sein – trotz Untergewichts.

Bulimia nervosa Heißhungerattacken, gefolgt von Erbrechen, Fasten, Laxantienabusus, um dem Effekt der Nahrung entgegenzuwirken.

Binge-Eating-Störung Episoden von Essanfällen, ohne nachfolgende entgegenwirkende Maßnahmen zur Gewichtsabnahme.

14.2 Therapie

Je nach Krankheitsausprägung kann eine ambulante oder stationäre Therapie erfolgen.

Praxistipp

In Abhängigkeit vom Schweregrad muss ein lebensbedrohlicher Zustand beseitigt werden. Hierbei ist das Refeeding-Syndrom zu beachten. Zudem muss die jeweilige gesetzliche Lage des Bundeslandes zur Zwangseinweisung und Zwangsbehandlung des Patienten geklärt werden.

Das Refeeding-Syndrom ist ein lebensbedrohliches Zustandsbild, welches bei mangelernährten Patienten nach Beginn einer adäquaten Nährstoffzufuhr entstehen kann. Das Syndrom kann hierbei sowohl bei enteralem oder pareteralem Kostaufbau als auch bei oraler Kostzufuhr verursacht werden. Es können leichte Vitaminmangelzustände bis hin zu schweren Elektrolytstörungen und daraus resultierendem Organversagen beobachtet werden. Daher ist es wichtig, die Patienten in der Phase des Kostaufbaus engmaschig zu monitoren, wobei hier die Vitalparameter, die Elektrolyte und die Flüssigkeit kontrolliert werden sollten. Der Kostaufbau sollte langsam erfolgen.

Ansonsten liegt der Schwerpunkt der Essstörungen in der psychotherapeutischen Therapie. Es haben sich multimodale kognitiv-verhaltenstherapeutische Maßnahmen bewährt, ebenso ein Therapievertrag.

Eine alleinige Pharmakotherapie ist nicht indiziert. Medikamente können allerdings zur Unterstützung verordnet werden. Fluoxetin ist in Deutschland aktuell als einziges Medikament zur Behandlung der Bulimie zugelassen. Alle anderen Medikamente wären Off-label-Anwendungen oder zielen auf eine andere (Begleit-)Symptomatik (z.B. eine depressive Stimmung) ab.

14.3 Essstörungen und Adipositas aus Sicht der TCM

14.3.1 Essstörungen

Anorexie

Der Vorgang des Essens und Verdauens ist ein komplexer Vorgang, der vom Magen über die Milz letztlich zum Blut führt. Nach chinesischer Sicht ist die Anorexie eine Vorstufe der Bulimie. Hier liegt eine Störung der Qi-Regulation vor, wobei das Leber-Qi die Mitte blockiert.

- **Mögliche Punkte zum Nadeln**

Le 3 Beruhigt Shen, leitet Nässe aus, stellt Fluss des Leber-Qi wieder her, beruhigt die Leber.

Le 13 Unterstützt Magen-Qi, reguliert Verdauung.

Ma 36 Beruhigt Shen, nährt Qi und Xue.

Mi 6 Wichtigster Punkt bei Milz-Mangel-Zuständen; stärkt Qi, beruhigt Shen, löst Stasen, tonisiert die Niere.

Pe 6 Beruhigt Shen.

Kg/Ren 12 Harmonisiert Qi, fördert die Verdauung, reguliert Funktion des Magens.

Bulimie

Die Bulimie zeigt die Unfähigkeit, das Qi von Lunge und Magen abzusenken. Auch in der chinesischen Medizin handelt es sich um das Thema der Weiblichkeit und die Unfähigkeit der Betroffenen, diese eigene Weiblichkeit anzunehmen.

- **Mögliche Punkte zum Nadeln**

Lu 1 Wichtiger Lungenpunkt; stärkt Qi und senkt Qi der Lunge.

Lu 5 Stärkt Yin, reichert es an, senkt Qi ab.

Lu 9 Wandelt Schleim um, tonisiert die Lunge.

Ma 36 Beruhigt Shen, nährt Qi und Xue.

Ma 40 Wandelt Schleim um.

KG/Ren 12 Harmonisiert Qi, fördert die Verdauung, reguliert Funktion des Magens.

Mi 6 Wichtigster Punkt bei Milz-Mangel-Zuständen; stärkt Qi, beruhigt Shen, löst Stasen, tonisiert die Niere.

Pe 6 Beruhigt Shen.

14.3.2 Adipositas aus Sicht der TCM

Bei der Adipositas handelt es sich um eine Störung im Funktionskreis Milz. Wenn übermäßig viel verdaut werden muss – auch im intellektuellen Sinne –, wird die Funktion von Milz und Magen geschwächt. Dies kann durch Überarbeitung und/oder Überforderung geschehen, durch intensives Lernen oder durch ständiges Grübeln, aber auch durch übertriebene Lebensmittelaufnahme. Wenn die Mitte geschwächt wird (symbolisiert durch die Erde, diese gehört wiederum zum Funktionskreis Milz), hat der Betroffene das Gefühl, nicht mehr «in sich zu ruhen», im wahrsten Sinne des Wortes: «die Mitte» zu verlieren. Es fällt schwer, für sich selbst angemessen zu sorgen. Konsumgüter und/oder Nahrungsmittel sollen helfen, emotionale Bedürfnisse zu erfüllen.

Bei vielen adipösen Menschen ist das Aufnehmen der Nahrung nicht mit Genuss verbunden, sondern mit Trotz- und Schuldgefühlen. Es wechseln sich Hungerphasen mit denen der Völlerei ab, sodass die eigentliche Nahrungsaufnahme von dem Wunsch begleitet wird, das Essen noch stärker zu kontrollieren. Es bildet sich ein Teufelskreislauf.

Erst wenn das Essverhalten wieder als Genuss erlebt wird, welches körperliche und seelische Bedürfnisse befriedigt, kann Maß gehalten werden. Obendrein müssen die meisten Patienten auch erst wieder ein Gefühl für ihren eigenen Körper und die eigenen Emotionen entwickeln. Oftmals finden sich bei diesen Patienten verdrängte Emotionen, welche erst wieder wahrgenommen und akzeptiert werden müssen.

Neben der Akupunktur sollte dem Patienten auch eine Bewegungstherapie nahegebracht werden. Viele Menschen scheuen sich vor Sport, doch es sollte ihnen verdeutlicht werden, dass sich durch Bewegung auch ein gesundes Körperbewusstsein einstellt. QiGong und/oder TaiChi können hierbei ebenso hilfreich sein wie z.B. Nordic Walking.

Häufigste Störungbilder bei Adipositas
- Milz-Qi-Störung
- Leber-Qi-Stagnation
- Nieren-Yin-Mangel

Mögliche Punkte zum Nadeln

Akupunktur kann sich positiv auf übermäßigen Appetit und Heißhungerattacken auswirken. Der übermäßige Hunger ist häufig Ausdruck einer Milz- bzw. Magen-Schwäche. Für einen langfristigen Therapieerfolg ist eine Ernährungsumstellung mit Ernährungsberatung zu empfehlen.

Die im Folgenden aufgeführten Punkte können miteinander kombiniert und dem Störungsbild entsprechend ausgesucht werden. Sie stehen im Zusammenhang mit der Adipositas-Therapie.

Di 4 Leitet Obstruktionen aus der Dickdarmleitbahn aus, stärkt das Qi.

Di 10 Harmonisiert Qi und Xue.

Di 11 Hitzebehandlung, beseitigt Yang-Überschuss.

Lu 9 Wandelt Schleim um, tonisiert die Lunge.

Ma 8 Beseitigt Nässe, beruhigt Shen.

Ma 21 Reguliert Qi, löst Stagnationen.

Ma 25 Bei Fülle, kühlt Hitze.

Ma 28 Fördert die Ausscheidung (bei Ödemen gut).

Ma 30 Reguliert die Qi-Zirkulation.

Ma 36 Reguliert den Dreifach-Erwärmer, Milz, Magen, reguliert Qi.

Ma 37 Reguliert Magen-Qi.

Ma 40 Wandelt Schleim um.

Ma 44 Harmonisiert den Darm, beruhigt Shen.

Ma 45 Beseitigt Hitze, beruhigt Shen, bei Schlafstörungen.

Mi 3 Stärkt bei Mangel-Zuständen von Milz und Magen.

Mi 4 Bei Qi-Stagnation, Blut-Stase, beruhigt Shen, beseitigt Feuchtigkeit, reguliert Qi.

Mi 5 Wandelt Feuchtigkeit um, beruhigt Shen, stärkt Magen und Milz.

Mi 6 Wichtigster Punkt bei Milz-Mangel-Zuständen; stärkt Qi, beruhigt Shen, löst Stasen, tonisiert die Niere.

Mi 9 Leitet Schleim aus und ist sinnvoll bei Erkrankungen, die auf Feuchtigkeit zurückzuführen sind.

KG/Ren 4 Unterstützt das Nieren-Qi, nährt Jing, beruhigt Shen.

KG/Ren 6 Tonisiert Nieren-Qi, bei Diarrhö.

! Achtung bei Ren 4 und Ren 6: nicht zu tief nadeln, da die Blase getroffen werden kann. Nicht in der Schwangerschaft nadeln.

KG/Ren 9 Fördert Zirkulation von Qi, leitet Nässe aus (gut bei Ödemen).

KG/Ren 10 Tonisiert Qi.

KG/Ren 12 Harmonisiert Qi, fördert die Verdauung, reguliert Funktion des Magens.

KG/Ren 13 Wandelt und beseitigt Schleim, reguliert rebellisches Magen-Qi.

KG/Ren 17 Reguliert Qi im Brustkorb, fördert Zirkulation von Qi.

KG/Ren 21 Beseitigt die Stagnation von Nahrungsmitteln, öffnet Thorax.

Gb 25 Beseitigt Nässe, reguliert Wasserhaushalt.

Gb 34 Löst Nässe, löst Leber-Qi-Stagnation, beruhigt Qi.

Gb 41 Löst Nässe, verteilt Leber-Qi, löst Leber-Qi-Stagnation.

He 5 Beruhigt Shen, reguliert Herz-Qi, ist generell bei emotionalen Störungen sinnvoll.

He 7 Löst Stauungen des Qi, beruhigt Shen.

Bl 14 Beruhigt Shen, verteilt Leber-Qi.

Bl 15 Stärkt Qi des Herzens.

Bl 18 Beseitigt Leber-Qi-Stagnation.

Bl 20 Leitet Nässe aus, nährt Qi.

Bl 21 Stärkt Magen-Qi.

Bl 22 Fördert Flüssigkeitstransformation.

Bl 23 Leitet Nässe aus, vermindert Leber-Feuer, stärkt Nieren-Qi; wichtiger Punkt, um die Niere zu stärken.

Bl 25 Beseitigt Stauungen, für Magen/Milz-Qi, reguliert den Dickdarm.

Pe 6 Beruhigt das Herz, reguliert Qi, löst Leber-Qi-Stagnation.

Ni 3 Unterstützt Jing, tonisiert Nieren-Qi, bei Nieren-Mangel.

Ni 6 Stärkt Nieren-Yin, beruhigt Shen.

Ni 7 Beseitigt Nässe und Ödeme.

Ni 9 Beruhigt Shen, stärkt Nieren-Yin, generell bei Angst/Panik sinnvoll.

Ni 10 Leitet Nässe aus, unterstützt Qi der Nieren.

3E 10 Wandelt Schleim, reguliert Qi.

Le 3 Beruhigt Shen, leitet Nässe aus, stellt Fluss des Leber-Qi wieder her, beruhigt die Leber.

Le 13 Unterstützt Magen-Qi, reguliert Verdauung.

Le 14 Löst Leber-Qi-Stagnation, wandelt Schleim, beruhigt Magen.

LG/Du 4 Stärkt Nieren, unterstützt Jing.

LG/Du 9 Leitet Nässe/Hitze aus, bewegt Qi.

▪ Eine Auswahl an Ohrakupunkturpunkten

- Suchtdreieck mit: Begierde, Frustrationspunkt und PT 1
- Vegetative Punkte mit Veg I und II
- Shen men; Polster, R-Punkt
- Omegapunkte (I und II, Hauptpunkt)
- Punkte des Essverlangens
- Hunger
- Magen
- Plexus-solaris-Zone,
- Mund/Schlund
- Psychotrope Punkte 1–4 (▫ Abb. 14.1)

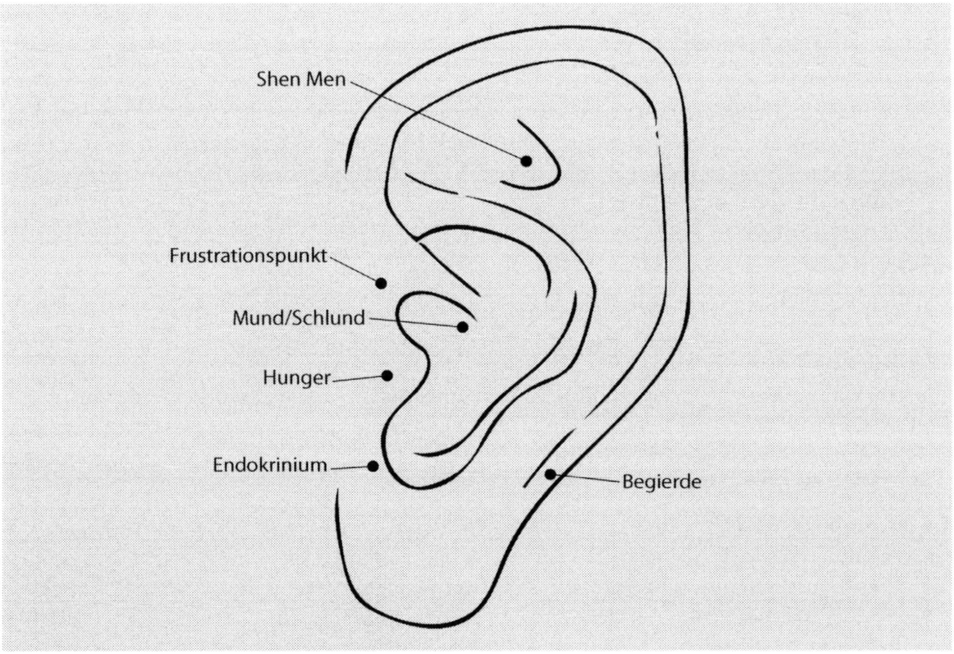

▫ Abb. 14.1 Adipositas-Behandlung: Ohrakupunktur

Eine mögliche Kombination ist mit folgenden Punkten machbar: Du 20, He 7, Pe 6, Le 3, Le 13, Ren 12, Bl 20, Bl 21 und Ma 36.

Die Körperakupunktur kann dann in Kombination mit der Ohrakupunktur durchgeführt werden, z.B. an den Punkten Shenmen, Magen, Mund, Milz und Vegetativum.

14.4 Fallbeispiel mit Diagnose, Verlauf und Beispielpunktkombination

Es handelt sich um eine 50-jährige Patientin, die seit Jahren übergewichtig ist (74 kg bei 1,60 m). Die sporadisch durchgeführten Diätversuche scheiterten bzw. führten nur zu kurzfristigen Erfolgen. Auf lange Sicht gesehen, hat sie nach den Versuchen sogar an Gewicht zugelegt.

Das Essen ist unregelmäßig. Sie verzichtet auf das Frühstück. Im Laufe des Tages entwickelt sie vermehrt Hunger. Zusätzlich leide sie aber unter Appetitmangel. Es bestehen keine Kältegefühle. Sie kann sich schlecht bewegen und leide unter Antriebsarmut und zunehmender Müdigkeit. Es bestehen keine zusätzlichen Erkrankungen bis auf eine Varikosis. Vom äußeren Erscheinungsbild ist die Patientin eher blass. Zungendiagnostik: Zunge blass mit weißem Belag, keine Zahneindrücke. Puls: schlüpfrig.

14.4.1 Diagnose

Milz-Qi-Mangel (Müdigkeit, Appetitlosigkeit, Zungenbild, Puls) – unterstützt wird der Milz-Qi-Mangel durch die unregelmäßige Nahrungsaufnahme.

14.4.2 Therapieplan

Ernährungsumstellung mit regelmäßiger Nahrungsaufnahme, Bewegung (Walking, Joggen oder ähnliches). Die Patientin entschied sich für das Walking.

14

▪ Punkte, die genadelt wurden

▪▪ Körperakupunktur

Bei der Körperakupunktur können Ma 36, Ni 6, Ni 10, Bl 20, Bl 21, Le 3, Mi 6 und He 7 genadelt werden.

▪▪ Ohrakupunktur

Die Ohrakupunktur berücksichtigt Schlund, Aggression, Shen men, Begierde und Frustration.

14.4.3 Verlauf

Im Verlauf der Behandlung zeigte sich eine stetige Gewichtsabnahme. Natürlich nicht so schnell und drastisch, wie bei den Diäten, jedoch deutlich stabiler, ohne den typischen Jojo-Effekt. Die Patientin fühlte sich ausgeglichener. Der Zungenbefund zeigte einen Rückgang des Milz-Qi-Mangels. Das Walking behielt sie bei.

Somatoforme Störungen

Doris Krüger

D. Krüger, *Akupunktur bei psychischen Erkrankungen*
DOI 10.1007/978-3-662-53677-3_15

Somatoforme Störungen sind das Thema des Kapitels. Zuerst werden die ICD-10-Kriterien herangezogen, und die Erkrankung wird samt der unterschiedlichen Behandlungsmöglichkeiten aus schulmedizinisch-psychiatrischer Sicht beschrieben. Danach geht es um die verschiedenen Ausprägungen der somatoformen Störungen aus chinesischer Sicht. Die Punktkombinationen geben dem Behandelnden die Möglichkeit, diese Erkrankungen mittels Akupunktur behandeln zu können. Das Kapitel schließt mit einem Fallbeispiel.

15.1 Das Krankheitsbild

Die somatoformen Störungen gehören zu den häufigsten psychischen Erkrankungen in Deutschland. Zu den Symptomen gehören Müdigkeit, Schmerzen, innere Unruhe und psychovegetative Störungen. Historisch gehen somatoforme Störungen ebenso wie die Konversionsstörungen auf das Konzept der Hysterie zurück.

Charakteristische Symptome der somatoformen Störungen
- Beharrliche Forderung des Patienten nach medizinischer Diagnostik
- Wiederholte Darbietung körperlicher Symptome
- Medizinisch unbegründete Gesundheitsbefürchtungen
- Überzeugung, an einem Makel zu leiden

Zur Gruppe der somatoformen Störungen gehören
- Hypochondrie,
- Somatisierungsstörung,
- somatoforme autonome Funktionsstörung,
- anhaltende somatoforme Schmerzstörung.

Somatoforme Störungen neigen zur Chronifizierung.

Wie die meisten psychiatrischen Krankheitsbilder wird bei den somatoformen Störungen das Zusammenwirken verschiedener Faktoren als ursächlich angesehen. Neben prädisponierenden biologischen Faktoren spielt die individuelle Lebensgeschichte eine wichtige Rolle. Bei vielen Patienten findet sich eine Häufung von belastenden Ereignissen in der Kindheit, z.B. schwere Erkrankungen, Vernachlässigung und Gewalterfahrung.

Auch der sozio-ökonomische und der kulturelle Hintergrund spielen wichtige Rollen. So finden sich bei Asiaten hohe Somatisierungsraten, da emotionale Beschwerden noch immer sehr stark stigmatisiert werden.

Bei Patienten mit einer Somatisierungsstörung führen eine verstärkte Wahrnehmung und die folgende Fehlinterpretation normaler körperlicher Vorgänge als bedrohlich und krankheitswertig zu starker Angst. Daraus folgt eine Erhöhung des physiologischen Erregungsniveaus, was wiederum zu einer Verstärkung der vegetativen Symptome und zu einer Fokussierung der Aufmerksamkeit führt. (Dies erinnert an den Teufelskreis der Angst, dem wir in ► Kap. 11 begegneten.) Körperliche Schonung, eine intensive Inanspruchnahme medizinischer Leistungen und die intensive Beschäftigung mit möglichen Erkrankungen führen im Endeffekt zur Aufrechterhaltung der Erkrankung. Hinzu kommt ein möglicher primärer und sekundärer Krankheitsgewinn – auch ein solcher trägt dazu bei, dass der Patient krank bleibt.

15.1.1 Definition (nach ICD-10)

Die Störung tritt ein ohne ausreichend erklärendes Organkorrelat, über einen Zeitraum von mindestens zwei Jahren gibt es Klagen über multiple und wechselnde körperliche Beschwerden. Eine evtl. vorliegende körperliche Erkrankung erklärt nicht Ausmaß, Dauer und Schwere der Störungen. Es findet eine ständige Beschäftigung mit körperlichen Symptomen statt, wie auch wiederholte Forderungen nach somatischer Diagnostik und die Weigerung, die Versicherung anzunehmen, dass keine körperliche Erkrankung Ursache der Beschwerden ist. Es bestehen sechs verschiedene körperliche Symptome aus mindestens zwei verschiedenen Gruppen:

- gastrointestinale Beschwerden,
- kardiovaskuläre Beschwerden,
- unklare Schmerzsymptome,
- urogenitale Symptome.

Die Störungen dürfen nicht ausschließlich während einer wahnhaften, schizophrenen und einer affektiven Störung oder einer Panikattacke auftreten.

Das ist die aktuelle Definition, nach der Somatisierungsstörungen diagnostiziert werden. Allerdings gibt es neben den Störungen selbst zahlreiche Krankheitsbilder, die ihnen sehr ähnlich sind. Auch bei Krankheitsbildern kann man Modetrends erkennen, und in den letzten Jahren wurden viele Begriffe eingeführt, die «moderne Gesundheitsstörungen» beschreiben.

Eines der bekanntesten ist das Burn-out-Syndrom, das so genannte Erschöpfungssyndrom. Es umfasst Symptome wie Kopfschmerzen, Herzschmerzen, sexuelle Schwierigkeiten, Schlafstörungen, Erschöpfung, das Gefühl von Hilflosigkeit und manchmal Hoffnungslosigkeit, teilweise aggressive Impulse, Zynismus, Gleichgültigkeit und/oder Depressionen. Vor allem Menschen aus Berufen, die mit einer helfenden, pflegenden oder beratenden Tätigkeit verbunden sind, sind betroffen. Das Burn-out-Syndrom entspricht am ehesten einer Depression und/oder Angsterkrankung.

Ein weiterer Begriff, der ohne klare Abgrenzung zu den somatoformen Störungen besteht, ist die heute nur noch selten diagnostisch verwendete Neurasthenie. Hier bestehen bei den Betroffenen über einen Zeitraum von mindestens drei Monaten andauernde Müdigkeitsgefühle oder Erschöpfungszustände nach geringer geistiger oder körperlicher Tätigkeit sowie unspezifische Beschwerden wie akute oder chronische Muskelschmerzen, Kopfschmerzen, Unruhe und Unfähigkeit, sich zu entspannen, Schlafstörungen, Benommenheit, Reizbarkeit und die Unfähigkeit, sich von der Beeinträchtigung zu erholen.

15.2 Therapie

Im Vordergrund stehen primär psychotherapeutische Verfahren, wobei auch hier die Kognitive Verhaltenstherapie empfohlen wird. Bei der Psychotherapie sollte der Patient mit einem alternativen, bio-psycho-sozialen Erklärungsmodell vertraut gemacht werden, ohne seine Beschwerden abzuwerten. Die Zusammenhänge zwischen körperlichen und psychischen Symptomen sollten zusammen mit dem Patienten erarbeitet und dysfunktionale Überzeugungen hinsichtlich Gesundheit und Krankheit modifiziert werden. Zusätzlich sollte der Patient Entspannungsverfahren erlernen und zum Abbau von einer möglicherweise schon eingetretenen Schonhaltung Sport betreiben.

15.2.1 Medikamentöse Therapie

Zusätzlich zur Psychotherapie ist in Deutschland bei schweren Fällen das Antidepressivum Opipramol zugelassen. Opipramol ist eine trizyklische Substanz mit dem Kern von Carbamazepin und der Seitenkette von Fluphenazin und Perphenazin. Trotz einer trizyklischen Struktur zeigt Opipramol in therapeutischen Dosen keine Wiederaufnahmehemmung für biogene Amine. Es finden sich antagonistische Effekte am 5-HT2-, am H1- sowie am D2-Rezeptor bei erhöhtem Dopamin-Umsatz. Opipramol ist ein starker Ligand an s1- und s2-Rezeptoren. Die sedativen Eigenschaften sind auf die antihistaminerge Wirkung zurückzuführen, die Ursache der anxiolytischen Wirkung ist unklar. Opipramol hat keine hypnotischen und muskelrelaxierenden Eigenschaften.

15.3 Schmerzen und somatoforme Störungen aus Sicht der TCM

In der TCM können gestaute Emotionen zu einer Stagnation des Qi führen, ebenso wie bei den bereits besprochenen Depressionen (▶ Kap. 10). Betroffen können alle Funktionskreise sein, was die Vielfalt an verschiedenen, variablen Symptomen erklärt. Am häufigsten sind jedoch die Funktionskreise Leber, Magen/Milz und Lunge betroffen.

Ursachen der somatoformen Störungen aus TCM-Sicht
- Äußere pathogene Faktoren
- Innere pathogene Faktoren (die Emotionen)
- «Schleim» und «gestautes Blut»
- Fehler in der Lebensführung
- Infektionskrankheiten, Traumata

15.3.1 Hypochondrische Schmerzen

Aufgrund von unterdrückten Emotionen kommt es zu einer Fehlfunktion der Leber, was zu einer Qi-Stagnation führen kann. Die Patienten verspüren oftmals ein Völlegefühl im Oberkörper und einen bitteren Geschmack im Mund. Die einzelnen Symptome variieren je nach dem emotionalen Zustand des Patienten.

▪ **Mögliche Punkte zum Nadeln**

Gb 34 Löst Leber-Qi-Stagnation, beruhigt Qi.

Gb 40 Reguliert Qi.

3E 6 Löst Stasen, unterstützt Qi.

Le 2 Harmonisiert Qi, hält Xue.

Le 14 Stärkt Qi, kühlt Xue.

15

Bl 18 Beseitigt Leber-Qi-Stagnation.

Bl 17 Reguliert Xue, löst Stase.

Mi 6 Wichtigster Punkt bei Milz-Mangel-Zuständen; stärkt Qi, beruhigt Shen, löst Stasen, tonisiert die Niere.

Ohrakupunktur

- Shenmen
- Leber
- Thorax
- Frustration
- Antiaggression

15.3.2 Reizdarmsyndrom

Auch hier zeigt sich ein variantenreiches Beschwerdebild. Die Symptome können von völliger Obstipation zu Diarrhö und deren Kombination reichen. Die Patienten können über Schmerzen im Abdomen, vegetative Beschwerden, Nahrungsmittelunverträglichkeit und dem Gefühl des Aufgeblähtseins klagen. Weitere Symptome sind Blähungen, Appetitmangel, eine eher niedergedrückte Stimmung, Sorgen und/oder dumpfe diffuse Schmerzen.

Hier kann eine Schwächestörung des Funktionskreises der Milz vorliegen. Daneben liegt häufig auch eine Qi-Störung der Leber vor. Bei akuten, krampfartigen Schmerzen und/oder akuter Diarrhö muss man auch an Fülle-Störungen (Leber) oder Feuchtigkeit/Hitze denken.

Mögliche Punkte zum Nadeln

Di 4 Leitet Obstruktionen aus der Dickdarmleitbahn aus, stärkt das Qi.

Di 11 Hitzebehandlung, beseitigt Yang-Überschuss.

Ma 25 Bei Fülle, kühlt Hitze.

Ma 29 Stützt Yin.

Ma 36 Reguliert den Dreifach-Erwärmer, Milz, Magen, reguliert Qi.

Ma 37 Reguliert Magen-Qi.

Pe 6 Beruhigt Shen.

Mi 4 Bei Qi-Stagnation, Blut-Stase, beruhigt Shen, beseitigt Feuchtigkeit, reguliert Qi.

Mi 15 Treibt Wind aus.

Bl 25 Beseitigt Stauungen, für Magen/Milz-Qi, reguliert den Dickdarm.

LG/Du 20 Klärt den Geist, lindert Depression, stärkt Qi und Yang.

Variationen sind:

Di 10 Harmonisiert Qi und Xue.

Di 11 Hitzebehandlung, beseitigt Yang-Überschuss.

Le 3 Beruhigt Shen, leitet Nässe aus, stellt Fluss des Leber-Qi wieder her, beruhigt die Leber.

Le 13 Harmonisiert Qi.

Le 14 Stärkt Qi, kühlt Xue.

Gb 34 Löst Leber-Qi-Stagnation, beruhigt Qi.

Gb 41 Harmonisiert, bei Schmerzen.

Mi 3 Stärkt bei Mangel-Zuständen von Milz und Magen.

Mi 4 Bei Qi-Stagnation, Blut-Stase, beruhigt Shen, beseitigt Feuchtigkeit, reguliert Qi.

Mi 6 Bei Milz-Mangel-Zuständen, stärkt Qi, beruhigt Shen, löst Stasen, tonisiert die Niere.

Ma 19 Kühlt Xue, löst Blockaden.

Ma 20 Harmonisiert.

Ma 25 Bei Fülle, kühlt Hitze.

Ma 36 Reguliert den Dreifach-Erwärmer, Milz, Magen, reguliert Qi.

Ma 37 Reguliert Magen-Qi.

Die Behandlung des Reizdarms kann sehr diffizil sein und mitunter auch einige Zeit in Anspruch nehmen.

15.3.3 Burn-out-Syndrom bzw. Erschöpfungszustand

Hier zeigen sich meist somatisch empfundene Symptome wie Energiemangel, Schwindel, Kälteempfindlichkeit und deutliche Müdigkeit mit der einhergehenden verminderten Aktivität. Häufig ist eine Nierenschwäche zu finden. Die Therapie zielt darauf ab, das geschwächte Organ wieder zu stärken. Oftmals kann man die Akupunktur mit einer Moxibustion kombinieren.

- **Mögliche Punkte zum Nadeln**

Ma 36 Reguliert den Dreifach-Erwärmer, Milz, Magen, reguliert Qi.

Mi 6 Wichtigster Punkt bei Milz-Mangel-Zuständen, stärkt Qi, beruhigt Shen, löst Stasen, tonisiert die Niere.

Pe 6 Beruhigt Shen.

Ni 3 Unterstützt Jing, tonisiert Nieren-Qi, bei Nieren-Mangel.

Ni 7 Beseitigt Nässe und Ödeme.

He 7 Löst Stauungen des Qi, beruhigt Shen.

KG/Ren 6 Tonisiert Nieren-Qi, bei Diarrhö.

Bl 15 Stärkt Qi des Herzens.

Bl 23 Leitet Nässe aus, vermindert Leber-Feuer, stärkt Nieren-Qi, wichtiger Punkt, um die Niere zu stärken.

Lu 7 Stützt Qi, harmonisiert den Energiefluss.

LG/Du 14 Stärkt die Willenskraft und Antrieb, stärkt das Herz und Nieren-Yang.

LG/Du 20 Klärt den Geist, lindert Depression, stärkt Qi und Yang.

15.3.4 Chronisches Müdigkeitssyndrom und Fibromyalgie

Auch hier klagen die Patienten über diffuse Schmerzen in verschiedenen Bereichen: in Muskeln, Sehnen oder Weichteilen, manchmal auch in den Gelenken. Auch fühlen sie sich schwach, müde und erschöpft. Allgemeine Symptome sind Schlafstörungen, abdominelle Beschwerden und eine eher niedergedrückte Stimmungslage. Da das Krankheitsbild sehr variantenreich ist, kämpfen viele Betroffene meist jahrelang um die Anerkennung ihres Leidens.

Eine Theorie in der chinesischen Medizin geht davon, dass sich hier das Geschehen eines unabgeschlossenen Infektes darstellt (Schmincke 2014). Der Abwehrvorgang ist quasi «steckengeblieben» und führt zu einer Daueraktivierung des Immunsystems. Diese Wiederholung erschöpft und kostet Kraft.

Hier wird die Akupunktur meistens mit einer besonderen Ernährungstherapie kombiniert, wobei tierische Eiweiße teilweise ganz weggelassen werden sollten. Dies hängt jedoch von dem jeweiligen Patienten mit seiner individuellen Krankheitsvorgeschichte ab. Mithilfe der Akupunktur können die Funktionskreise unterstützt werden, damit sie ihre eigentliche Aufgabe wieder übernehmen können.

■ **Mögliche Punkte zum Nadeln**

LG/Du 14 Dies ist der Kreuzungspunkt aller Yang-Leitbahnen, er vertreibt die äußeren schädigenden Einflüsse- Wind, Hitze, Kälte; stärkt das Abwehr-Qi.

Bl 1 Reguliert Energiefluss zu den Augen.

Di 4 Stärkt das Qi.

Di 11 Hitzebehandlung, beseitigt Yang-Überschuss.

Mi 10 Reguliert Xue.

3E 5 Löst Qi-Blockaden.

Le 3 Beruhigt Shen, leitet Nässe aus, stellt Fluss des Leber-Qi wieder her, beruhigt die Leber.

Mi 6 Bei Milz-Mangel-Zuständen, stärkt Qi, beruhigt Shen, löst Stasen, tonisiert die Niere.

Ma 36 Reguliert den Dreifach-Erwärmer, Milz, Magen, reguliert Qi.

Lu 9 Stützt Qi, befeuchtet, wandelt Schleim um und leitet aus.

Lu 5 Stabilisiert Qi und Yin.

Lu 1 Stoppt Husten, wandelt Schleim um, stützt Qi.

Lu 7 Löst Emotionen.

Pe 6 Beruhigt Shen.

15.4 Erfolge, Grenzen und Ausblick

Studien für diesen Bereich der psychiatrischen Erkrankungen sind noch dünn gesät. Allerdings ist eine Studie erwähnenswert, in der Patienten mit «medizinisch unerklärbaren Symptomen» teilgenommen und sich einer Akupunkturbehandlung mit mindestens zwölf Sitzungen unterzogen hatten (Paterson et al. 2011). Die Patienten konnten nach Abschluss dieser Behandlung deutlich eine Verbesserung des Lebensgefühls sowie eine subjektiven Verbesserung in verschiedenen Lebensbereichen (mehr Energie, mehr innere Ruhe etc.) angeben (Rugg et al. 2011). Ansonsten fehlt es in diesem Bereich noch an validierten Studien, die dem Anspruch einer wissenschaftlich fundierten Arbeit entsprechen. Einige Studien weisen methodische Problemen auf, weshalb sie als unzureichend bewertet werden.

15.5 Fallbeispiel mit Diagnose, Verlauf und Beispielpunktkombination

Die Patientin ist 50 Jahre alt, verheiratet, hat ein Kind und ist arbeitssuchend. Seit Jahren plagen sie zunehmende Beschwerden der Verdauung. Zahlreiche somatische/internistische Untersuchungen, inklusive Gastroskopie und Rektoskopie, ergaben keine pathologischen Befunde. Die Patientin klagt über Blähungen, ein permanentes Völlegefühl, zeitweise diffuse Schmerzen im Abdomen und breiige Stühle. Zeitweise leide sie auch unter Diarrhö.

Die Patientin ist adipös, blass und wirkt insgesamt verlangsamt, mit wenig Dynamik. Ihre Stimme ist leise. Sie schildert eine enorme Tagesmüdigkeit und auch, dass Tätigkeiten sie schnell erschöpfen. Auch fröstelt sie schnell. Wärme würde die Symptomatik verbessern. Sie mache sich auch viele Sorgen um ihre Familie, obwohl kein reeller Anlass dazu besteht. Die Zunge ist blass und wirkt aufgequollen, an den Rändern bestehen Zahneindrücke.

15.5.1 Therapie

Hier steht der Funktionskreis Milz im Vordergrund, sodass die Therapie darauf abzielen sollte, die Milz zu stärken. Die Zunge zeigte mir deutlich, dass es sich um eine Milz-Schwäche handelte (sie war aufgequollen und «aus dem Leim» gegangen).

Ich wandte neben der Akupunktur auch ernährungsspezifische Hinweise an. So sollte die Patientin vorerst kühlende/kalte Speisen meiden und auch Süßigkeiten reduzieren. Dagegen sollte sie wärmende Getränke und Nahrungsmittel zu sich nehmen (z.B. frischen Ingwertee).

■ Punkte, die genadelt wurden

■■ Körperakupunktur

Bei der Körperakupunktur wurden Ma 25, Ma 30, Ma 36, Ma 40, Mi 3, Mi 6, Mi 9, Bl 20, KG/Du 12, KG/Du 6, Bl 21, Bl 23, LG/Ren 4 und Pe 6 genadelt.

■■ Ohrakupunktur

Bei der Ohrakupunktur wurden Shen men, Frustrationspunkt, Antiaggressionspunkt, Sorge und Dickdarm genadelt.

15.5.2 Verlauf

Im Verlauf zeigten sich eine Abnahme der Diarrhö und eine allmähliche Abnahme des Kältegefühls. Die Patientin berichtete über deutlich weniger Schlafschwierigkeiten. Nach ungefähr sechs Sitzungen berichtet sie von weniger Schmerzen und abdominellen Beschwerden, welche schließlich gänzlich verschwanden. Die Sorgen nahmen in ihrer Intensität ab. Insgesamt nahm die Patientin zwölf Sitzungen in Anspruch und war mit dem Ergebnis zufrieden.

Literatur

Paterson C, Taylor RS, Griffiths P, Britten N, Rugg S et al. on behalf of the CACTUS study team (2011) Acupuncture for frequent attenders with medical unexplained symptoms: a randomised controled trial (CACTUS study). Br J Gen Pract 61(587): e295–305

Rugg S, Paterson C, Britten N, Bridges J, Griffiths P (2011) Traditional Acupuncture for people with medical unexplained symptoms: a longitudinal qualitative study of patients experiences. Br J Gen Pract 61(587): e306–15

Schmincke C (2014) Chinesische Medizin für die westliche Welt, 5. Aufl. Springer, Berlin Heidelberg New York Tokyo

Serviceteil

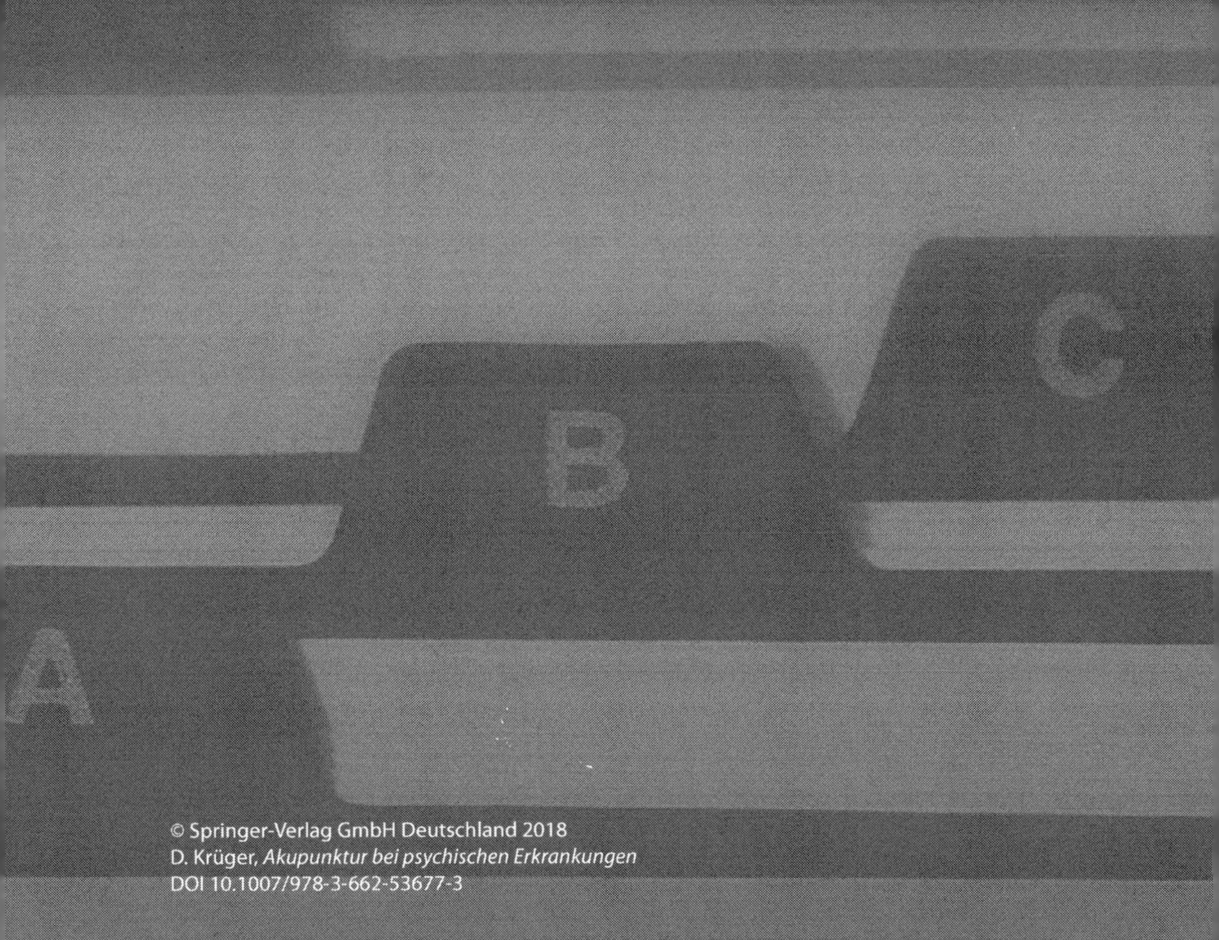

D. Krüger, *Akupunktur bei psychischen Erkrankungen*
DOI 10.1007/978-3-662-53677-3

Anhang

Wichtige Adressen

- Deutsche Ärzte-Gesellschaft für Akupunktur: http://www.daegfa.de
- Deutsche Akademie für Akupunktur: https://www.akupunktur.de/
- Deutsche Gesellschaft für Schlafforschung und Schlafmedizin (DGSM): http://www.dgsm.de
- Deutsche Gesellschaft für Schlafforschung und Schlafmedizin (DGSM) S3 Leitlinie Nicht erholsamer Schlaf/Schlafstörungen: http://www.awmf.org/leitlinien/detail/ll/063-001.html
- Deutsche Gesellschaft für Bipolare Störungen e. V.: http://www.dgbs.de
- Deutsches Bündnis gegen Depression e. V.: http:// www.buendnis-depression.de
- Kompetenznetz Depression mit zahlreichen Informationen aus Praxis, Forschung und Klinik für Ärzte und Patienten: http://www.kompetenznetz- depression.de
- Leitlinien der Depressionsbehandlung mit Entscheidungshilfen in migrantenrelevanten Sprachen für Betroffene: http://www.depression-leitlinie.de
- S3-Leitlinie/Nationale VersorgungsLeitlinie Unipolare Depression: http://www.awmf.org/uploads/tx_szleitlinien/nvl-005l_S3_Unipolare_Depression_2011-08.pdf
- Gesellschaft für Angstforschung: http://www.gwdg.de/~bbandel/gaf.htm
- S3-Praxisleitlinien Demenzen (DGPPN, DGN): http://www.dgppn.de/publikationen/leitlinien/ leitlinien0.html (Zuletzt gesehen: 06.09.2011)
- Kompetenznetz Degenerative Demenzen: http://www.knd-demenzen.de
- Kompetenznetz Schizophrenie: http://www. kompetenznetz-schizophrenie.de
- Deutsche Gesellschaft Zwangserkrankungen e. V.: http://www.zwaenge.de
- Deutsche Gesellschaft für Essstörungen e. V.: http://www.dgess.de
- S3-Leitlinie Essstörungen unter: http://www. awmf.org/uploads/tx_szleitlinien/051-026l_S3 Diagnostik_Therapie_Essstoerungen.pdf
- Adressen ambulanter Traumatherapeuten finden sich unter www.EMDRIA.de oder www.DEGPT.de
- Borderline-Portal für Deutschland, Österreich und die Schweiz: http://www.borderline-plattform
- Portal für und über narzisstische Persönlichkeitsstörungen: http://www.narzissmus.net

Nützliche Abbildungen und Tabelle zur Zungendiagnostik

Weiterhin sind die im Folgenden zu sehenden Bilder sehr nützlich (◘ Abb. A.1 und ◘ Abb. A.2).

Wichtig ist zudem eine zusammenfassende Darstellung der Zungendiagnostik, wie ◘ Tab. 1 sie bietet.

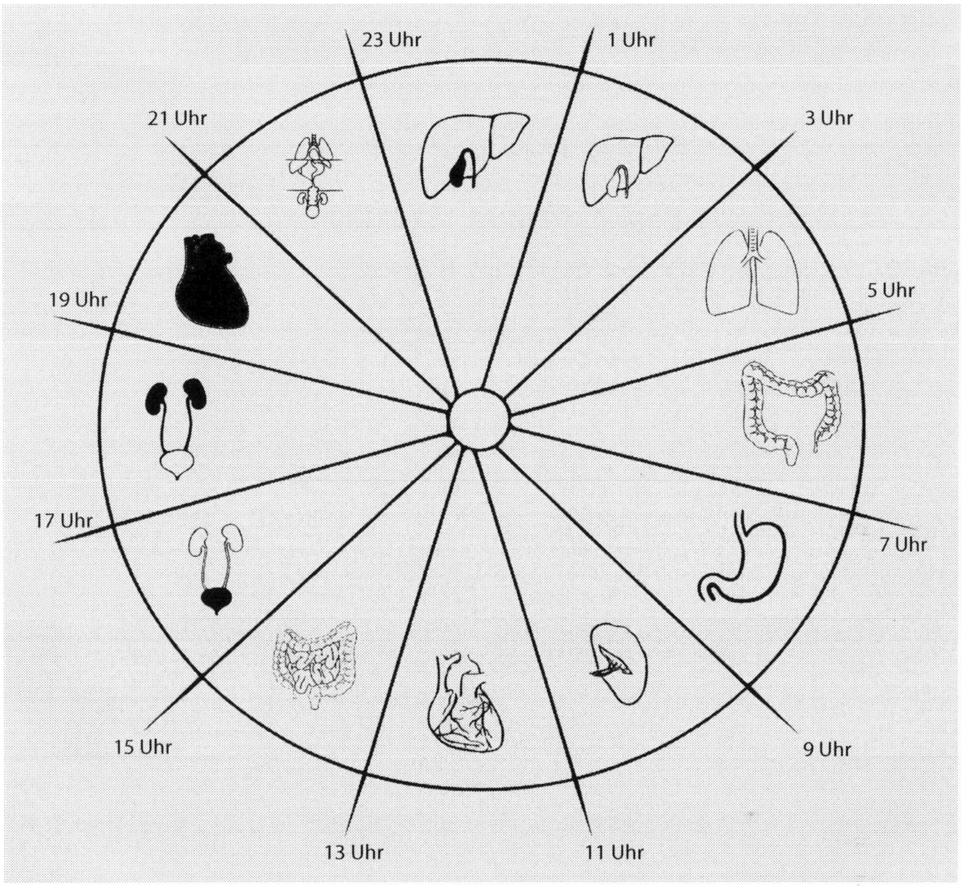

Abb. A.1 Organuhr

Abb. A.2 Ohr

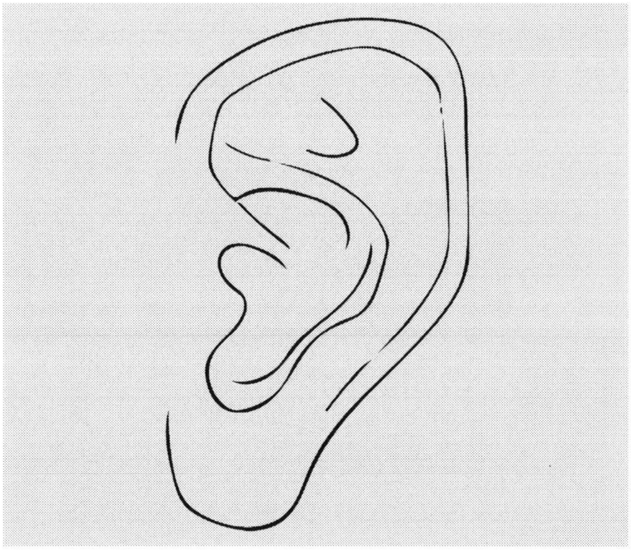

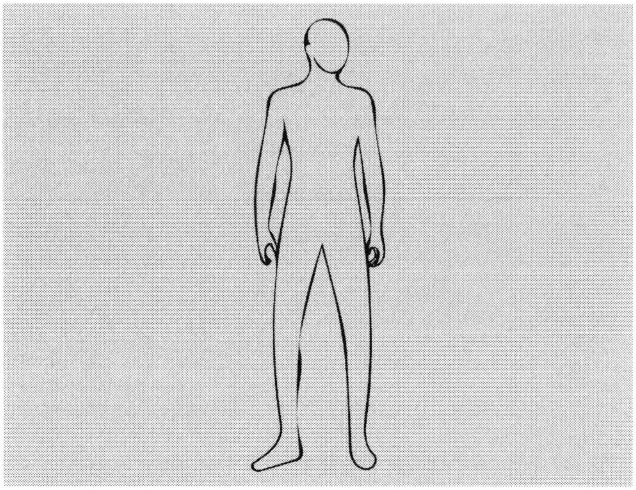

Abb. A.3 Körper vorn

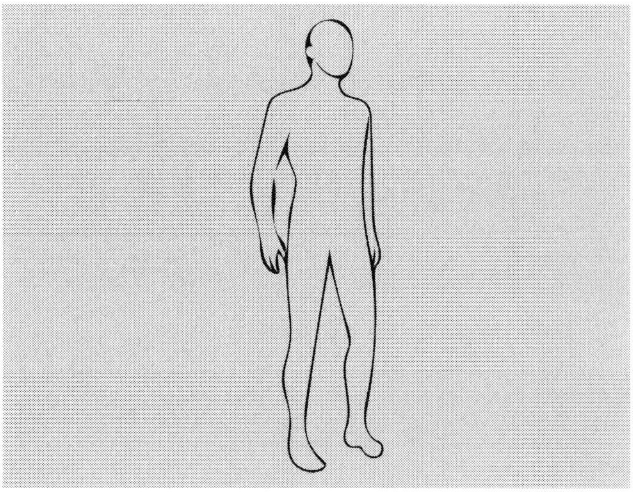

Abb. A.4 Körper seitlich

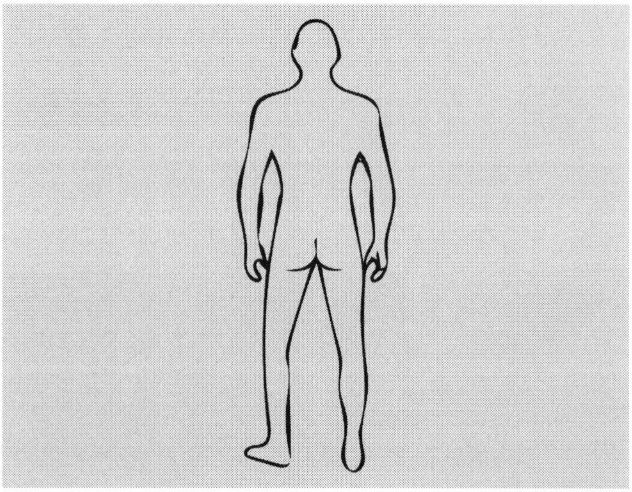

Abb. A.5 Körper hinten

Tab. 1 Zungendiagnostik

	Hitze	Kälte	Qi-Schwäche	Yang-Leere	Ying-Leere
Farbe					
Rot					
Blass					
Blaurot					
Belag					
Dünn					
Dick					
Landkarte					
Fehlend					
Gelb					
Weiß					
Grau					
Schmierig					
Trocken					
Feucht					
Form					
Geschwollen					
Zahneindrücke					
Rissig/trocken					
Dünn, schmal					

Stichwortverzeichnis

A

B

C

D

E

F

G

H

I

K

U

V

W

X

Y

Z

FSC
www.fsc.org
MIX
Papier | Fördert gute Waldnutzung
FSC® C083411

Zeitfracht Medien GmbH
Ferdinand-Jühlke-Straße 7
99095 Erfurt, Deutschland
produktsicherheit@kolibri360.de